临床妇产疾病诊疗与护理

王艳 等 主编

江西科学技术出版社

江西·南昌

图书在版编目（CIP）数据

临床妇产疾病诊疗与护理 / 王艳等主编 . -- 南昌：
江西科学技术出版社，2020.8（2024.1 重印）
ISBN 978-7-5390-7493-1

Ⅰ . ①临… Ⅱ . ①王… Ⅲ . ①妇产科病 - 诊疗②妇产
科病 - 护理 Ⅳ . ① R71 ② R473.71

中国版本图书馆 CIP 数据核字 (2020) 第 158163 号

选题序号：ZK2020075

责任编辑：王凯勋

临床妇产疾病诊疗与护理
LINCHUANG FUCHAN JIBING ZHENLIAO YU HULI

王 艳 等 主编

出版发行	江西科学技术出版社	
社　　址	南昌市蓼洲街 2 号附 1 号	
	邮编：330009　　电话：（0791）86623491　　　86639342（传真）	
经　　销	全国新华书店	
印　　刷	三河市华东印刷有限公司	
开　　本	880mm×1230mm　　1/16	
字　　数	299 千字	
印　　张	9.5	
版　　次	2020 年 8 月第 1 版　　2024年1月第1版第2次印刷	
书　　号	ISBN 978-7-5390-7493-1	
定　　价	88.00 元	

赣版权登字：-03-2020-299

编 委 会

主 编 王 艳　陈少丽　窦守坤　曾 华
　　　　蔡巧青　马林藏　刘 娜　刘 敏

副主编 谢国珍　刘 华　邢素娟　王丽莲
　　　　李 莹　王丽勤　林 丽　姜晓媛

编 委　（按姓氏笔画排序）

马林藏　南阳医学高等专科学校第二附属医院

王丽莲　广东医科大学附属医院

王丽勤　郑州市第二人民医院

王 艳　华北理工大学附属医院

邢素娟　新乡市中心医院

刘 华　扬州大学附属医院

刘 娜　郑州大学第二附属医院

刘 敏　河南省中医院（河南中医药大学第二附属医院）

李 莹　河南中医药大学第一附属医院

陈少丽　深圳市龙华区人民医院

林 丽　新疆医科大学第三临床医学院（附属肿瘤医院）

姜晓媛　山东中医药大学附属医院

曾 华　广州市妇女儿童医疗中心

谢国珍　山西省中医院

窦守坤　南方医科大学深圳医院

蔡巧青　北京大学深圳医院

获取临床医生的在线小助手

开拓医生视野
提升医学素养

微信扫码

📊 **临床科研**	介绍医学科研经验，提供专业理论。
🧬 **医学前沿**	生物医学前沿知识，指明发展方向。
📋 **临床资讯**	整合临床医学资讯，展示医学动态。
✏️ **临床笔记**	记录读者学习感悟，助力职业成长。
💬 **医学交流圈**	在线交流读书心得，精进提升自我。

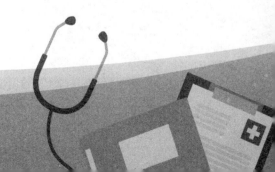

前　言

　　妇产科学是专门研究女性一生中不同时期生殖系统生理和病理的变化，在医学中具有特殊性的一门学科。随着医学模式的转变和传统医学观念的更新，妇产科学的许多诊疗技术都取得了长足的进步。现代医学日新月异的发展促进了妇产科学的基础理论、诊断和治疗技术的发展。与之相适应的妇产科护理学是一门诊断并处理女性对现存和潜在健康问题的反应，为妇女健康提供服务的学科，是现代护理学的重要组成部分。由于人们对生育、健康及医疗保健需求的变化，妇产科护理模式势必随现代护理学发展的趋势做出新的调整。基于此，我们特组织编写了本书。

　　全书内容包括妇产科一般检查、女性生殖内分泌疾病、妇科肿瘤、妇科急腹症、女性生殖系统炎症及内分泌疾病病人的护理、女性生殖系统肿瘤病人的护理、产科常见症状和体征的评估与护理、正常妊娠与分娩的护理、异常分娩妇女的护理、妊娠合并症妇女的护理。在一定的理论知识基础上，重点突出了临床实践部分，其内容丰富，方法具体，有较强的科学性、指导性和可操作性，适用于妇产科医生及护士参考，亦可对医学院校学生有所帮助。

　　由于本书编委会人数较多，文笔不尽一致，加上篇幅有限，书中难免有错误及不足之处，恳请广大读者见谅，并给予批评指正，以更好地总结经验，起到共同进步、提高妇产科诊疗技术及护理服务水平的目的。

编　者

2020 年 8 月

目　录

第一章

妇产科一般检查

第一节　妇科基础检查

体格检查应在采取病史后进行。检查范围包括全身检查、腹部检查和盆腔检查，除急诊外，应按上列先后顺序进行。盆腔检查为妇科所特有，又称为妇科检查。男性实习医生或男医师不宜对女患者单独进行体格检查，应在女医师或护士或其家属陪同下进行为宜。

一、全身检查

（1）全身一般状况：神志、精神状态、面容、体态、全身发育、毛发分布、皮肤等。

（2）头部器官、颈、乳房、心、肺、脊柱及四肢，以及淋巴结（特别注意左锁骨上和腹股沟淋巴结）和各部分发育以及有无包块、分泌物等。

（3）常规测量：体温、脉搏、呼吸、血压、体重和身高。

二、腹部检查

腹部检查系妇科体格检查的重要组成部分，应在盆腔检查前进行。

（一）视诊

腹部有无隆起或呈蛙腹、瘢痕、静脉曲张、妊娠纹、腹壁疝、腹直肌分离等。

（二）触诊

腹壁厚度、肝、脾、肾有无增大或触痛，腹部有无压痛、反跳痛、肌紧张，有无包块及其大小、性质、压痛形状、活动度、表面光滑度等，若为妊娠，注意子宫底高低或胎位等。

（三）叩诊

有无鼓音、浊音、移动性浊音，以及其分布范围，肝、肾区有无叩击痛。

（四）听诊

肠鸣音，若并发妊娠则听取胎心音。

三、盆腔检查

（一）检查器械

无菌手套、阴道窥器、鼠齿钳、长镊、子宫探针、宫颈刮板、玻片、棉拭子、消毒液、液状石蜡或肥皂水、生理盐水等。

（二）基本要求

（1）检查者应关心体贴检查患者，态度严肃，语言亲切，检查仔细，动作轻柔。

（2）除尿失禁患者外，检查前应排空膀胱，必要时导尿。大便充盈者应先排便或灌肠。

（3）每检查一人，应由医务人员更换置于被检查者臀部下面的垫单（纸），其他器械也均须每次更换，防止交叉感染。

（4）一般盆腔检查时均取膀胱截石位，检查者面向患者，立在患者两脚间。重危者、不宜搬动者在病床上或担架上检查。

（5）月经期不做检查，若有异常阴道出血，检查前应先消毒外阴。

（6）未婚者忌做双合诊及窥阴器检查，仅做直肠腹部联合诊。若确实要做妇科检查应征得本人及家属同意后方可进行。

（7）对腹壁肥厚、高度紧张或未婚患者，在盆腔检查不满意时，宜肌内注射盐酸哌替啶（杜冷丁）或骶管麻醉下进行。

（三）检查方法

1. 外阴部检查

（1）外阴发育及阴毛分布（女性为倒置三角形分布）、阴毛多少，有无畸形、水肿、皮炎、溃疡、赘生物、肿块，皮肤黏膜色泽，有无增厚、变薄、萎缩。

（2）戴消毒手套的拇指和示指分开小阴唇，暴露阴道前庭、尿道口和阴道口。

（3）未婚者处女膜应完整未破，其阴道口勉强可容示指；已婚者阴道口能容两指；经产妇处女膜仅残余痕迹，或见会阴侧切瘢痕。

（4）检查时应嘱患者用力向下屏气，观察有无阴道前壁或后壁膨出，有无尿失禁或漏尿等。

2. 阴道窥器检查

（1）根据阴道松弛程度选用适当大小的窥阴器，未婚者非经本人同意，禁用窥阴器。

（2）先将窥阴器两叶合拢，旋紧其中部螺丝，放松侧部螺丝，用液状石蜡或肥皂液润滑两叶前端；若做宫颈刮片或阴道上 1/3 段涂片细胞学检查，则不用润滑剂，以免影响检查结果。

（3）置入阴道前先用左手示指和拇指分开两侧小阴唇，暴露阴道口，右手持预先准备好的窥阴器，直接沿阴道侧后壁缓慢插入阴道内，然后向上向后推进，在推进中徐徐将两叶展平，并逐渐张开两叶，直至完全暴露宫颈为止。置入时注意防止窥阴器顶端碰伤宫颈，以免出血。

（4）取出窥阴器前，应旋松侧部螺丝：待两叶合拢再取出。

3. 视诊

（1）检查宫颈：暴露宫颈后，暂时旋紧窥阴器侧部螺丝，使窥阴器固定在阴道内。观察宫口大小、色泽、外口形状，有无糜烂、撕裂、外翻、息肉、腺囊肿、肿块，宫颈管内有无出血、分泌物。宫颈刮片或培养的标本均于此时采集。

（2）检查阴道：旋松窥阴器侧部螺丝，转动窥阴器。观察阴道前后、两侧壁黏膜颜色、皱襞，有无溃疡、赘生物、囊肿以及有无阴道隔等先天畸形。阴道内分泌物量、色泽、性状，有无臭味。白带异常者取分泌物做涂片或培养，找滴虫、念珠菌、淋球菌及线索细胞，以及测定阴道 pH、白带清洁度等。

4. 双合诊检查

（1）检查者一手的二指（示指和中指）或一指（示指）放入阴道，另一手在腹部配合检查，称为双合诊。

（2）目的是扪清阴道、宫颈、宫体、输卵管、卵巢、子宫韧带和宫旁结缔组织，以及盆腔内其他器官和组织是否有异常。

（3）惯用右手（或左手）戴好手套，示、中指涂润滑剂后，轻轻通过阴道口，沿后壁放入阴道，检查阴道通畅度、深度，有无畸形、瘢痕、结节、肿块，有无触痛。

（4）再扪及宫颈大小、形状、硬度、宫颈外口形态，有无接触性出血、拨动宫颈有无疼痛（称宫颈举痛），宫颈周围穹隆情况。

（5）根据宫颈及外口朝向估计子宫位置（宫颈外口方向朝后时宫体多为前倾，朝前时宫体多为后倾，宫颈外口朝前且阴道内手指伸达后穹隆顶部即可触及宫体时，子宫为后屈）。

（6）扪清子宫情况后，将阴道内两指由宫颈后方移至侧穹隆，尽可能往上向盆腔深部扪诊，与此同时，另一手从同侧下腹壁髂嵴水平开始，由上往下按压腹壁，与阴道内手指相互对合，以触及子宫附件有无肿块、增厚、压痛。

若扪及肿块应注意其位置、大小、形状、软硬度、活动度，与子宫关系，有无压痛。输卵管正常不能扪及，卵巢偶可扪及。

5. 三合诊

（1）三合诊检查即腹部、阴道、直肠联合检查，一手示指放入阴道，中指放入直肠，另一手放在腹部联合检查。

（2）目的是弥补双合诊的不足，特别注意子宫后壁、直肠子宫凹陷、宫骶韧带、盆腔后部的病变，肿瘤与盆壁关系，阴道直肠隔，骶前或直肠内有无病变。

6. 肠腹部诊

（1）一手示指伸入直肠，另一手在腹部配合检查，称直肠－腹部诊。

（2）可用于未婚、阴道闭锁或其他原因不宜进行双合诊的患者。

（四）记录

通过盆腔检查，应将检查结果按下列解剖部位先后顺序记录。

（1）外阴：发育情况，婚产式（未婚、已婚或经产术），有异常发现时详加描述，如阴毛分布、稀疏或炎症、畸形等。

（2）阴道：是否通畅，黏膜情况，分泌物量、色、性状，以及有无臭味。

（3）宫颈：大小、硬度，有无糜烂、撕裂、息肉、腺囊肿，有无接触性出血、举痛等。

（4）宫体：位置、大小、硬度、活动度、有无压痛等。

（5）附件：有无块物、增厚、压痛。若扪及包块，记录其位置、大小、硬度、表面光滑与否、活动度、有无压痛等，左右分别记录。

第二节　产科基础检查

一、早期妊娠的诊断

早期妊娠指 12 周末以前的妊娠。确诊早期妊娠主要依靠临床症状、体征和实验室检查。

（一）症状

（1）停经：健康育龄妇女月经周期正常，一旦月经过期，应首先想到妊娠。

（2）早孕反应：约于停经 6 周开始出现头晕、乏力、嗜睡、喜酸食、流涎、恶心、晨起呕吐，至妊娠 12 周多能自行消失。

（3）乳房胀痛：多发生在妊娠 8 周以后，初孕妇明显。

（4）尿频：妊娠 10 周起，增大的前位子宫压迫膀胱所致。当妊娠 12 周以后，子宫进入腹腔，尿频症状自行消失。

（二）体征

（1）乳头及乳晕着色，乳晕周围出现深褐色的蒙氏结节。

（2）外阴色素沉着，阴道黏膜及宫颈充血，呈紫蓝色且变软。

（3）双合诊触及子宫峡部极软，宫颈与宫体似不相连，即黑加征（Hegar sign）。

（4）双合诊触及子宫体增大变软，开始前后径变宽略饱满，于妊娠 5 ~ 6 周子宫体星球形，至妊娠 8 周时子宫体约为非孕时的两倍。

（三）实验室检查

1. 超声检查

（1）B 型超声：于妊娠 5 周在增大子宫轮廓中见到圆形光环（妊娠环），其中间为液性暗区（羊水），环内见有节律的胎心搏动，可确诊为早期妊娠、活胎。

（2）超声多普勒：在子宫区听到有节律、单一高调的胎心音，每分钟 150 ~ 160 次，可确诊为早期妊娠、活胎。

2. 妊娠试验

检测受检者尿液中绒毛膜促性腺激素值，采用免疫学方法，近年国内最常应用的是早孕（停经42日以内的妊娠）诊断试验法。

（1）方法：取受检者尿液置于尿杯中，将试纸标有MAX的一端浸入尿液中，注意尿液面不得超过MAX线。一日内任何时间均可测试，但以晨尿最佳。经1～5分钟即可观察结果，10分钟后的结果无效。

（2）结果判定：在白色显示区上端仅出现一条红色线，为阴性结果，未妊娠。在白色显示区上端出现两条红色线，为阳性结果，妊娠。若试纸条上端无红线时，表示试纸失效或测试方法失败。上端为对照测试线，下端为诊断反应线，试纸反应线因标本中所含HCG浓度多少可呈现出颜色深浅变化。

（3）协助诊断：早期妊娠的准确率高达98%。

3. 宫颈黏液检查

早期妊娠时，宫颈黏液量少，质稠，涂片干燥后光镜下见排列成行的椭圆体。

4. 黄体酮试验

利用孕激素在体内突然消退能引起子宫出血的原理，肌内注射黄体酮注射液20 mg连续3日，停药后7日内未出现阴道流血，早期妊娠的可能性很大。

5. 基础体温测定

双相型体温的妇女，停经后高温相超过18日不下降，早期妊娠的可能性很大。必须指出，若妇女就诊时停经日数尚少，症状、体征及实验室检查结果还不能确诊为早期妊娠时，应嘱1周后复查。

（四）鉴别诊断

容易和早期宫内妊娠相混淆的疾病主要有：

（1）子宫肌瘤：正常妊娠和典型子宫肌瘤不难鉴别。但受精卵着床位置偏于一侧，则该侧子宫角部明显突出，使子宫表面不平及形状不对称，双合诊有可能将早期妊娠的子宫误诊为子宫肌瘤，特别是肌瘤囊性变的病例。借助B型超声和尿妊娠试验极易区分开。

（2）卵巢囊肿：有些早期妊娠的妇女，早孕反应不明显，双合诊因黑加征误将子宫颈部当作整个子宫，将子宫体误诊为卵巢囊肿。有些患者出现停经且伴有盆腔肿块时，易误诊为早期妊娠子宫，若仔细行双合诊，可发现卵巢囊肿多偏向一侧，活动范围较大，甚至可在一侧下腹部触及。

（3）假孕：系因盼子心切所致的幻想妊娠。在精神因素影响下，出现停经、早孕样反应，若仅依据主诉及症状描述极易误诊。双合诊检查子宫正常大，不软，尿妊娠试验阴性，可以排除妊娠。

二、中、晚期妊娠的诊断

中期妊娠是指第13～27周末的妊娠。晚期妊娠是指第28周及其后的妊娠。妊娠中期以后，子宫明显增大，摸到胎体，感到胎动，听到胎心，容易确诊。

（一）诊断依据

（1）有早期妊娠的经过，并逐渐感到腹部增大和自觉胎动。

（2）子宫增大，以手测宫底高度和尺测耻上子宫长度，判断与妊娠周数是否相符（表1-1）。

表1-1 不同妊娠周数的宫底高度及子宫长度

妊娠周数	手测宫底高度	尺测子宫长度/cm
12周末	耻上2～3横指	
16周末	脐耻之间	
20周末	脐下1横指	18
24周末	脐上1横指	24
28周末	脐上3横指	26
32周末	脐与剑突之间	29

续 表

妊娠周数	手测宫底高度	尺测子宫长度 /cm
36 周末	剑突下 2 横指	32
40 周末	脐与剑突之间或略高	33

（3）胎动指胎儿在子宫内的活动，是胎儿情况良好的表现。孕妇多数于妊娠 18～20 周开始自觉胎动，胎动每小时 3～5 次，妊娠周数越多，胎动越活跃，但至妊娠末期胎动逐渐减少，有时在腹部检查时能看到或触到胎动。

（4）胎心于妊娠 18～20 周用听诊器经孕妇腹壁能够听到。胎心呈双音，速度较快，每分钟 120～160 次，需与其他音响相鉴别：子宫杂音、腹主动脉音、胎盘杂音均与孕妇脉搏数相一致；脐带杂音与胎心率一致的吹风样低音响；胎动音及肠鸣音呈杂乱无章音响；听到胎心可确诊妊娠且为活胎。

（5）胎体在妊娠 20 周后经腹壁能够触清，胎头、胎背、胎臀和胎儿肢体在妊娠 24 周后能够区分清楚。胎头圆而硬且有浮球感；胎背宽而平坦；胎臀宽而软，形状略不规则；胎儿肢体小且有不规则活动。

（二）实验室检查

最常用的是 B 型超声，能对腹部检查不能确定的胎儿数目、胎位、有无胎心搏动以及胎盘位置产生作用，也能测量胎头双顶径、股骨长度等多条径线，并可观察胎儿有无体表畸形。超声多普勒法则能探出胎心音、胎动音、脐血流音及胎盘血流音。

三、产前检查

（一）定期产前检查的意义

进行定期产前检查（包括全身检查和产科检查）的意义，在于能够全面、系统地了解和掌握孕妇及胎儿在妊娠期间的动态变化，是贯彻预防为主、保障孕妇和胎儿健康、做到安全分娩的必要措施。

（1）产前检查能全面了解孕妇在妊娠期间的健康状况，及早发现妊娠并发症，如妊娠高血压综合征、妊娠并发心脏病等，并予以合理的治疗。

（2）产前检查通过多种途径，能较全面地了解胎儿在母体子宫内的安危和胎儿的成熟程度，提供正确处理的依据，对降低围生儿死亡率和早期发现遗传性疾病、先天缺陷等，均有重要作用。

（3）产前检查能系统地掌握妊娠过程，早期发现妊娠的异常变化（如异常胎位等），及时予以纠正，并能及早决定分娩方式。

（4）产前检查能对孕妇进行必要的孕期卫生指导，使孕妇对妊娠、分娩有正确的认识，消除不必要的疑虑。

（二）产前检查的时间

产前检查应从确诊为早期妊娠时开始，应在妊娠 12 周前进行一次全面检查，填写在孕产妇保健手册（卡）上，经检查未发现异常者，应于妊娠 20 周起进行产前系列检查，于妊娠 20、24、28、32、36、37、38、39、40 周共做产前检查 9 次，若为高危孕妇，应酌情增加产前检查次数。

（三）产前检查时的病史询问

（1）年龄：年龄过大，特别是 35 岁以上的初孕妇，因在妊娠期和分娩期较易发生妊娠高血压综合征、胎儿畸形、产力异常等并发症。年龄过小易发生难产。

（2）职业：接触有毒物质的孕妇，应定期检测血常规及肝功能。从事体力劳动、精神高度紧张工作（如建筑高空作业、汽车司机等）及高温作业的孕妇，应在妊娠晚期调换工作。

（3）月经史及孕产史：问清末次月经第一日，计算出预产期，问清胎产次，既往孕产情况，有无流产、早产、死胎、死产、胎儿畸形、妊娠并发症、手术产、产前出血、产后出血、胎盘滞留、产褥感染等病史。问清末次分娩或流产的日期、处理经过及新生儿情况。

（4）本次妊娠过程：妊娠期间有无病毒感染及用药史，有无阴道流血、头晕、头痛、眼花、心悸、气短、下肢水肿等症状。

（5）既往史：着重询问有无高血压、心脏病、结核病、血液病、肝肾疾病等。询问接受过何种手术。

（6）家族史及丈夫健康状况：询问家族及丈夫有无高血压、结核病、双胎妊娠、糖尿病及遗传性疾病等。

（四）产前检查时的全身检查

应注意孕妇的发育、营养及精神状态，心肺情况，肝、脾、甲状腺有无肿大，双肾区有无叩击痛。化验应查血常规、血小板计数、血型、乙型肝炎病毒的两对半检查、尿常规。一年内未做胸透者，在妊娠 20 周以后必要时行胸部透视。

（1）身高与步态：身高小于 140 cm 应注意有无骨盆狭窄；步态异常应注意脊柱、骨盆及下肢有无畸形。

（2）体重：每次产前检查时均应测体重。从妊娠 5 个月起体重增加较快，但每周体重平均增加不应超过 0.5 kg，体重增加过快者常有水肿或隐性水肿。

（3）血压：每次产前检查时均应测血压。血压不应超过 18.7/12 kPa（140/90 mmHg），或不超过基础血压 4/2 kPa（30/15 mmHg），超过者应视为病态。在孕中期应行妊娠高血压综合征预测方法的血压检查（如平均动脉压、翻身试验）。

（4）水肿：每次产前检查时，均应检查孕妇体表有无水肿。

（5）乳房：检查乳房发育情况，有无肿块及慢性病变。注意乳头大小，有无内陷。若有乳头内陷应在妊娠期间予以纠正。

（五）推算预产期的方法

卵子受精是妊娠的开始。鉴于确切的受精日期无法获得，又知妊娠后不再来月经，故通常均以末次月经第一日作为妊娠开始来计算。妊娠全过程实为 266 日，应加 14 日相当于 9 个月零 7 日。为了能预先计算出分娩的可能日期，每位孕妇均应确切知道自己的预产期。

1. 一般方法

推算预产期的方法为月份减 3（末次月经第一日的月份在 4 月份及以后者）或加 9（末次月经第一日的月份在 4 月份以前者），若超过 12 月需增加 1 年。日数加 7，日数超过该月份的日数需进位 1 个月。

2. 其他方法

若孕妇已记不清末次月经第一日的日期，或于哺乳期无月经来潮而受孕者，可根据早孕反应出现的日期或胎动开始出现的日期估计。

（1）根据早孕反应出现的日期估计预产期：早孕反应多数出现在停经 6 周左右，预产期该在早孕反应开始出现日期再加上 34 周（34×7=238 日）。举例：孕妇只知早孕反应开始出现日期为 1998 年 4 月 8 日，估算：4 月余 22 日，5 月 31 日，6 月 30 日，7 月及 8 月均 31 日，9 月 30 日，10 月 31 日，11 月 30 日，12 月加 2 日共 238 日，故估计预产期为 1998 年 12 月 2 日。

（2）根据胎动开始出现的日期估计预产期：初孕妇胎动开始出现在停经 20 周（经产妇则以 18 周居多）时，预产期该在胎动开始出现日期再加上 20 周（20×7=140 日）。举例：孕妇只知胎动开始出现日期为 1998 年 4 月 8 日。估计：4 月余 22 日，5 月 31 日，6 月 30 日，7 月 31 日，8 月加 26 日共 140 日，故估计预产期为 1998 年 8 月 26 日。

必须指出，上述推算或估计预产期的方法均属概算，与实际分娩日期可能有 1～2 周的出入。

（六）胎儿大小的估计

正确估计胎儿大小，对判断胎儿是否成熟以及提高新生儿存活率，具有重要意义。

1. 以子宫增大程度估计胎儿大小

单胎、羊水量正常的胎儿大小，与子宫增大程度通常是一致的，故可以利用子宫增大程度是否与妊娠周数相符来估计胎儿大小。

（1）手测宫底高度的方法：宫底高度是指以子宫底部与耻骨联合、脐或剑突的距离估计妊娠周数，借以判断胎儿大小，详见表1-1。

（2）尺测耻上子宫长度的方法：以软尺测量耻骨联合上缘至子宫底的弯曲长度估计妊娠周数，借以判断胎儿大小，详见表1-1。也可用公式计算：子宫长度 = 妊娠周数 ×5/6。

2. 外测量法估计胎儿大小

此法较上法更准确些，主要是测量胎儿坐高径。坐高径是指屈曲姿势的胎儿头顶至臀部尖端的距离。足月胎儿的坐高径为 24 ~ 25 cm，约为胎儿身长的一半。以特殊的骨盆计一端伸入孕妇阴道内达先露部胎头顶端，另一端置于腹壁上子宫底顶点。将实测数值加倍后，再减去腹壁软组织厚度 2 cm 即为胎儿身长。胎儿身长除以 5 即为妊娠月份。其公式为：

胎儿身长 = 胎儿坐高径（cm）×2

妊娠月份 = 胎儿身长 ÷5

举例：测得胎儿坐高径值为 20 cm，乘以 2 为 40，减去 2 为 38，再除以 5 为 76 个月，此胎儿约为妊娠 30 周。

3. B 型超声测量胎头双顶径值估计胎儿大小

此法是近年最常用的方法，其优点是简便、安全、准确度高。胎头各径线的增长与胎儿体重的增加是一致的，其中以胎头双顶径更有价值。已知胎头双顶径（BPD）值大于 8.5 cm，约有 90% 的胎儿体重大于 2 500 g，大于 8.7 cm 时约有 98% 的胎儿体重大于 2 500 g，故通常以 BPD 值 8.7 cm 作为胎儿成熟的标准。此法另一优点是能够连续测量，于妊娠 28 周以后，每周 BPD 值约增加 2 mm，若增加数值小于 1.7 mm 则可判断为低体重儿。B 型超声测得 BPD 值后，按下列公式计算出胎儿体重的近似值。

Thompson 公式：BPD 值（cm）×1060 – 6675（误差 ±480 g）

Hellman 公式：BPD 值（cm）×722.2 – 3973（误差 ±382 g）

Kohom 公式：BPD 值（cm）×623 – 2569（误差 ±382 g）

Sabbagha 公式：BPD 值（cm）×933.1 – 5497.8（误差 ±404 g）

中泽忠明公式：BPD 值（cm）×838.3 – 4411（误差 ±654 g）

简便计算公式Ⅰ：BPD 值（cm）×900 – 5200

简便计算公式Ⅱ：BPD 值（cm）×370

值得注意的是，上述各法均有误差。随着孕周的增加，绘制出 BPD 值增长曲线，若能和子宫长度曲线、母体体重曲线相对照，更能较准确地推测出胎儿大小。

（七）四步触诊法

产科检查通过四步触诊法，能够检查子宫大小、胎产式、胎先露、胎方位，以及先露部是否衔接。在做前 3 步手法时，检查者应面向孕妇；在做第 4 步手法时，检查者应面向孕妇足端。

第 1 步手法：检查者双手置于子宫底部，向下稍加按压，了解子宫外形并摸清子宫底高度，估计胎儿大小与妊娠周数是否相符。然后用双手指腹触摸，判断子宫底部的胎儿部分是胎头还是胎臀。若为胎头，则圆而硬，容易推动且有浮球感（用手指经腹壁或经阴道轻轻触动胎儿某部分，得到胎儿漂动又回弹的感觉），仔细触摸有时能触到胎头与胎背之间有一沟状区域，推动胎头时胎背不动。若为胎臀则较宽且软，形状略不规则，活动度不大，推动胎臀时胎身也随之而动。若为肩先露，子宫底高度较妊娠月份低，宫底处空虚，摸不到胎头或胎臀。

第 2 步手法：检查者两手分别放于腹部两侧。一手固定，另一手轻轻向对侧深按。两手交替操作，仔细分辨胎背和胎儿肢体的位置。若触及平坦饱满部分为胎背，并需确定胎背方向——向前、侧方或向后；若触及高低不平、可变形部分则为胎儿肢体，有时可以感觉到胎儿肢体在活动。

第 3 步手法：检查者右手拇指与其余四指分开，放在耻骨联合上方握住先露部，再次复核是胎头或胎臀，并左右推动判断是否衔接。根据胎头与胎臀形态不同加以区别。若胎先露部未入盆可被推动，若已衔接则不能被推动。

第 4 步手法：检查者的两手分别放在先露部的两侧，沿着骨盆入口方向向下深插，核对先露部入盆程度。完全入盆时，若胎先露为胎头，在两手下插过程中，一手可顺利进入骨盆入口，另一手被胎头隆起部阻挡不能继续深插，该部位称为胎头隆突。若与胎儿肢体同侧有阻挡，为胎头处于俯屈位置的枕先露，胎头隆突为额骨。若与胎背同侧有阻挡，为胎头处于仰伸位置的面先露，胎头隆突为枕骨。

通过产科检查四步触诊法对胎先露部是胎头还是胎臀难以确定时，可行肛诊、B 型超声协助诊断。

（八）骨盆外测量

骨盆大小及形状是决定胎儿能否经阴道分娩的重要因素之一，故骨盆测量是产前检查不可缺少的项目。骨盆外测量虽不能直接测量出骨盆内径，但可以从骨盆外测量各径线的比例中，间接判断骨盆大小及形态，由于操作简便，临床至今仍广泛利用，使用骨盆测量器测量以下 6 个径线和耻骨弓角度。

（1）髂棘间径：测量两髂前上棘外缘的距离，正常值为 23 ~ 26 cm。

（2）髂嵴间径：测量两髂嵴最宽外缘的距离，正常值为 25 ~ 28 cm。以上两径线能间接推测骨盆入口横径长度。

（3）粗隆间径：测量两股骨粗隆外缘的距离，正常值为 28 ~ 31 cm。此径线能间接推测中骨盆横径长度。测量上述 3 条径线时，孕妇均取伸腿仰卧位。

（4）骶耻外径：孕妇取左侧卧位，右腿伸直，左腿屈曲。测量第 5 腰椎棘突下至耻骨联合上缘中点的距离，正常值为 18 ~ 20 cm。第 5 腰椎棘突下相当于米氏菱形窝的上角，此径线能间接推测骨盆入口前后径长度，是骨盆外测量中最重要的径线。骶耻外径值与骨质厚薄相关，此值减去 1/2 尺桡周径（围绕右侧尺骨茎突及桡骨茎突测得的前臂下端周径）值，即相当于骨盆入口前后径值。

（5）坐骨结节间径：取仰卧位，两腿弯曲，双手抱双膝。测量两坐骨结节内侧缘的距离，正常值为 8.5 ~ 9.5 cm。也可用检查者拳头测量，若其间能容纳成人手拳，则大于 8.5 cm 即属正常。此径线直接测得骨盆出口横径长度。若此径值小于 8.5 cm，应测量出口后矢状径。

（6）出口后矢状径：检查者将戴指套的右手示指伸入孕妇肛门后，指腹向骶骨方向，拇指置于孕妇体表骶尾部，两指共同找到骶骨尖端，尺放于坐骨结节径线上，汤姆斯出口测量器一端放于坐骨结节间径的中点，一端放在骶骨尖端处，看测量器刻度数字即是出口后矢状径长度，正常值为 8 ~ 9 cm。出口后矢状径不小，能弥补坐骨结节间径稍小。只要出口后矢状径与坐骨结节间径之和大于 15 cm 时，表示骨盆出口无明显狭窄。

（7）耻骨弓角度：用两手拇指指尖斜着对拢，放于耻骨联合下缘，左右两拇指平放在耻骨降支上。测量两拇指间的角度即耻骨弓角度，正常值为 90°，小于 80° 为不正常。此角度能反映骨盆出口横径长度。

（九）骨盆内测量

骨盆内测量能较准确地经阴道测知骨盆大小，对估计骨盆类型较骨盆外测量更有价值，适用于骨盆外测量有狭窄者，或临床怀疑有头盆不称者。测量时孕妇取截石仰卧位，外阴部消毒，检查者戴消毒手套，涂润滑油，动作要轻柔，主要测量的径线有：

（1）对角径：测量骶岬上缘中点至耻骨联合下缘中点的距离，正常值为 12.5 ~ 13.0 cm。此值减去 1.5 ~ 2.0 cm 即为骨盆入口前后径长度（又称真结合径）。测量方法：检查者一手示、中指伸入阴道，用中指尖触骶岬上缘中点，示指上缘紧贴耻骨联合下缘，另手示指正确标记此接触点，抽出阴道内的手指，测量中指尖至此接触点的距离即为对角径。若测量时，阴道内的中指尖触不到骶岬上缘，表明对角径大于 12.5 cm。

（2）坐骨棘间径：测量两坐骨棘间的距离，正常值为 10 cm 左右。测量方法：以一手示、中指放入阴道内，分别触及两侧坐骨棘，估计其间的距离。准确的方法是用中骨盆测量器。伸入阴道内的左手示、中指稍压阴道后壁，右手将测量器合拢放入，在阴道内手指的引导下张开测量器，将两端分别固定在坐骨棘上，读出的厘米数即坐骨棘间径长度。

（3）坐骨切迹宽度：测量坐骨棘与骶骨下部间的距离，即骶棘韧带长度，代表中骨盆后矢状径。将阴道内示、中指并排放于骶棘韧带上，若能容纳 3 横指（5.0 ~ 5.5 cm）为正常，若小于 2 横指提示中骨盆狭窄。

第三节　生殖道细胞学检查

女性生殖道细胞包括来自阴道、宫颈、子宫和输卵管的上皮细胞。生殖道脱落细胞包括阴道上段、宫颈阴道部、子宫、输卵管及腹腔的上皮细胞，其中以阴道上段、宫颈阴道部的上皮细胞为主。临床上常通过生殖道脱落细胞检查来反映其生理及病理变化。生殖道上皮细胞受性激素的影响出现周期性变化，因此，检查生殖道脱落细胞可反映体内性激素水平。此外，此项检查还可协助诊断生殖器不同部位的恶性肿瘤及观察其治疗效果，既简便又经济实用。但是，生殖道脱落细胞检查找到恶性细胞只能作为初步筛选，不能定位，还需要进一步检查才能确诊。

一、生殖道细胞学检查取材、制片及相关技术

（一）涂片种类及标本采集

采取标本前 24 h 内禁止性生活、阴道检查、灌洗及阴道用药，取材用具必须清洁干燥。

1. 阴道涂片

主要目的是了解卵巢或胎盘功能。对已婚妇女，一般在阴道侧壁上 1/3 处用小刮板轻轻刮取浅层细胞（避免将深层细胞混入影响诊断），薄而均匀地涂于玻片上；对未婚阴道分泌物极少的女性，可将卷紧的已消毒棉签先经生理盐水浸湿，然后伸入阴道，在其侧壁上 1/3 处轻轻卷取细胞，取出棉签，在玻片上向一个方向涂片。涂片置固定液内固定后显微镜下观察。值得注意的是，因棉签接触阴道口可能影响涂片的正确性。

2. 宫颈刮片

宫颈刮片是筛查早期宫颈癌的重要方法。取材应在宫颈外口鳞柱状上皮交接处，以宫颈外口为圆心，将木质铲形小刮板轻轻刮取 1 周，取出刮板，在玻片上向一个方向涂片，涂片经固定液固定后显微镜下观察。注意应避免损伤组织引起出血而影响检查结果。若白带过多，应先用无菌干棉球轻轻擦净黏液，再刮取标本。该取材方法获取细胞数目较少，制片也较粗劣，故目前应用已逐渐减少。

1996 年美国 FDA 批准了改善的制片技术——薄层液基细胞学（liquid-based cytology）技术，以期改善由于传统巴氏涂片上存在着大量的红细胞、白细胞、黏液及脱落坏死组织等而造成的 50% ~ 60% 假阴性。目前有 Thinprep 和 Auto Cyte Prep 两种方法，两者原理类似。液基细胞学与常规涂片的操作方法不同在于，它利用特制小刷子刷取宫颈细胞，标本取出后立即洗入有细胞保存液的小瓶中，通过高精密度过滤膜过滤，将标本中的杂质分离，并使滤后的上皮细胞呈单层均匀地分布在玻片上。这种制片方法几乎保存了取材器上所有的细胞，且去除了标本中杂质的干扰，避免了细胞的过度重叠，使不正常细胞更容易被识别。利用薄层液基细胞学技术可将识别宫颈高度病变的灵敏度和特异度提高至 85% 和 90% 左右。此外，该技术一次取样可多次重复制片并可供作 HPV DNA 检测和自动阅片。

3. 宫颈管涂片

疑为宫颈管癌，或绝经后的妇女由于宫颈鳞 - 柱交接处退缩到宫颈管内，为了解宫颈管情况，可行此项检查。先将宫颈表面分泌物拭净，用小型刮板进入宫颈管内，轻刮一周作涂片。此外，使用特制"细胞刷"（cytology brush）获取宫颈管上皮细胞的效果更好。将"细胞刷"置于宫颈管内，达宫颈外口上方 10 mm 左右，在宫颈管内旋转 360° 取出，旋转"细胞刷"将附着于其上的细胞均匀地涂于玻片上，立即固定。小刷子取材效果优于棉拭子，而且其刮取的细胞被宫颈管内的黏液所保护，不会因空气干燥造成细胞变性。

4. 宫腔吸片

怀疑宫腔内有恶性病变时，可采用宫腔吸片检查，较阴道涂片及诊刮阳性率高。选择直径 1 ~ 5 mm 不同型号塑料管，一端连于干燥消毒的注射器，另一端用大镊子送入宫腔内达宫底部，上下左右转动方向，轻轻抽吸注射器，将吸出物涂片、固定、染色。应注意的是，取出吸管时停止抽吸，以免将宫颈管内容物吸入。宫腔吸片标本中可能含有输卵管、卵巢或盆腹腔上皮细胞成分。另外，还可通过宫腔灌洗

获取细胞。用注射器将 10 mL 无菌生理盐水注入宫腔，轻轻抽吸洗涤内膜面，然后收集洗涤液，离心后取沉渣涂片。此项检查既简单、取材效果好，且与诊刮相比，患者痛苦小，易于接受，特别适合于绝经后出血妇女。

5. 局部印片

用清洁玻片直接贴按病灶处作印片，经固定、染色、镜检。常用于外阴及阴道的可疑病灶。

（二）染色方法

细胞学染色方法有多种，如巴氏染色（papanicolaou stain）法、邵氏染色法及其他改良染色法。常用的为巴氏染色法，该法既可用于检查雌激素水平，也可用于查找癌细胞。

（三）辅助诊断技术

包括免疫细胞化学、原位杂交技术、影像分析、流式细胞测量及自动筛选或人工智能系统等。

二、正常生殖道脱落细胞的形态特征

（一）鳞状上皮细胞

阴道及宫颈阴道部被覆的鳞状上皮相仿，均为非角化性的分层鳞状上皮。上皮细胞分为表层、中层及底层，其生长与成熟受雌激素影响。因而女性一生中不同时期及月经周期中不同时间，各层细胞比例均不相同，细胞由底层向表层逐渐成熟。鳞状细胞的成熟过程是：细胞由小逐渐变大；细胞形态由圆形变为舟形、多边形；胞质染色由蓝染变为粉染；胞质由厚变薄；胞核由大变小，由疏松变为致密。

1. 底层细胞

相当于组织学的深棘层，又分为内底层细胞和外底层细胞。

（1）内底层细胞：又称生发层，只含一层基底细胞，是鳞状上皮再生的基础。其细胞学表现为：细胞小，为中性多核白细胞的 4 ~ 5 倍，呈圆形或椭圆形，巴氏染色胞质蓝染，核大而圆。育龄妇女的阴道细胞学涂片中无内底层细胞。

（2）外底层细胞：细胞 3 ~ 7 层，圆形，比内底层细胞大，为中性多核白细胞的 8 ~ 10 倍，巴氏染色胞质淡蓝，核为圆形或椭圆形，核浆比例 1 ：2 ~ 1 ：4。卵巢功能正常时，涂片中很少出现。

2. 中层细胞

相当于组织学的浅棘层，是鳞状上皮中最厚的一层。根据其脱落的层次不同，形态各异。接近底层者细胞呈舟状，接近表层者细胞大小与形状接近表层细胞；胞质巴氏染色淡蓝，根据储存的糖原多寡，可有多量的嗜碱性染色或半透明胞质；核小，呈圆形或卵圆形，淡染，核质比例低，约 1 ：100。

3. 表层细胞

相当于组织学的表层。细胞大，为多边形，胞质薄，透明；胞质粉染或淡蓝，核小固缩。核固缩是鳞状细胞成熟的最后阶段。表层细胞是育龄妇女宫颈涂片中最常见的细胞。

（二）柱状上皮细胞

又分为宫颈黏膜细胞及子宫内膜细胞。

1. 宫颈黏膜细胞

有黏液细胞和带纤毛细胞两种。在宫颈刮片及宫颈管吸取物涂片中均可找到。黏液细胞呈高柱状或立方状，核在底部，呈圆形或卵圆形，染色质分布均匀，胞质内有空泡，易分解而留下裸核。带纤毛细胞呈立方形或矮柱状，带有纤毛，核为圆形或卵圆形，位于细胞底部，胞质易退化融合成多核，多见于绝经后。

2. 子宫内膜细胞

较宫颈黏膜细胞小，细胞为低柱状，为中性多核白细胞的 1 ~ 3 倍；核呈圆形，核大小、形状一致，多成堆出现；胞质少，呈淡灰色或淡红色，边界不清。

（三）非上皮成分

如吞噬细胞、白细胞、淋巴细胞、红细胞等。

三、生殖道脱落细胞在内分泌检查方面的应用

阴道鳞状上皮细胞的成熟程度与体内雌激素水平成正比，雌激素水平越高，阴道上皮细胞分化越成熟。因此，阴道鳞状上皮细胞各层细胞的比例可反映体内雌激素水平。临床上常用四种指数代表体内雌激素水平，即成熟指数、致密核细胞指数、嗜伊红细胞指数和角化指数。

（一）成熟指数（maturation index，MI）

成熟指数是阴道细胞学卵巢功能检查最常用的一种。计算方法是在低倍显微镜下观察计算 300 个鳞状上皮细胞，求得各层细胞的百分率，并按底层 / 中层 / 表层顺序写出，如底层 5、中层 60、表层 35、MI 应写成 5/60/135。若底层细胞百分率高称左移，提示不成熟细胞增多，即雌激素水平下降；若表层细胞百分率高称右移，表示雌激素水平升高。一般有雌激素影响的涂片，基本上无底层细胞；轻度影响者表层细胞 < 20%；高度影响者表层细胞 > 60%。在卵巢功能低落时则出现底层细胞；轻度低落底层细胞 < 20%；中度低落底层细胞占 20% ~ 40%；高度低落底层细胞 > 40%。

（二）致密核细胞指数（karyopyknotl index，KI）

致密核细胞指数即鳞状上皮细胞中表层致密核细胞的百分率。计算方法为从视野中数 100 个表层细胞及其中致密核细胞数目，从而计算百分率。例如其中有 40 个致密核细胞，则 KI 为 40%。KI 越高，表示上皮细胞越成熟。

（三）嗜伊红细胞指数（eosinophitic index，EI）

即鳞状上皮细胞中表层红染细胞的百分率。通常红染表层细胞在雌激素影响下出现，所以此指数可以反映雌激素水平，指数越高，提示上皮细胞越成熟。

（四）角化指数（cornification index，CI）

角化指数是指鳞状上皮细胞中的表层（最成熟的细胞层）嗜伊红性致密核细胞的百分率，用以表示雌激素的水平。

四、阴道涂片在妇科疾病诊断中的应用

（一）闭经

阴道涂片可协助了解卵巢功能状况和雌激素水平。若涂片检查有正常周期性变化，提示闭经原因在子宫及其以下部位，如子宫内膜结核、宫颈或宫腔粘连等；若涂片中中层和底层细胞多，表层细胞极少或无，无周期性变化，提示病变在卵巢，如卵巢早衰；若涂片表现不同程度雌激素低落，或持续雌激素轻度影响，提示垂体或以上或其他全身性疾病引起的闭经。

（二）功血

1. 无排卵型功血

涂片表现中至高度雌激素影响，但也有较长期处于低至中度雌激素影响。雌激素水平高时右移显著，雌激素水平下降时，出现阴道流血。

2. 排卵性功血

涂片表现周期性变化，MI 明显右移，中期出现高度雌激素影响，EI 可达 90% 左右。但排卵后，细胞堆积和皱褶较差或持续时间短，EI 虽有下降但仍偏高。

（三）流产

1. 先兆流产

由于黄体功能不足引起的先兆流产表现为 EI 于早孕期增高，经治疗后 EI 下降提示好转。若再度 EI 增高，细胞开始分散，流产可能性大。若先兆流产而涂片正常，表明流产非黄体功能不足引起，用孕激素治疗无效。

2. 过期流产

EI 升高，出现圆形致密核细胞，细胞分散，舟形细胞少，较大的多边形细胞增多。

（四）生殖道感染性疾病

1. 细菌性阴道病

常见的病原体有阴道嗜酸杆菌、球菌、加德纳尔菌和放线菌等。涂片中炎性阴道细胞表现为：细胞核呈豆状，核破碎和核溶解，上皮细胞核周有空晕，胞质内有空泡。

2. 衣原体性宫颈炎

涂片上可见化生的细胞胞质内有球菌样物及嗜碱性包涵体，感染细胞肥大多核。

3. 病毒性感染

常见的有单纯疱疹病毒Ⅱ型（HSV-Ⅱ）和人乳头状瘤病毒（HPV）。

（1）HSV 感染：①早期表现为：感染细胞的核增大，染色质结构呈"水肿样"退变，染色质变得很细，散布在整个胞核中，呈淡的嗜碱性染色，均匀，有如毛玻璃状，细胞多呈集结状，有许多胞核。②晚期可见嗜伊红染色的核内包涵体，周围可见一清亮晕环。

（2）HPV 感染：鳞状上皮细胞被 HPV 感染后具有典型的细胞学改变。在涂片标本中见挖空细胞、不典型角化不全细胞及反应性外底层细胞。典型的挖空细胞表现为上皮细胞内有 1～2 个增大的核，核周有透亮空晕环或壁致密的透亮区，提示有 HPV 感染。

五、生殖道脱落细胞在妇科肿瘤诊断上的应用

（一）癌细胞特征

主要表现在细胞核、细胞及细胞间关系的改变。

1. 细胞核的改变

表现为核增大，核浆比例失常；核大小不等，形态不规则；核深染且深浅不一；核膜明显增厚、不规则，染色质分布不均，颗粒变粗或凝聚成团；因核分裂异常，可见双核及多核；核畸形，如分叶、出芽、核边内凹等不规则形态；核仁增大变多以及出现畸形裸核。

2. 细胞改变

细胞大小不等，形态各异。胞质减少，染色较浓，若变性则内有空泡或出现畸形。

3. 细胞间关系改变

癌细胞可单独或成群出现，排列紊乱。早期癌涂片背景干净清晰，晚期癌涂片背景较脏，见成片坏死细胞、红细胞及白细胞等。

（二）宫颈／阴道细胞学诊断的报告形式

主要为分级诊断及描述性诊断两种。目前我国多数医院仍采用分级诊断，临床常用巴氏 5 级分类法。

1. 巴氏分类法

1）阴道细胞学诊断标准

（1）巴氏Ⅰ级：正常。为正常阴道细胞涂片。

（2）巴氏Ⅱ级：炎症。细胞核普遍增大，淡染或有双核，也可见核周晕或胞质内空泡。一般属良性改变或炎症。临床分为ⅡA及ⅡB。ⅡB是指个别细胞核异质明显，但又不支持恶性；其余为ⅡA。

（3）巴氏Ⅲ级：可疑癌。主要是核异质，表现为核大深染，核形不规则或双核。对不典型细胞，性质尚难肯定。

（4）巴氏Ⅳ级：高度可疑癌。细胞有恶性特征，但在涂片中恶性细胞较少。

（5）巴氏Ⅴ级：癌。具有典型的多量癌细胞。

2）巴氏分级法的缺点

（1）以级别来表示细胞学改变的程度易造成假象，似乎每个级别之间有严格的区别，使临床医生仅根据分类级别来处理患者，实际上Ⅰ、Ⅱ、Ⅲ、Ⅳ级之间的区别并无严格的客观标准，主观因素较多。

（2）对癌前病变也无明确规定，可疑癌是指可疑浸润癌还是 CIN 不明确，不典型细胞全部作为良性细胞学改变也欠妥，因为偶然也见到 CINⅠ伴微小浸润癌的病例。

（3）未能与组织病理学诊断名词相对应，也未包括非癌的诊断。因此巴氏分级法正逐步被新的分类

法所取代。

2. TBS 分类法及其描述性诊断内容

为了使妇科生殖道细胞学的诊断报告与组织病理学术语一致，使细胞学报告与临床处理密切结合，1988 年美国制定宫颈 / 阴道细胞学 TBS（the Bethesda system）命名系统。国际癌症协会于 1991 年对宫颈 / 阴道细胞学的诊断报告正式采用了 TBS 分类法。TBS 分类法改良了以下三方面：将涂片制作的质量作为细胞学检查结果报告的一部分；对病变的必要描述；给予细胞病理学诊断并提出治疗建议。这些改良加强了细胞病理学医师与妇科医师间的沟通。TBS 描述性诊断报告主要包括以下内容。

1）感染

（1）原虫：滴虫或阿米巴原虫阴道炎。

（2）细菌：①球杆菌占优势，发现线索细胞，提示细菌性阴道炎。②杆菌形态提示放线菌感染。③衣原体感染：形态提示衣原体感染，建议临床进一步证实。④其他。

（3）真菌：①形态提示念珠菌感染。②形态提示纤毛菌（真菌样菌）。③其他。

（4）病毒：①形态提示疱疹病毒感染。②形态提示巨细胞病毒感染。③形态提示 HPV 感染（HPV 感染包括鳞状上皮轻度不典型增生，应建议临床进一步证实）。④其他。

2）反应性细胞的改变

①细胞对炎症的反应性改变（包括化生细胞）。②细胞对损伤（包括活组织检查、激光、冷冻和电灼治疗等）的反应性改变。③细胞对放疗和化疗的反应性改变。④宫内节育器（IUD）引起上皮细胞的反应性改变。⑤萎缩性阴道炎。⑥激素治疗的反应性改变。⑦其他。前 3 种情况下亦可出现修复细胞或不典型修复细胞。

3）鳞状上皮细胞异常

①不明确诊断意义的不典型鳞状上皮细胞（atypical squamous cell undetermined significance，ASCUS）。②鳞状上皮细胞轻度不典型增生（LSIL），宫颈上皮内瘤变（CIN）Ⅰ级。③鳞状上皮细胞中度不典型增生，CIN Ⅱ。④鳞状上皮细胞重度不典型增生（HSIL），CIN Ⅲ。⑤可疑鳞癌细胞。⑥肯定癌细胞，若能明确组织类型，则按下述报告：角化型鳞癌；非角化型鳞癌；小细胞型鳞癌。

4）腺上皮细胞异常

①子宫内膜细胞团 - 基质球。②子宫内膜基质细胞。③未明确诊断意义的不典型宫颈管柱状上皮细胞。④宫颈管柱状上皮细胞轻度不典型增生。⑤宫颈管柱状上皮细胞重度不典型增生。⑥可疑腺癌细胞。⑦腺癌细胞（高分子腺癌或低分化腺癌）。若可能，则判断来源：颈管、子宫内膜或子宫外。

5）不能分类的癌细胞。

6）其他恶性肿瘤细胞。

7）激素水平的评估（阴道涂片）。

TBS 报告方式中提出了一个重要概念——不明确诊断意义的不典型鳞状上皮细胞（ASCUS），即既不能诊断为感染、炎症、反应性改变，也不能诊断为癌前病变和恶变的鳞状上皮细胞。ASCUS 包括不典型化生细胞、不典型修复细胞、与萎缩有关的不典型鳞状上皮细胞、角化不良细胞以及诊断 HPV 证据不足，又不除外者。ASCUS 术语因不同的细胞病理学家可能标准亦不够一致，但其诊断比例不应超过低度鳞状上皮内病变的 2 ～ 3 倍。TBS 报告方式要求诊断 ASCUS，指出可能为炎症等反应性或可能为癌前病变，并同时提出建议。若与炎症、刺激、宫内节育器等反应性有关者，应于 3 ～ 6 个月复查；若可能有癌前病变或癌存在，但异常细胞程度不够诊断标准者，应行阴道镜活检。

（三）PAPNET 电脑涂片系统

近年来，PAPNET 电脑涂片系统，即计算机辅助细胞检测系统（computer-assisted cytology test，CCT），在宫颈癌早期诊断中得到广泛应用。PAPNET 电脑涂片系统装置包括三部分，即自动涂片系统、存储识别系统和打印系统，是利用电脑及神经网络软件对涂片进行自动扫描、读片、自动筛查，最后由细胞学专职人员做出最后诊断的一种新技术，其原理是基于神经网络系统在自动细胞学检测这一领域的运用。

PAPNET 可通过经验来鉴别正常与不正常的巴氏涂片。具体步骤为：在检测中心，经过上机处理的细胞涂片每百张装入片盒送入计算机房；计算机先将涂片分为 3 000 ~ 5 000 个区域不等，再对涂片上 30 万 ~ 50 万个细胞按区域进行扫描，最后筛选出 128 个最可疑细胞通过数字照相机进行自动对焦录制到光盘上，整个过程需 8 ~ 10 分钟；然后将光盘送往中间细胞室，经过一套与检测中心配套的专业高分辨率解像设备，由细胞学家复验。如有异议或不明确图像，可在显示器帮助下，显微镜自动找到所需观察位置，细胞学家再用肉眼观察核实。最后，采用 1991 年 TBS 分类法做出诊断报告及治疗意见，并附有阳性图片供临床医生参考。PAPNET 方法具有高度敏感性和准确性，并能克服直接显微镜下读片因视觉疲劳造成的漏诊，省时省力，适用于大量人工涂片检测的筛选工作。

微信扫码
◆临床科研
◆医学前沿
◆临床资讯
◆临床笔记

第二章

女性生殖内分泌疾病

第一节 痛经

妇女在月经前后或经期出现下腹部疼痛，或伴腰骶部疼痛及其他症状，严重者可出现呕吐、面色苍白、手足厥冷等症状，影响工作及生活，称为痛经。痛经为妇科最常见症状，70%的妇女均有痛经，其中10%～20%痛经严重。

一、病因及分类

（一）病因

引起痛经的因素很多，常见的有以下几种。

1. 子宫的过度收缩及不正常收缩

虽然痛经患者子宫收缩压力与正常妇女基本相同（正常者压力约为4.9 kPa），但子宫收缩持续时间较长，且往往不易完全放松，故发生因子宫过度收缩所致的痛经；痛经患者常有子宫不正常收缩，因此往往导致子宫平滑肌缺血，子宫肌肉的缺血又可引起子宫肌肉的痉挛性收缩，从而产生疼痛而出现痛经。

2. 子宫因素

（1）子宫发育不佳容易合并血液供应异常，造成子宫缺血、缺氧而引起痛经。

（2）若妇女子宫位置极度后屈或前屈，可影响经血通畅而致痛经。

（3）子宫颈管狭窄使月经外流受阻，引起痛经。

3. 妇科病

如子宫内膜异位症、盆腔炎、子宫腺肌病、子宫肌瘤等。子宫内放置节育器（俗称节育环）也易引起痛经。

4. 遗传因素

女儿发生痛经与母亲痛经有一定的关系。

5. 内分泌因素

月经期腹痛与黄体期黄体酮升高有关。

6. 子宫内膜以及月经血中前列腺素（PG）含量升高

前列腺素 E_2（PGE_2）作用于子宫肌纤维使之收缩引起痛经。患者子宫内膜组织中前列腺素含量较正常妇女明显升高。

7. 其他因素

（1）部分妇女对疼痛过分敏感。

（2）少女初潮，心理压力大、久坐导致气血循环变差、经血运行不畅、爱吃冷饮等造成痛经。

（3）经期剧烈运动、受风寒湿冷侵袭等，均易引发痛经。

（4）空气不好受某些工业或化学性质气味刺激，比如汽油、香蕉水等造成痛经。

（二）分类

痛经可分为原发性和继发性两类。原发性痛经常发生在初潮或初潮后不久，生殖器官无器质性病变；继发性痛经为盆腔器质性病变引起的痛经，如子宫内膜异位症、子宫腺肌病、盆腔炎等。

二、诊断要点

（一）病史

1. 原发性痛经

多发生于无生育史的妇女中，有生育史的妇女发生的痛经多为继发性痛经。

2. 继发性痛经

继发性痛经有子宫肌瘤、子宫内膜异位症和慢性盆腔炎病史。子宫肌瘤和子宫内膜异位症在保守性手术后容易复发，可反复出现痛经。盆腔粘连导致的痛经多发生于手术以后。

（二）临床表现

原因不同，症状也不同。

1. 经期下腹痛

原发性痛经大多数发生于年轻的妇女中，因月经初潮两年以内往往无排卵，所以刚来月经时少有痛经。待到排卵型月经建立后才开始有痛经。痛经多在月经来潮前的 1 ～ 2 日开始，持续 2 ～ 3 日，一般在月经的第 1 ～ 2 日最痛。疼痛的部位位于下腹部，多为痉挛性疼痛。轻者仅表现为下腹坠胀不适，重者可伴有呕吐，影响工作和生活。原发性痛经一般在有怀孕经历后缓解。继发性痛经患者的发病年龄较大，子宫肌瘤、盆腔粘连和盆腔静脉瘀血引起的痛经的症状较轻，而子宫内膜异位症引起的痛经症状往往较重，且呈进行性加重的趋势。

2. 性交痛

部分患者除了腹痛还伴有性交痛。

3. 其他症状

原发痛经可有恶心、呕吐、面色苍白等伴随症状；继发性痛经的伴随症状与原发疾病有关，如子宫肌瘤可有月经增多、白带增多等症状，如盆腔子宫内膜异位症病灶累及直肠可有便秘等症状。慢性盆腔炎的特点是下腹部隐痛，经期症状加剧，部分患者可伴有低热。

（三）妇科检查

原发性痛经患者的妇科检查往往无异常发现。继发性痛经患者的检查结果与引起痛经的原发病有关。

三、鉴别要点

根据经期腹痛的特点，妇科检查无阳性体征，临床即可诊断，但必须除外下列疾病。

（一）子宫内膜异位症

本病表现为继发性痛经，多发生在人工流产术后或上宫内节育器后，疼痛剧烈，妇科检查可触及子宫直肠陷凹内触痛结节或卵巢囊肿，腹腔镜检查是最有价值的辅助检查方法。

（二）子宫腺肌病

本病多发生在 30 ～ 50 岁经产妇，痛经进行性加重，可伴有经量增多及经期延长。一般妇科检查时子宫均匀增大或有局限性突起，质硬有压痛。B超可见腺肌症或腺肌瘤的典型回声。

（三）盆腔炎

本病在非经期也有下腹痛，经期可加重，疼痛呈持续性。妇科检查有附件区增厚或包块，压痛明显。抗生素治疗有效。

（四）异位妊娠

除破裂或流产，本病无痛经史，有停经、少量阴道出血及突发下腹痛等症状。妇科检查可触及一侧附件区的小包块，有压痛，有时伴贫血或内出血体征。尿和 β–HCG 阳性，B 超检查常发现宫腔外妊娠囊和盆腔游离液。

四、规范化治疗

（一）心理指导

对原发性痛经者，尤其是青春期少女应解说月经的生理变化、痛经的发病机制，解除紧张心理。针对患者的心理状况给予适当的安慰，并指导一般性的处理方法，如休息、热敷下腹部等。对继发性痛经者应告知先查明疾病再对症处理。

（二）前列腺素合成酶抑制剂

因原发性痛经的发病机制中前列腺素起着重要的作用，因此，抑制前列腺素的合成有明显的镇痛作用，故前列腺素合成酶抑制剂常为原发性痛经的首选药物。应予强调的是若在月经前一日应用，更能充分发挥药物的作用，且应持续应用 48 ~ 72 h，亦可按以往痛经的规律决定用药时间。

（三）口服避孕片

雌、孕激素组合成的短效口服避孕片抑制排卵后，降低前列腺素、血管加压素及缩宫素水平，抑制子宫活动，效果显著。适用于需要采取避孕措施的痛经患者。

（四）β–肾上腺素受体激动剂

β–肾上腺素受体激动剂使平滑肌收缩的频率和幅度下降，缓解疼痛，但有心动过速、血压降低等不良反应。常用药物：特布他林 2.5 mg，每日 3 次；苯丙酚胺 10 mg，每日 3 次。

（五）中药治疗

中医认为痛经主要由于气血运行不畅所致，可对证施治，选用不同方剂。气滞血瘀型用血府逐瘀汤加减，寒湿凝滞型用温经汤加减，气血两虚型用圣愈汤和胶艾四物汤加减，肝肾亏损型用调肝汤加减。

（六）扩张宫颈管

对已婚妇女行宫颈管扩张，可用 6 ~ 8 号扩张器，使经血通畅。

五、预后评估

对原发性痛经者，尤其是青春期少女应解说月经的生理变化、痛经的发病机制，解除紧张心理。针对患者的心理状况给予适当的安慰，并指导一般性的处理方法后可明显减轻。对继发性痛经者查明疾病对症处理，预后良好。

第二节　闭经

闭经是常见的妇科症状，表现为无月经或月经停止。根据既往有无月经来潮，分为原发性闭经和继发性闭经两类。原发性闭经指年龄超过 16 岁、女性第二性征已发育但月经未来潮，或年龄超过 14 岁仍无女性第二性征发育者。继发性闭经指正常月经周期建立后，月经停止 6 个月，或按自身原来月经周期计算停经 3 个周期以上者。青春期前、妊娠期、哺乳期及绝经后期月经不来潮是生理现象，本节不予讨论。

一、病因

（一）原发性闭经

原发性闭经较少见，往往由遗传学原因或先天性发育缺陷引起。根据第二性征发育情况，分为第二性征存在和第二性征缺乏两类。

1. 第二性征存在的原发性闭经

（1）米勒管发育不全综合征：由副中肾管发育障碍引起的先天畸形，和半乳糖代谢异常有关，染色体核型正常。主要表现为始基子宫或无子宫、无阴道。

（2）雄激素不敏感综合征：为男性假两性畸形，性腺为睾丸，表型为女性。青春期乳房隆起丰满，但乳头发育不良，乳晕苍白，阴毛、腋毛稀少，阴道为盲端，子宫及输卵管缺如。

（3）对抗性卵巢综合征：卵巢对外源性促性腺激素不敏感，表现为原发性闭经，女性第二性征存在。

（4）生殖道闭锁或粘连：生殖道闭锁多为先天性，如阴道横隔、无孔处女膜等。

2. 第二性征缺乏的原发性闭经

（1）低促性腺激素性腺功能减退：多因下丘脑分泌 GnRH 不足或垂体分泌促性腺激素不足而导致的原发性闭经。最常见为体质性青春发育延迟，其次为嗅觉缺失综合征。临床表现为原发性闭经，女性第二性征缺如，嗅觉减退或缺失，但女性内生殖器分化正常。

（2）高促性腺激素性腺功能减退：原发性性腺发育欠佳所致的性激素分泌减少，反馈性引起 LH 和 FSH 升高。如特纳综合征，除先天性性腺发育不全外，尚有体格发育不全特征。46，XY 单纯型生殖腺发育不全（Swyer 综合征），主要表现为条索状性腺及原发性闭经，具有女性生殖系统，无青春期第二性征发育。

（二）继发性闭经

继发性闭经多见。以下丘脑性闭经最常见，其次为垂体、卵巢及子宫性闭经。

1. 下丘脑性闭经

下丘脑性闭经最常见，以功能性原因为主。

（1）精神应激性：突然或长期的精神抑郁、紧张、忧虑、过度疲劳、情感变化、寒冷、环境改变、创伤等均可能引起神经内分泌障碍而导致闭经。

（2）体重下降：如神经性厌食。中枢神经对体重急剧下降极为敏感，1 年内体重下降10% 左右即使体重仍在正常范围也可出现闭经。

（3）运动性闭经：初潮发生和月经的维持有赖于一定比例（17% ~ 22%）的机体脂肪，若肌肉 / 脂肪比例增加或总体脂肪减少可使月经异常，甚至闭经。

（4）药物性闭经：长期应用甾体类避孕药或某些精神类药物，如吩噻嗪衍生物（奋乃静、氯丙嗪）、利血平等，可引起继发性闭经。一般停药后 3 ~ 6 个月内可恢复月经。

（5）颅咽管瘤：较为罕见。瘤体增大可压迫下丘脑和垂体柄引起闭经。

2. 垂体性闭经

腺垂体器质性病变或功能失调，影响促性腺激素的分泌，而引起闭经。

（1）垂体梗死：如希恩综合征。

（2）垂体肿瘤：如催乳激素腺瘤、生长激素腺瘤、促甲状腺激素腺瘤等。

（3）空蝶鞍综合征：表现为闭经和高催乳激素血症。

3. 卵巢性闭经

闭经的原因在卵巢，因不能使子宫内膜发生周期性变化而导致闭经。

（1）卵巢早衰：女性 40 岁前因卵巢内卵泡耗竭或医源性损伤而发生的卵巢功能衰竭，称卵巢早衰。以低雌激素及高促性腺激素为特征，表现为继发性闭经，常伴有绝经过渡期症状。

（2）卵巢功能性肿瘤：如卵巢支持 – 间质细胞瘤，卵巢颗粒 – 卵泡膜细胞瘤等。

（3）多囊卵巢综合征：表现为闭经、不孕、多毛和肥胖。

4. 子宫性闭经

因子宫内膜受破坏，或对卵巢激素不能产生正常反应而出现的闭经。

（1）Asherman 综合征：为子宫性闭经最常见的原因。多因过度刮宫损伤子宫内膜，导致宫腔粘连而闭经。宫颈上皮内瘤变行各种宫颈锥切术所致的宫颈管粘连、狭窄也可致闭经。

（2）子宫切除或子宫内膜破坏：如宫腔内放疗后，子宫内膜热球治疗术后。

5. 其他内分泌功能异常

甲状腺、肾上腺、胰腺等功能紊乱也可引起闭经。

二、诊断

闭经是症状，诊断时应先找原因，确定病变部位，然后再明确是何种疾病所引起。

（一）病史

详细询问月经史，包括初潮年龄、月经周期、经期、经量等。发病前有无任何导致闭经的诱因，如精神因素、环境改变，各种疾病及用药情况等。了解生长发育史，有无先天缺陷或家族史。已婚妇女需注意婚育史及产后并发症等。

（二）体格检查

注意全身发育状况，精神状态，营养健康及智力情况，身高，体重，四肢躯干比例，有无畸形等。妇科检查应注意内、外生殖器的发育，有无缺陷、畸形等，女性第二性征是否正常，乳房有无乳汁分泌等。缺乏第二性征提示该患者从未受过雌激素的刺激。

（三）实验室辅助检查

1. 功能试验

（1）药物撤退试验：孕激素试验，肌内注射黄体酮 20 mg/d 或口服醋酸甲羟黄体酮 10 mg/d，连用5 d。停药后 3 ~ 7 d 有撤药性出血为阳性反应，提示子宫内膜已受一定水平雌激素的影响，子宫内膜功能正常。停药后无撤药性出血为阴性反应，应进一步雌激素、孕激素序贯试验。

（2）雌激素、孕激素序贯试验：口服己烯雌酚 1 mg/d，连续 21 d，最后 10 d 加服醋酸甲羟黄体酮 10 mg/d，停药后 3 ~ 7 d 发生撤药性出血者为阳性，提示子宫内膜功能正常，引起闭经的原因是患者体内雌激素水平低下，应进一步寻找原因。无撤药性出血者为阴性，应重复 1 次试验，若仍无出血，提示子宫内膜有缺陷或被破坏，可诊断为子宫性闭经。

（3）垂体兴奋试验：又称 GnRH 刺激试验。通过静脉注射 GnRH 后测定 LH 和 FSH，以了解垂体对 GnRH 的反应性。若注射后 15 ~ 60 min LH 高峰值较注射前升高 2 ~ 4 倍，为阳性，说明垂体功能正常，病变在下丘脑。反之为阴性，说明病变在垂体。

2. 激素测定

（1）血甾体激素测定：血黄体酮水平升高，提示排卵；雌激素水平低，提示卵巢功能不正常；睾酮水平高，提示有多囊卵巢综合征或卵巢支持 – 间质细胞肿瘤等可能。

（2）催乳素及垂体促性腺激素测定：PRL > 25 μg/L 时称高催乳激素血症。PRL 升高者测 TSH，TSH 升高为甲状腺功能减退；TSH 正常，而 PRL < 100 μg/L 时行头颅 MRI 或 CT 检查，以排除垂体肿瘤。PRL 正常应测垂体促性腺激素，若两次 FSH > 25 ~ 40 U/L，提示卵巢功能衰竭；LH > 20 U/L 或 LH/FSH 比例 > 3，高度怀疑多囊卵巢综合征；若 FSH、LH 均 < 5 U/L，提示垂体功能减退，病变可能在垂体或下丘脑。

3. 影像学检查

（1）盆腔 B 型超声：了解盆腔内子宫及卵巢情况。

（2）子宫输卵管造影：了解有无宫腔病变和宫腔粘连。

（3）CT 或磁共振显像（MRI）：用于盆腔及头部蝶鞍区检查，了解盆腔肿块性质，诊断垂体微腺瘤、空蝶鞍等。

4. 宫腔镜检查

宫腔镜检查能明确诊断宫腔粘连，了解子宫腔及内膜情况，同时可取内膜送病理。

5. 腹腔镜检查

腹腔镜检查能直视下观察子宫、附件情况，并做活组织检查。

6. 染色体检查

染色体检查对鉴别性腺发育不全病因及指导临床处理有重要意义。

7. 其他检查

其他检查主要为靶器官反应性检查，包括基础体温测定、宫颈黏液评分、阴道脱落细胞检查、子宫内膜活检或诊断性刮宫。对疑为 PCOS 患者尚须测胰岛素、雄激素等。

（四）处理

1. 全身治疗

全身治疗包括调整饮食，加强营养，增强机体体质，改善全身健康状况等。

2. 病因治疗

生殖道畸形者（如处女膜闭锁、阴道横膈或闭锁）、卵巢肿瘤等手术治疗。宫腔粘连者，于宫腔镜下分离粘连，放置宫内节育器。垂体肿瘤确诊后手术或药物治疗。

3. 激素治疗

（1）性激素替代治疗：①维持女性全身健康及生殖健康，包括心血管系统、骨骼及骨代谢、神经系统等。②促进和维持第二性征和月经。

雌激素替代治疗：适用于无子宫者。结合雌激素 0.625 mg/d，连用 21 d，停药 1 周重复给药。

雌激素、孕激素序贯疗法：适用于有子宫者。上述雌激素连服 21 d，最后 10 d 同时给予醋酸甲羟黄体酮 6～10 mg/d。

孕激素疗法：适用于体内有一定内源性雌激素水平的闭经患者。于月经周期后半期口服醋酸甲羟黄体酮 6～10 mg/d，共 10 d。

（2）诱发排卵。适用于有生育要求的患者。

氯米芬：50～100 mg/d，于月经第 5 日始服用，连用 5 d。适用于有一定内源性雌激素水平的无排卵者。

促性腺激素：如尿促卵泡素，适用于低促性腺激素闭经及氯米芬促排卵失败者。

促性腺激素释放激素（GnRH）：适用于下丘脑性闭经。

（3）溴隐亭：治疗闭经溢乳综合征。初始量 125 mg/d，分 2 次服，如无明显反应可逐渐加量，最大剂量小于 10 mg/d。

第三节　性早熟

性发育开始的年龄受地域、种族和遗传等因素的影响。男孩 10 岁前、女孩 8 岁前出现第二性征为性早熟（precocious puberty）。由于下丘脑 - 垂体 - 性腺轴功能提前活动，引起第二性征提前出现者称为促性腺激素释放激素（GnRH）依赖性性早熟，又称为中枢性或真性性早熟。由于某些原因引起第二性征过早出现而无性腺成熟者称为非 GnRH 依赖性性早熟，又称为外周性或假性性早熟。根据患者性早熟的表现与其性别是否一致，还可分为同性性早熟和异性性早熟。同性性早熟是指女性患者出现女性性早熟的表现或男性患者出现男性性早熟的表现。异性性早熟是指男性患者出现女性化或女性患者出现男性化表现。

一、病因和发病机制

GnRH 依赖性性早熟有下丘脑 - 垂体 - 性腺轴的整体发动，最终发育完善至具有生育能力；其病因可以是中枢神经系统肿瘤或其他器质性病变（表 2-1）。若未发现中枢器质性病变则称之为特发性中枢性早熟。非 GnRH 依赖性性早熟可见于性腺或肾上腺肿瘤以及摄入外源性性激素，还见于性腺自主性病变，包括性激素分泌细胞促性腺激素受体变异使受体自主性激活所致家族性男性性早熟（家族性高睾酮血症），多发性骨纤维营养不良（McCune-Albright 综合征，女孩多见，常伴甲状腺、肾上腺及垂体病变）等（表 2-2）。

表 2-1　GnRH 依赖性性早熟病因

一、特发性中枢性性早熟

二、中枢神经系统肿瘤

　1．错构瘤

　2．下丘脑或视神经胶质瘤（常伴多发性神经纤维瘤）

　3．其他中枢神经系统肿瘤：星形细胞瘤、室管膜瘤、颅咽管瘤、松果体瘤

三、中枢神经系统的损伤

　1．脑外伤：脑萎缩或局灶性脑软化

　2．感染：脑膜炎、脑炎、脑脓肿

　3．颅脑照射

四、脑缺氧：缺血性脑病

五、其他中枢系统疾患

　1．神经精神发育延迟

　2．蛛网膜囊肿

　3．脑积水

　4．结核或肉瘤所致的肉芽肿

　5．综合征：多发性神经纤维瘤，结节性硬化，视神经中隔发育异常

表 2-2　非 GnRH 依赖性性早熟的病因

一、男性

（一）肾上腺或睾丸分泌过量的雄激素

　1.先天性肾上腺皮质增生（21 或 178 羟化酶缺乏）

　2.男性化肾上腺肿瘤

　3.睾丸间质细胞瘤

　4.家族性高睾酮血症

（二）分泌 GnGH 或 HCG 的肿瘤

　绒膜上皮癌、生殖细胞瘤、畸胎瘤、干细胞癌、肝母细胞瘤

二、女性

（一）自主功能性卵巢囊肿

（二）卵巢肿瘤：颗粒细胞瘤、卵泡膜细胞瘤、性腺母细胞瘤卵巢囊腺瘤、卵巢癌

（三）女性化肾上腺肿瘤

三、两性

（一）McCune Albright 综合征

（二）严重的甲状腺功能减退症

（三）医源性或外源性性早熟

二、临床表现

（一）真性性早熟

特发性性早熟多见于 4 ～ 8 岁的女孩。首先出现乳腺发育，继而外生殖器发育、阴道分泌物增多、阴毛生长，随后月经来潮。男孩则首先出现睾丸和阴茎增大，阴茎勃起和排精，并出现阴毛、痤疮和变声。患儿骨骼生长加速，骨骺提前融合，故暂时高于同龄儿童，但成年后则矮于正常人。颅内肿瘤所致性早熟多见于男孩，先出现性早熟表现，待病情发展到一定阶段才出现中枢占位症状。

（二）假性性早熟

临床表现与真性性早熟相似，但乳晕及小阴唇往往有明显色素沉着。先天性肾上腺皮质增生可引起

— 21 —

男孩假性性早熟，但睾丸并不增大。McCune-Albright 综合征多见于女性患儿，除性早熟外患者还伴有单侧或双侧多发性骨纤维结构不良，同侧肢体皮肤有片状棕褐色色素沉着（牛奶咖啡斑）。若色素沉着边缘整齐，则单一骨受累。若色素沉着边缘不整齐，则多块骨受累。患儿常伴有多种内分泌腺功能异常，如结节性甲状腺肿伴甲亢、结节性肾上腺皮质增生伴皮质醇增多症、生长激素分泌过多和高泌乳素血症等。性早熟是由卵巢黄体化的滤泡囊肿自主性产生过多的雌激素所致。

三、实验室和辅助检查

（一）血清性腺激素测定

血清性腺激素测定包括 E_2、睾酮、FSH、LH 和 HCG 等。对于 LH 和 FSH 升高同时伴有睾酮（在男性）和 E_2（在女性）高于正常者要考虑真性性早熟，促性腺激素升高是由于下丘脑 – 垂体 – 性腺轴的提前活动所致，也可由产生促性腺激素的中枢神经系统肿瘤所致。前者促性腺激素水平高于正常，后者则非常显著高于正常。对于只有睾酮或 E_2 升高而无促性腺激素升高者要多注意睾丸和卵巢的检查。

（二）肾上腺功能测定

血尿皮质醇、24 h 尿 17– 羟和 17– 酮皮质类固醇的检查对肾上腺皮质增生所致的性早熟有重要的价值。

（三）性腺功能试验

GnRH 激发试验，以 GnRH 3 μg/kg 皮下或静脉注射，于注射前和注射后 30、60、90、120 min 分别抽血测定 LH 和 FSH，如 LH 峰值 ≥ 13 mU/mL（女孩）或 16 mU/mL（男孩），提示为 GnRH 依赖性性早熟，LH/FSH > 1 更有意义。LH 不升高或显著低水平则提示为非 GnRH 依赖性。在发育早期 GnRH 激发可呈假阴性，应予注意。

（四）特殊检查

X 线平片测骨龄，股骨和其他部位的 X 线平片可除外多囊纤维异样增殖症。颅脑 CT、MRI 用于高度怀疑颅脑肿瘤者。女孩盆腔超声检查，卵巢增大，容积 > 1 mL，提示卵巢发育，若发现多个直径 ≥ 4 mm 的卵泡则意义更大，提示卵巢处于功能活动状态。孤立性、直径 > 9 mm 的卵泡常为卵巢囊肿。疑有肾上腺或卵巢肿瘤者，可行相应部位的 B 超、CT 或 MRI 检查。

（五）其他检查

性染色体检查对于鉴别先天性肾上腺皮质增生和两性畸形有一定意义。阴道涂片有明显雌激素影响者多提示真性性早熟。原发性甲状腺功能减退症患儿可发生性早熟，伴生长迟缓的 GnRH 依赖性性早熟应检查 T_3、T_4 和 TSH 以助鉴别。

四、诊断和鉴别诊断

（一）诊断

性早熟的诊断并不太困难。若需确定性早熟的病因，则需要详细地询问病史，以区分是真性或假性性早熟，如有无使用雄激素、绒毛膜促性腺激素、误服避孕药史，有无神经系统症状如头痛、视力障碍和行为改变等，有无性早熟家族史。男性有遗精，女性有周期性阴道出血者多提示真性性早熟。对于出生时就有性早熟表现者，应追问患儿母亲妊娠期的服药史，特别是使用激素类药物的历史，然后进行相应检查，查找病因。

（二）鉴别诊断

1. 良性乳腺发育过早

良性乳腺发育过早见于 6 个月到 3 岁女孩，仅出现单侧或双侧乳腺组织增生，无阴道出血和生长速率加快等青春期症候，也无雌激素过多的证据，必须排除服用或涂抹含雌激素制剂的历史。患儿应每 6 ~ 12 个月复诊追踪检查，以确定乳腺发育过早不是由于性早熟所致。该病预后良好。

2. 肾上腺早熟

男女两性均可见，女性多见。虽有阴毛生长，但无乳腺发育，其他周身检查均正常。本症预后良好。

五、治疗

主要治疗目的是改善成年期身高，防治月经初潮早期（女孩）和防止因性征早现所导致心理及社会问题。治疗措施包括抑制性激素分泌，阻抑骨龄进展，防止骨骺过早愈合，使成年后身材不至于过矮。

（一）药物治疗

1. GnRH 类似物（GnRH-a）

GnRH-a 是目前治疗真性性早熟的最有效药物。GnRH-a 保留了 GnRH 的生物活性，对垂体前叶 GnRH 受体有更强的亲和力且不易被降解，半衰期较长，因此优于天然 GnRH。GnRH 类似物持续作用于受体，从而产生 GnRH 受体的降调节，使垂体 LH 分泌细胞对 GnRH 敏感性减弱，阻断受体后负反馈机制激活通路使 LH 分泌受抑，性激素水平显著下降。这一作用可逆，停药后下丘脑 - 垂体 - 性腺轴功能可恢复正常。现多采用 GnRH-a 的缓释剂型，如亮丙瑞林（leuprorelin）或达菲瑞林（dafirelin），二者用法相同。每次 50 ～ 60 μg/kg 皮下注射，首次剂量较大，2 周后加强注射 1 次（尤其出现初潮者），以后每 4 周 1 次，间歇期不长于 5 周。

2. 酮康唑（ketoconazole）

大剂量可抑制激素合成过程中 17、20 碳链酶活性，抑制睾酮合成，用于治疗非 GnRH 依赖性性早熟。建议剂量为每天 4 ～ 8 mg/kg，分 2 次服用。本品对肝有毒性，停药后可逆转。

3. 其他药物

睾内酮能抑制性激素合成而抑制发育进程，但治疗后 1 ～ 3 年会发生药效脱逸。螺内酯有雄激素受体拮抗作用，对高睾酮血症的性征有控制作用。

（二）手术治疗

肿瘤确诊后应尽早手术治疗。下丘脑 - 垂体 - 松果体部位肿瘤可采用 γ 刀治疗，经照射治疗后瘤体显著缩小，性早熟征明显消退，患儿预后大为改观。卵巢囊肿部分会自发消退，可随访观察后再决定手术与否。

微信扫码
◆ 临床科研
◆ 医学前沿
◆ 临床资讯
◆ 临床笔记

第三章

妇科肿瘤

第一节 子宫肌瘤

子宫肌瘤是女性生殖器官最常见的良性肿瘤。好发于 30 ~ 50 岁妇女。据统计，约 20% 育龄妇女有子宫肌瘤。

一、类型及临床表现

（一）分类

按子宫肌瘤生长部位不同分体部肌瘤（90%）和宫颈肌瘤（10%）。按肌瘤与子宫肌壁的关系分为 3 类。

1. 肌壁间肌瘤

肌壁间肌瘤占 60% ~ 70%，肌瘤位于子宫肌壁间，周围被肌层组织包围。

2. 浆膜下肌瘤

浆膜下肌瘤占 20%，肌瘤向子宫浆膜面生长，突向子宫表面，瘤体由浆膜覆盖。若肌瘤向宫旁生长突出于阔韧带两叶间，成为阔韧带肌瘤。

3. 黏膜下肌瘤

黏膜下肌瘤占 10% ~ 15%，肌瘤向黏膜方向生长，突向宫腔，表面由黏膜层覆盖。黏膜下肌瘤在宫腔内生长犹如异物，易引起子宫收缩，常形成蒂，可被挤出宫颈外口而突出于阴道，甚至突出于阴道口外。

各种类型的肌瘤可发生在同一子宫，称为多发性子宫肌瘤。

（二）临床表现

1. 症状

多无明显症状，仅于体检时偶被发现。症状与肌瘤部位、大小、生长速度、有无变性等相关。

（1）月经改变：多见于大的肌壁间肌瘤及黏膜下肌瘤使宫腔内膜面积增加，宫缩不良，子宫内膜静脉丛充血与扩张，从而导致经期延长、经量增多、不规则阴道出血等；黏膜下肌瘤如发生坏死感染时，可发生持续性阴道流血或脓血性排液。

（2）耻区肿块：大的肌瘤使子宫超过如孕 3 个月大时可从腹部扪及，质硬，清晨空腹排尿前更易触及。

（3）阴道分泌物增多：子宫黏膜下肌瘤坏死感染时，可有大量脓血性伴臭味的分泌物。大的肌壁间肌瘤使宫腔面积增大，内膜腺体分泌增多，此外伴有盆腔充血而导致白带增多。

（4）压迫症状：如肌瘤较大可出现尿频、尿急、排尿困难、尿潴留等泌尿系统症状。如直肠受压，可引起下腹坠胀、便秘等表现。如压迫输尿管可出现输尿管扩张甚至发生肾盂积水。

（5）其他：常见下腹坠痛及腰酸背痛，月经期加重。浆膜下肌瘤蒂扭转可有急性腹痛；黏膜下肌瘤突出宫腔时也可引起腹痛；色变性时有急性腹痛，伴恶心、呕吐及发热，可引起不孕或流产。

2. 体征

体征与肌瘤大小、数目、位置、有无变性有关。肌瘤较大时，可在耻区扪及实质性、无痛性肿块。妇科检查子宫增大，质硬，表面可有单个或多个结节突出。黏膜下肌瘤位于宫腔内时子宫均匀增大，带蒂黏膜下肌瘤可脱出宫颈外口至阴道，粉红色，表面光滑；如感染时可有渗出液覆盖或有溃疡形成，伴恶臭分泌物。

二、病因与病理

（一）病因

确切病因尚未明确。根据肌瘤好发于生育年龄及绝经后萎缩或消退可能，提示子宫肌瘤的发生可能与女性性激素有关。肌瘤中高雌激素浓度与肌瘤组织局部对雌激素的高敏感性，是肌瘤发生的重要因素。孕激素有刺激肌瘤生长的作用。

（二）病理

1. 巨检

巨检为实质性球形或结节状，表面光滑，质韧硬，压迫周围肌壁纤维组织形成假包膜，两者之间有一层疏松网状间隙，很易将肌瘤剥出。其切面呈旋涡状或编织状结构，颜色和硬度与纤维组织多少相关。

2. 镜检

肌瘤是由梭形平滑肌细胞和不等量纤维结缔组织相交织而成，肌细胞大小均匀，排列成旋涡状、核杆状。

3. 肌瘤变性

肌瘤变性是肌瘤失去原有的典型结构，可发生以下变性。

（1）玻璃样变：又称透明变性，最多见。肌瘤剖面由均匀透明状物质取代旋涡状结构。镜下见病变区肌细胞消失，为均匀粉红色无结构区。

（2）囊性变：继发于玻璃样变，肌细胞坏死液化形成囊性变，肌瘤内可出现大小不等数个囊腔，其间有结缔组织相隔，也可融合成大囊腔，腔内含清亮或草黄色液体，也可凝固成胶冻状，因无上皮覆盖，故不是真性囊肿。

（3）红色变：多发生于妊娠期或产褥期，是一种特殊类型的坏死，发生原因不清，可能和肌瘤内小血管退行性变，导致血栓及溶血、血红蛋白渗入肌瘤内相关。肌瘤剖面为暗红色、腥臭、质软，典型的旋涡状结构消失。镜下见假包膜及瘤体内静脉血栓形成及溶血，伴有出血，肌细胞减少并有较多脂肪小球沉积。患者常有剧烈腹痛伴发热及白细胞升高等，检查可发现肌瘤体积增大。

（4）肉瘤样变：肌瘤恶变为肉瘤的发生率为0.4%～0.8%，多见于年龄较大妇女。若绝经后妇女，肌瘤迅速增大者，更要警惕。肉瘤质脆软，切面灰黄色如烂鱼肉样，与周围组织界限不清。

（5）钙化：常见于细小蒂部、血供不足的浆膜下肌瘤或绝经后妇女的肌瘤。多在脂肪变性后，分解为甘油三酯与钙盐结合，沉积在肌瘤内。镜下钙化区为分层状沉积，呈圆形，有深蓝色微细颗粒。

三、诊断与鉴别诊断

（一）诊断

根据病史及体征，诊断并无困难。对于个别诊断困难患者，采用B型超声检查、腹腔镜检查、宫腔镜检查、子宫输卵管造影等可协助诊断。

（二）鉴别诊断

1. 妊娠子宫

妊娠者有停经史、早孕反应，子宫增大变软，触之收缩变硬，妊娠试验阳性，B型超声示孕囊或胚胎。而子宫肌瘤无以上改变。应注意肌瘤囊性变与先兆流产的鉴别。

2. 卵巢肿瘤

常无月经改变，肿块位于子宫一侧，与子宫能分开。卵巢实质性肿瘤应与带蒂浆膜下肌瘤鉴别，卵巢囊肿应与肌瘤囊性变鉴别。应体会肿块与子宫的关系，借助 B 型超声、腹腔镜或探针探测宫腔长度和方向等协助诊断。

3. 子宫腺肌病

本病可使子宫增大，月经量增多，常有继发性进行性痛经史，子宫呈均匀增大，很少超过 3 个月妊娠子宫，经后子宫会缩小。而子宫肌瘤常呈不规则结节状突起，鉴别有一定难度，且有时两者并存。

4. 其他

子宫畸形、盆腔炎性包块、卵巢子宫内膜异位囊肿等，可通过病史、体征及 B 型超声等检查鉴别。

四、处理

应根据患者意愿，年龄，生育要求，症状及肌瘤的部位、数日、大小等全面考虑。

（一）随访观察

如肌瘤较小，无明显症状，不需特殊治疗，尤其绝经过渡期妇女，绝经后肌瘤常自然萎缩或消失。每 3 ~ 6 个月随访 1 次。

（二）药物治疗

适合于肌瘤在 2 个月妊娠子宫大小以内，症状轻，近绝经期年龄，全身状态不宜手术者。

1. 促性腺激素释放激素类似物

促性腺激素释放激素类似物可抑制垂体和卵巢功能，降低雌二醇至绝经水平，缓解症状并抑制肌瘤生长使其缩小，用药 6 个月以上可使雌激素缺乏，出现骨质疏松等不良反应，不宜长期应用。

2. 其他药物

雄激素、米非司酮等药物，均适用于绝经过渡期患者。

（三）手术治疗

1. 手术适应证

（1）月经量过多致继发贫血，药物治疗无效。

（2）严重腹痛、性交痛或慢性腹痛、有蒂肌瘤扭转引起的急性腹痛。

（3）能确定肌瘤是不孕或反复流产的唯一原因者。

（4）肌瘤生长较快，怀疑恶变。

（5）有膀胱、直肠压迫症状。

2. 手术术式

手术可经腹、经阴道或宫腔镜及腹腔镜下手术。

（1）子宫切除术：无生育要求或疑有恶变者，可行子宫切除术或子宫次伞切除术。

（2）肌瘤剔除术：适合于要求保留生育功能的患者。可经腹腔镜或经腹剔除，黏膜下肌瘤可经阴道或宫腔镜下摘除。

（四）介入治疗

介入治疗指针对肌瘤本身的局部治疗。在影像设备监视下，对病变定位，进行微创操作为特点的治疗方法。其包括子宫肌瘤射频消融术、子宫动脉栓塞术、聚焦超声治疗和瘤体内注射等治疗，有保留子宫、恢复快等优点。

第二节　阴道癌

阴道癌有原发性及继发性两种，以继发性阴道癌多见。继发性阴道癌的治疗，常为原发癌整体治疗的一部分，本节主要涉及原发性阴道癌。原发性阴道癌包括鳞状细胞癌及腺癌，以鳞状细胞癌多见，占阴道癌的 90%，腺癌占 5% ~ 10%。

一、原发性阴道鳞状细胞癌

（一）概述

原发性阴道鳞状细胞癌较少见，仅占女性生殖道恶性肿瘤的 1% ~ 2%。此肿瘤以老年妇女多见，国外报道平均发病年龄为 65 岁。国内报道发病年龄的高峰在 40 ~ 59 岁，较国外为低。

（二）病因

本病的病因不清楚，可能与阴道黏膜受到长期刺激或损伤有关，如子宫脱垂佩戴子宫托、阴道壁膨出、阴道慢性炎症、阴道白斑等。近年来，女性下生殖道 HPV 感染与生殖道癌的发生引起人们的关注，HPV 感染与阴道癌之间的关系，需要进一步研究。

（三）组织发生

原发性阴道鳞状细胞癌来源于阴道的鳞状上皮，可以由阴道上皮内瘤样病变（vaginal intraepithelial neoplasia，VAIN）进展而来，VAIN 包括阴道鳞状上皮的不典型增生及原位癌，VAIN 可分为三级，Ⅰ级为阴道上皮轻度不典型增生，即异型细胞局限在上皮的下 1/3；Ⅱ级为阴道上皮中度不典型增生，即异型细胞占据上皮层的下 2/3；Ⅲ级为阴道上皮的重度不典型增生及原位癌，即异型细胞占据上皮超过下 2/3 或已达全层，但未穿破基底膜。

（四）病理检查

1. 大体检查

大体检查可分为 3 种类型。

（1）菜花型 - 外生型：最常见，多发生在阴道后壁上 1/3，灰白色，质稍硬、脆，易出血，很少向内浸润，癌细胞多呈高分化，预后较好。

（2）结节型 - 内生型：多发生在阴道前壁，肿瘤向黏膜下浸润，呈硬节状，表面隆起，可向阴道周围浸润，以致阴道壁僵硬，病灶中心可出现坏死、溃疡，预后较差。

（3）表层型 - 黏膜型：较少见。病灶长时间局限在阴道黏膜，发展缓慢。此型常为多灶性病变，早期发现预后较好。

2. 显微镜检查

多为中分化鳞癌，含少量角化珠，有角化不良细胞和细胞间桥。

（五）转移途径

由于阴道壁薄，黏膜下结缔组织疏松，并且阴道壁的血管、淋巴管丰富，有利于癌的生长及扩散，阴道癌的转移途径主要有直接浸润及淋巴转移。

1. 直接浸润

向前累及膀胱、尿道向后累及直肠及直肠旁，向上累及宫颈，向下累及外阴，向两侧累及阴道旁组织。

2. 淋巴转移

病灶位于阴道上 1/3 者，转移途径与宫颈癌相同，可转移至髂内、闭孔、骶前淋巴结。病灶位于阴道下 1/3 者，转移途径与外阴癌相同，可转移至腹股沟淋巴结。病灶位于中 1/3 者，则同时具有阴道上 1/3 及下 1/3 的转移特点。

3. 血行转移

血行转移少见，发生于晚期。

（六）临床分期

原发性阴道癌的 1992 年 FIGO 分期标准如下。

0 期：原位癌、上皮内癌。

Ⅰ期：癌局限于阴道黏膜。

Ⅱ期：癌已浸及阴道下组织，但未达盆壁。

Ⅲ期：癌已达盆壁。

Ⅳ期：癌已超过真骨盆或临床已累及膀胱直肠黏膜，但疱样水肿不属于Ⅳ期。

Ⅳ A 期：肿瘤侵及邻近器官或直接扩展出真骨盆。

Ⅳ B 期：肿瘤扩散至远处器官。

有人提出将Ⅰ期进一步分为：①Ⅰ A 期：癌侵犯阴道黏膜小于 2 cm。②Ⅰ B 期：癌侵犯阴道黏膜超过 2 cm。③Ⅰ C 期：癌侵犯阴道黏膜全长。

将Ⅱ期进一步分为：①Ⅱ A 期：癌侵及阴道壁下组织，但未侵犯宫旁及阴道旁组织。②Ⅱ B 期：癌侵及宫旁组织但未达盆壁。

（七）诊断要点

1. 病史

阴道黏膜长期慢性炎症刺激病史。

2. 症状

在病变的早期，尤其 VAIN 时可无症状或仅表现为性交后血性分泌物或少量出血，随着病变的进展，可出现以下症状。

（1）阴道出血：绝经前患者可表现为不规则阴道出血，绝经后患者表现为绝经后出血，流血时间可长、可短，流血量或多或少，但多为接触性出血。

（2）阴道排液：阴道排液可为水样、米汤样或混有血液，排液主要与肿瘤组织坏死、感染有关。

（3）疼痛：与肿瘤大小及组织反应有关。

（4）压迫症状：晚期可出现压迫症状，如压迫膀胱、尿道可出现尿急、尿频、血尿。压迫直肠可出现排便困难、里急后重，穿透直肠可出现便血。

（5）恶病质：晚期癌表现。

3. 体征

妇科检查时可看到或扪及肿瘤。外生型肿瘤由阴道壁向阴道腔呈菜花状突出，触之易出血，并可伴有坏死、感染，体征较明显。而结节型由于向阴道黏膜下生长，有时阴道壁表面变化不大，但触诊时感觉阴道壁僵硬。表层型应注意病灶的多中心性。

4. 辅助检查

（1）阴道细胞学检查：对阴道检查的可疑区域行阴道细胞学检查，可作为初筛的方法之一。

（2）阴道镜检查：对早期病变有价值，可发现阴道上皮有白色、镶嵌、点状等异常上皮和域异常血管病变区。

（3）活体组织检查：在碘试验的不着色区及阴道镜下做活体组织检查，可提高阳性检出率。由于临床上继发性阴道癌比较多见，因此要诊断原发性阴道癌需符合以下条件：①癌灶局限于阴道。②子宫颈完整，活组织检查证实无癌存在。③其他部位无原发性肿瘤依据。

（八）鉴别诊断

原发性阴道癌需同继发性阴道癌相鉴别，并确定病灶是否原发于阴道上皮或来自宫颈、尿道、外阴、前庭大腺、宫体、卵巢、直肠、膀胱等部位。此外还需同良性疾病相鉴别，如结核性溃疡、梅毒性溃疡、腺病、子宫内膜异位症、外伤性溃疡等，必要时行活检进行鉴别诊断。

（九）治疗

1. VAIN 的治疗

VAIN 的治疗主要以局部治疗为主，但在治疗前应除外浸润癌，可行局部电凝或 CO_2 激光治疗，或采用 5% 氟尿嘧啶（5-FU）霜剂局部应用，每日 1 次连用 5 d，8 ～ 12 d 后复查，观察治疗效果。如仍有病灶，继续应用一个疗程，如无效改用其他治疗方法。根据病变范围及部位也可选择手术治疗。如病灶仅累及阴道穹隆小部分组织可行全子宫切除及局部阴道穹隆切除。如为其他部位的小病灶，可选择局部病灶切除术，如病变累及大部或全部阴道，可行部分阴道切除术或全阴道切除术，或行放射治疗。

2. 阴道浸润癌的治疗

阴道浸润癌的治疗以放疗和手术为主，或两者联合应用。由于阴道癌毗邻膀胱和直肠，就诊时多为中、晚期，治疗比较困难。

（1）放射治疗：各种阴道癌均可行放射治疗，包括阴道腔内放疗及体外放疗。腔内治疗主要是针对阴道内原发灶及其周围浸润区。阴道腔内放疗应根据癌灶的位置、范围及深度选用放疗方法。可采用模型敷贴、组织内插植、阴道限线筒照射、后装式腔内放疗等，可参考以下方法：①癌灶位于阴道上 1/3 者，与宫颈癌放疗方法类似。阴道腔内肿瘤基底放射剂量 70 Gy/4 ～ 5 周，每周治疗 1 次。②癌灶位于阴道下 1/3，且肿瘤较局限者，可采用镭针（^{60}Co 针或其他放射源）做阴道原发灶的组织间插植，肿瘤放射总剂量为 70 ～ 80 Gy/7 d 内；或者采用阴道腔内后装治疗，肿瘤放射剂量给予 70 Gy/5 ～ 6 周。③癌灶位于阴道中 1/3 者，可选用后装腔内放射或模型敷贴，肿瘤放射剂量 70 Gy 左右。

体外放疗主要是针对阴道旁组织、盆壁及其所属的淋巴区进行照射。采用 ^{60}Co、加速器等。对阴道浸润癌应常规给予体外照射，照射范围应根据病灶位置决定。若癌灶位于阴道上 1/3，体外放疗同子宫颈癌，采用盆腔四野照射，剂量为 40 ～ 50 Gy。如癌灶位于阴道中、下 1/3 段，应同时将盆腔、腹股沟区包入放射野，照射面积较一般宫颈癌常规体外放疗的放射野为大，肿瘤放射剂量 40 ～ 50 Gy/5 ～ 6 周。

（2）手术治疗：手术治疗主要适用于原位癌及较早期的病例（Ⅰ、Ⅱ期）和部分Ⅳ期仅累及膀胱或直肠的病例。手术切除范围应根据病灶的位置及浸润的深度而定。对位于阴道上 1/3 处的原位癌，可行单纯子宫切除加阴道上段切除。阴道中、下段原位癌因手术损伤大，不宜采用手术治疗，可选用放疗。对于Ⅰ期及Ⅱ期病例，病灶位于阴道上 1/3 者，可按宫颈癌根治术式行广泛性伞子宫切除和阴道上 2/5 切除术及盆腔淋巴结清扫术。病灶位于阴道下 1/3 者，可做外阴广泛切除及阴道下 1/3 切除，必要时同时做盆髂淋巴结及腹股沟淋巴结清扫术。对于病灶位于阴道中 1/3 者，可行全阴道切除术、广泛性全子宫切除术及盆腔淋巴结清扫术，因手术创伤大，要选择合适的病例施行此手术。对于部分Ⅳ期仅累及膀胱或直肠、患者年轻、体质好，可行盆腔内脏清除术。即在阴道手术同时切除受累膀胱、直肠，行结肠造瘘或尿路改道。关于盆腔内脏清除术是否可改善患者的生存率，国内外有争论，多因手术范围太大，患者生存质量低，而不被患者所接受。

（3）化疗：可作为辅助治疗手段。常用的化疗药物有顺铂、平阳霉素、阿霉素、环磷酰胺、长春新碱等。化疗可以静脉给药，也可行动脉灌注治疗，以盆腔动脉灌注化疗为好，可与手术或放疗联合使用。

（4）综合治疗及治疗方法的选择：阴道癌的主要治疗方法有放疗及手术，如何选择治疗方法及两者联合应用，可参考以下意见：①病灶位于阴道上 1/3 者：早期可行手术治疗，即行广泛性全子宫切除加盆腔淋巴结清扫术，加部分阴道切除术，术后根据情况决定是否行体外放疗。晚期行放射治疗（包括腔内及体外照射）或先行化疗再行放疗。②病灶位于中 1/3 者：以放疗为主，如病灶较小，肿瘤直径小于 2 cm 时，可行组织间插植放疗。如患者年轻，一般情况好，也可行全阴道切除术。对病灶较大者，可先行体外放疗，待病灶缩小后行腔内放疗，也可先行化疗后再行放疗。③病灶位于下 1/3 者：以手术治疗为主，对病灶较大者，可先行体外放疗，待肿瘤缩小后，行阴道腔内放疗或手术切除。

（十）预后

阴道癌总的 5 年生存率为 50%。阴道癌的预后与分期、原发部位及治疗方法有关。Ⅰ期 5 年生存率为 85%，Ⅱ期 55% ～ 65%，Ⅲ期 30% ～ 35%，Ⅳ期 5% ～ 10%。病灶在后穹隆部位，因较少累及邻近脏器及盆腔淋巴结，预后相对较好，而位于阴道下 1/3 的肿瘤，则容易侵犯邻近器官，且易有盆腔及腹股沟淋巴结转移，5 年生存率很低。总之，阴道癌的预后较宫颈癌、宫体癌为差，因此，临床应注意在防癌普查时，同时注意阴道有无异常，以便早期发现阴道癌，及时治疗，改善预后。

二、阴道透明细胞腺癌

（一）概述

原发阴道透明细胞腺癌是一种极少见的阴道恶性肿瘤，可发生于幼女、年轻妇女及老年妇女，但多见于年轻妇女。其组织来源为残留的中肾管、副中肾管或异位的子宫内膜。其发病原因可能与胚胎发育期母亲服用 DES 导致阴道腺病，进而恶变形成阴道透明细胞腺癌。但也有少部分患者并无 DES 接触史，其病因不明。

（二）病理检查

1. 大体病理

肿瘤可呈结节状、息肉状或扁平斑，质地硬脆，可伴有溃疡，肿瘤大小不等，小者仅 1 mm，大者可达 10 cm。

2. 显微镜检查

镜下见癌细胞胞质透明，核呈鞋钉状，细胞结构可呈管囊型、实片型、乳头型、子宫内膜样型等。

（三）转移途径及分期

同阴道鳞状细胞癌。

（四）诊断要点

1. 病史

胚胎期母亲服用 DES 史。

2. 发病年龄

本病发病多在 20 岁左右。

3. 症状

本病可表现为阴道出血和阴道排液。

4. 体征

妇科检查见病变多位于阴道前壁上 1/3，大小不一，肿瘤一般比较表浅，呈息肉状、结节状、扁平斑，表面可有溃疡形成，质硬。

5. 辅助检查

（1）阴道脱落细胞学检查：可发现异常细胞。

（2）阴道镜检查：可明确病变累及阴道的范围，协助选取活检部位。

（3）活组织检查：是确诊方法。

（五）鉴别诊断

本病需与阴道腺病及其他阴道恶性肿瘤鉴别，活体组织检查为最后确诊的方法。

（六）治疗

1. 手术治疗

用于早期（Ⅰ、Ⅱ期）病例，病灶位于阴道上 1/3，可行广泛性子宫切除、阴道上段切除术及盆腔淋巴结清扫术；如病变侵犯阴道下 2/3，除行广泛性伞子宫切除术、盆腔淋巴结清扫术外，应行全阴道切除术。

2. 放射治疗

Ⅱ期及Ⅱ期以上的病例可行放射治疗，放射治疗可参照阴道鳞状细胞癌。

3. 化疗

常用药物有环磷酰胺、长春新碱、5-FU、甲氨蝶呤等，因例数太少，疗效不肯定。

（七）预后

预后与肿瘤期别、病灶部位、淋巴结有无转移有关。据报道，总的 5 年生存率为 80%，其中Ⅰ期为 87%，Ⅱ期为 76%，Ⅲ期为 30%，阴道上段病变较下段预后好，淋巴结有转移者预后差。

第三节　宫颈癌

宫颈癌是一种发生于宫颈上皮的恶性肿瘤。本病是全球妇女中仅次于乳腺癌的第二个常见肿瘤，在我国一直居妇科恶性肿瘤的首位。近年来由于宫颈细胞学筛查的普遍应用，使宫颈癌和癌前病变得到早期发现和治疗，宫颈癌的发病率和死亡率已有明显下降。

一、流行病学

宫颈癌好发于社会地位低下的妇女，可能与性卫生、早婚、吸烟等有关。各国妇女宫颈癌的发病率随年龄的增长而上升，40 岁后显著增加。地区差异也较明显，高发区在中南美的哥伦比亚、巴西、哥斯达黎加等国及亚洲的印度、菲律宾等。全球每年新发病例约 46.0 万，每年有 6 万左右妇女死于宫颈癌。近 30 年来，全球宫颈癌发病率与死亡率均有下降趋势。据世界卫生组织统计 28 个发展中国家的资料显示，1960—1980 年间宫颈癌的死亡率下降了 30%。上海纺织系统开展普查 20 余年，发病率下降了91.6%。北京市宫颈癌发病率由 1977 年的 41.35/10 万下降到 1989 年的 2.3/10 万。美国在 20 世纪 50 年代初每年有 6 万人死于宫颈癌，而 1995 年统计，年死亡 4 800 例。但在许多经济不发达国家，宫颈癌仍是妇女死亡的主要恶性肿瘤之一。原位癌高发年龄为 30 ~ 35 岁，浸润癌为 50 ~ 55 岁。

二、病因

宫颈癌的病因不十分清楚，据国内外资料认为宫颈癌与性生活紊乱、过早性生活、早产、密产、多产、经济状况差、种族和地理环境等因素有关。近年发现通过性交感染某些病毒如单纯疱疹病毒 II 型、人乳头状瘤病毒（HPV）、人巨细胞病毒等可能与宫颈癌发病有一定关系，感染后在多个性伴侣的刺激下患病的比例增加。分子生物学研究发现宫颈病变与 HPV 有非常密切的关系，90% 以上宫颈癌伴有高危型 HPV 感染。现已分离和鉴定出 120 多种类型的 HPV，低危型主要与良性病变有关，如湿疣，很少进展成恶性病变；高危型（HPV16，18，31，33，35，39，45，51，52，56，58）发生在 CIN 和浸润癌中，85% 以上的子宫颈癌中含有高危的 HPV 序列。在良性病变中 HPV DNA 呈游离体，在癌组织中，HPV DNA 整合到人的基因组中。

多个性伴侣或其性伴侣患阴茎癌或患前列腺癌的妇女，易患宫颈癌。

此外，子宫颈癌的高风险因素包括吸烟。研究发现，吸烟妇女宫颈黏液中存在诱变剂，有些诱变剂比血液中高几倍，吸烟者比不吸烟者子宫颈上皮中的 DNA addicts 水平高，异常巴氏涂片的妇女比正常巴氏涂片者有明显高的 DNA addicts 数，addicts 高比例的妇女可能子宫颈癌的易患性增加，提示吸烟可能与宫颈癌有关。

维生素缺乏可能在子宫颈癌中也起着一定的作用。应用维生素 A 可以防治某些癌症；维生素 A 衍生物，尤其是类维生素 A，在体内外通过抑制增殖和促进细胞的分化和成熟来调节正常上皮细胞的生长。一项前瞻性的随机研究中，应用全反式视黄酸或相似的安慰剂直接放置到子宫颈，对 CIN II 级和 CIN III 级的一组患者进行治疗，视黄酸治疗的 CIN II 级患者中，43% 获得了完全的组织学消退，而安慰剂治疗组仅 27%，提示化学预防在子宫颈病变预防中起一定的作用。

综上所述，宫颈癌发病可能是多种因素综合在一起，各因素间有无协同或对抗作用，尚待进一步研究。

三、组织病理学

（一）鳞状细胞癌

此型占 80% ~ 85%。

1. 镜下早浸癌

原位癌的基础上，镜下发现癌细胞小团似泪滴状、锯齿状穿破基膜，膨胀性间质浸润。镜下早浸癌的标准参见临床分期。

2. 宫颈浸润癌

宫颈浸润癌指癌灶浸润间质的范围已超出可测量的早期浸润癌，呈网状或团块状融合浸润间质。根据细胞分化程度分 3 级：I 级：高度分化，细胞分化较好，癌巢中有多数角化现象，可见癌珠，核分裂相小于 2 个 / 高倍视野，即角化性大细胞型。II 级：中度分化，达宫颈上皮中层细胞的分化程度，细胞大小不一，癌巢中无明显角化现象，核分裂相 2 ~ 4 个 / 高倍视野，即非角化性大细胞型。III 级：低度分化，多为未分化的小细胞（相当于宫颈上皮底层细胞），核分裂相大于 4 个 / 高倍视野，即小细胞型。

（二）腺癌

腺癌占 15% ~ 20%。显微镜检有下列两型。

1. 黏液腺癌

本型最常见，来源于宫颈黏膜柱状黏液细胞，镜下见腺体结构，腺腔内有乳头状突起，腺上皮增生为多层，细胞低矮，异型性明显，见核分裂相，细胞内含黏液。

2. 恶性腺瘤

又称微偏腺癌，属高分化宫颈管黏膜腺癌。肿瘤细胞貌似良性，腺体由柱状上皮覆盖，细胞无异型性，表皮为正常宫颈管黏膜腺体，腺体多，大小不一，形态多样，常含点状突起，浸润宫颈深层，常伴有淋巴结转移。

（三）鳞腺癌

鳞腺癌来源于宫颈黏膜柱状下细胞，占 3% ~ 5%，同时含腺癌和鳞癌两种成分，是储备细胞同时向腺细胞和鳞状细胞分化发展而成。两种上皮性癌在同一部位紧密结合，有时可见从一种上皮癌过渡到另一种癌。

四、临床诊断

根据病史和临床表现，尤其有接触性出血者，应想到宫颈癌的可能，需做详细的全身检查及妇科检查，并采用必要的辅助检查。

（一）临床表现

早期宫颈癌的首发症状为稀薄、水样、血性白带，常不被患者重视，典型症状为不规则无痛性阴道流血，性交后点滴出血，阴道排液。随着肿瘤的增大，出血量逐渐增多，出血时间延长。绝经后妇女出血往往就诊较早。晚期有盆腔和腰骶部痛，常伴有下肢后部的放射性痛。如有膀胱或直肠受侵犯，出现尿痛、血尿、便血或顽固性便秘。原发病灶发展至晚期或出现复发时可发生远处转移以及因盆壁广泛受侵引起一侧或双侧下肢持续水肿。如出现肠道和尿道症状，意味着疾病已进入晚期或进展期。

（二）临床体征

宫颈癌的肉眼表现因肿瘤局部浸润情况和生长方式不同而各异。早期宫颈可无异常表现，但涂片可发现肿瘤细胞，也可以部分或全部被外生型或火山口样的肿瘤所代替。三合诊检查可以了解有无宫旁浸润，浸润达盆壁时形成冰冻骨盆。

1. 外生型

外生型最常见。病灶向外生长，状如菜花又称菜花型。组织脆，初起为息肉样或乳头状隆起，继而发展为向阴道内突出的菜花状赘生物，触之易出血。

2. 内生型

癌灶向宫颈深部组织浸润，使宫颈膨大并侵犯子宫峡部。宫颈肥大而硬，表面光滑或仅见轻度糜烂，整个宫颈膨大如桶状。

3. 溃疡型

上述两型癌灶继续发展，癌组织坏死脱落形成凹陷性溃疡或空洞样形如火山口。

4. 颈管型

癌灶发生在宫颈外口内，隐蔽在宫颈管，侵入宫颈及子宫峡部供血层以及转移到盆壁的淋巴结。不同于内生型，后者是由特殊的浸润性生长扩散到宫颈管。

（三）放射影像检查

影像学检查的主要目的是显示肿瘤的侵及范围和确定有无转移，以利分期和治疗。临床上以超声为首选，其次为 MRI。

1. CT 检查

CT 检查表现为宫颈增大（>3 cm），变形隆起，肿瘤中心坏死并出现软组织肿块，呈中等密度。晚期可侵犯宫旁组织，并可累及膀胱和直肠，增强扫描肿块多呈不规则强化。同时，盆腔内可出现淋巴结转移。CT 很少能直接显示肿瘤，因此对肿瘤大小或肿瘤对基质侵犯深度的诊断无助。CT 的作用在于鉴别肿物是否向子宫外浸润，发现盆腔淋巴结的转移及对肿瘤术后复发的追踪观察，诊断肿物侵犯邻近器官时需谨慎，要确实观察到直肠膀胱壁受侵或盆壁软组织不对称才能做出诊断，单纯依靠脂肪层消失作为诊断依据有一定的假阳性；淋巴结增大亦只是形态学诊断，而不能完全代表病理学诊断，CT 诊断宫颈癌淋巴结转移的灵敏度为 70% ~ 80%。假阴性 30%，假阳性 22%，因此 CT 扫描阴性不能排除盆腔淋巴结转移。

2. MRI 检查

MRI 检查表现为宫颈增大，其正常解剖层次模糊、中断，常有信号异常。宫颈软组织肿块在 T_2WI 上多较正常宫颈信号高，但较宫内膜及宫内分泌液信号低。在 T_1WI 肿块呈稍低或等信号，增强扫描时，肿瘤呈不规则或均匀强化，同时，MRI 很容易诊断肿块是否合并有坏死和出血。和 CT 一样，当肿块向宫旁或盆内其他脏器浸润时，可表现局部脏器壁增厚，脂肪界面消失，甚至见到不规则肿块影。但 CT 对宫颈外浸润多依据其形态学的改变，而 MRI 除此之外，尚可显示肿瘤内生长情况，并能分辨出器官的解剖层次，因此在术前分期方面优于 CT。在低信号的宫颈肌层内 T_2 呈现异常高信号肿块，并根据肿物周围是否有完整的肌层包绕判断宫颈癌的分期。高信号的肿瘤组织对宫旁包绕提示已进入 ⅡB 期。在 MRI 图像上复发肿瘤表现为不规则的高信号，横断及矢状面图像有助于肿瘤的显示，注射造影剂后肿瘤有不同程度的增强。

3. 淋巴造影

淋巴造影是宫颈癌术前常用的检查，一般认为淋巴造影对宫颈癌淋巴结转移的诊断准确率为 85%。

（四）超声影像检查

超声难以发现早期宫颈癌，但超声检查尤其是阴道超声可识别进展期的宫颈癌，在超声图像中表现为宫颈增大，可见低回声包块，边界不清。宫颈癌宫旁浸润的超声表现为：宫颈正常外形消失或变得不规则；盆壁受累时表现为宫旁出现低回声包块，包块与盆壁粘连；膀胱受浸润表现为宫颈与膀胱之间的脂肪层消失，二者紧密粘连；部分患者可见到转移的淋巴结。同时超声检查还可发现有无宫腔积液和肾积水等并发症。

（五）宫颈癌早期诊断的主要辅助检查

1. 宫颈刮片细胞学检查

用于宫颈癌筛查的主要方法，应在宫颈移行带区取材。临床宫颈细胞学诊断的报告方式主要为巴氏五级分类法和 TBS 系统分类。TBS 系统是近年来提出的描述性细胞病理学诊断的报告方式。巴氏Ⅲ级及以上，TSB 分类中有上皮细胞异常时，应重复刮片并行阴道镜下宫颈活组织检查。

2. 碘试验

碘试验是将碘溶液涂子宫颈和阴道壁，观察其着色情况。正常宫颈阴道部和阴道鳞状上皮含糖原丰富，被碘溶液染为棕色或深褐色。若不染色为阳性，说明鳞状上皮不含糖原。瘢痕、囊肿、宫颈炎或宫颈癌等鳞状上皮不含或缺乏糖原，均不染色，故本试验对癌无特异性。碘试验主要识别宫颈病变危险区，以便确定活检取材部位，提高诊断率。

3. 阴道镜检查

宫颈刮片细胞学检查Ⅲ级或Ⅲ级以上，TBS 法鳞状上皮内病变，应在阴道镜检查下观察宫颈表面病变状况，并选择病变部位进行活组织检查，以提高诊断正确率。

4. 宫颈和宫颈管活组织检查

本检查是确诊宫颈癌最可靠和不可缺少的方法。选择宫颈鳞—柱交接部的 3、6、9、12 点处取 4 点组织做活检，或在碘试验、阴道镜观察到的可疑部位取活组织做病理检查，所取组织

应包含上皮及间质。若宫颈刮片为Ⅲ级或Ⅲ级以上涂片或 TBS 法鳞状上皮内病变，宫颈活检阴性

时，应用小刮匙搔刮宫颈管，刮出物送病理检查。

5. 宫颈锥切术或宫颈电圈刀切除术（Leep 刀）

当宫颈刮片多次检查为阳性，而宫颈活检为阴性；或活检为原位癌，但不能排除浸润癌时，均应做宫颈锥切术或 Leep 刀，并将切下的宫颈组织分成 12 块，每块做 2 ~ 3 张切片检查以确诊。

（六）实验室检查

鳞状上皮细胞癌抗原（SCC-Ag）：它是从宫颈鳞状上皮细胞癌的肝脏转移灶中提取并分离到的分子质量为 4 5000 的关联抗原，是临床上用来检测宫颈癌的一种较好指标。SCC-Ag 作为鳞癌细胞产生的一种特异抗原，与宫颈鳞癌发生发展有一定关系。

五、TNM 分期与临床分期

FIGO 分期与 TNM 分类见表 3-1。

表 3-1　FIGO 分期与 TNM 分类

TNM 分类		FIGO 分期
T_1		无法评估原发肿瘤
T_0		无原发肿瘤
T_{is}	0	原位癌（浸润前癌）
T_1	I	局限于子宫的宫颈癌（不论是否到宫体）
T_{1a}	I A	显微镜诊断的微小浸润癌。所有内眼可见病变即是表面浸润也是 I B/T_1b
T_{1a1}	I A1	间质浸润深度 ≤ 3.0 mm，宽度 ≤ 7.0 mm
T_{1a2}	I A2	间质浸润深度 > 3.0 mm 至 ≤ 5.0 mm，宽度 ≤ 7.0 mm
T_{1b}	I B	肉眼可见病灶局限子宫颈，或镜下病变 > I A2
T_{1b1}	I B1	临床可见病变最大直径 ≤ 4 cm
T_{1b2}	I B2	临床可见病变最大直径 > 4 cm
T_2	II	肿瘤浸润超出子宫但未达盆壁或阴道下 1/3
T_{2a}	II A	无宫旁浸润
T_{2b}	II B	宫旁浸润
T_3	III	肿瘤扩展至盆壁和 / 或阴道下 1/3 和 / 或肾积水或无功能肾肿瘤扩散至阴道下 1/3，未扩展至盆壁
T_{3a}	III A	肿瘤扩展至盆壁和 / 或肾积水或无功能肾
T_{3b}	III B	肿瘤浸润至膀胱或直肠黏膜和 / 或超过真骨盆
T_4	IV A	远处转移
M_1	IV B	

注：浸润深度不超过 5 mm 是指从肿瘤起源的表面或腺体上皮的基底部算起；浸润深度是从离表面上皮乳头最近的上皮间质结合处至浸润最深点的距离。血管淋巴间隙的浸润不影响分期。

六、治疗

（一）手术治疗

1. 手术治疗适应证

I A ~ II A 期患者，无严重内外科并发症，无手术禁忌证，年龄最好在 70 岁以下，全身情况能耐受手术；肥胖患者根据术者经验及麻醉条件而定。

2. 手术方法

（1）I A1 期：选用全子宫切除术，卵巢正常者应予保留；对要求保留生育功能者，可行宫颈锥切术。

（2）I A2 ~ II A 期：子宫颈癌灶 < 4 cm，能承担并愿意接受手术治疗者，选用广泛性子宫切除术及盆腔淋巴结清扫术，卵巢正常者应予保留。本类型手术为子宫润浸润癌手术治疗的基本术式，游离组

织时必须打开膀胱侧窝与直肠侧窝，在近骨盆壁切断连接子宫的各组韧带，阴道应切 3 ~ 4 cm。因为切除的组织与重要脏器如肠管、膀胱、输尿管和盆腔大血管非常接近，手术比较复杂，原则是尽可能多的切除可能被侵犯的盆腔组织而不损伤膀胱、直肠和输尿管。

（3）保留生育功能的广泛性宫颈切除术，主要适应证：①强烈要求保留生育能力。②没有其他生育能力受损的临床证据。③ⅠA ~ ⅠB 期，肿瘤直径 < 2 cm。④无明显宫旁或宫体旁扩散。⑤局限子宫颈外口。⑥无明显淋巴转移。⑦宫颈腺癌应慎重。要点是解剖膀胱侧窝，暴露和寻找输尿管，处理子宫动脉下行支以及夹切宫旁组织和主韧带。施行本式式必须有腹腔镜手术、阴道手术及宫颈内口环扎术的丰富经验，暴露膀胱子宫间隙时勿突破膀胱子宫反折进入腹腔，尽量避免损伤输尿管。

（二）放射治疗

放疗用于宫颈癌治疗的优点是适应证广，疗效好，除严重肝肾功能、造血功能障碍外，各期均可使用，宫颈癌合并卵巢肿瘤者，应先切除卵巢肿瘤后再行放疗。即使有病例得不到根治疗效，也能获得满意的姑息效果，症状得以改善，生命得以延长。

宫颈癌的放射治疗由肿瘤原发区及盆腔转移区两部分组成。肿瘤原发区的治疗，目前仍以腔内照射为主，其照射有效范围包括宫颈、阴道、宫体及宫旁三角区。盆腔转移区的治疗，目前仍以体外照射为主，其照射有效范围包括宫旁组织（子宫旁、宫颈旁及阴道旁组织）、盆壁组织及盆腔淋巴区。腔内照射与体外照射相互配合，在盆腔范围内形成一个以宫颈为中心的有效放射区。在精心处理的基础上，正确地运用个别对待的治疗原则，以达到消灭癌组织，最大限度地保护正常组织和器官。

1. 根治性放疗

根治性放疗以体外照射和腔内照射相结合。

（1）体外放疗：除宫颈原位癌、ⅠA 期可以单纯腔内放疗外，其他各期均应配合体外照射。照射范围包括宫旁组织（子宫旁、宫颈旁及阴道旁组织）、盆壁组织及盆腔淋巴结。设计照射野的原则是增加肿瘤组织剂量、减少体积量、提高疗效和降低并发症。照射野包括髂总淋巴区以下的盆腔淋巴区及盆腔组织。照射野上缘在髂峰水平（L4、L5 椎体间），下界在耻骨联合上缘下 4 ~ 5 cm（或闭孔下缘），两侧界在股骨头内 1/3 处。全盆外照射，每周 5 次，每次 1.8 ~ 2 Gy，

DT20 ~ 30 Gy 后，分四野（或前后大野挡中线 4 cm）照射 DT 20 ~ 25 Gy，同时加腔内放疗，使 B 点总量达 40 ~ 55 Gy 如期别较晚，可予姑息放疗，全盆大野照射 DT 50 ~ 55 Gy，视情况再补腔内放疗；也可按分期决定外照射剂量：Ⅰ期 DT 35 ~ 40 Gy，Ⅱ期 DT 40 ~ 40 Gy、Ⅲ ~ Ⅳ期大野照射 DT 45 ~ 55 Gy。

（2）腔内放疗：对肿瘤原发区形成以宫颈为中心的放射区，一般在外照射 DT 20 ~ 25 Gy 后开始。中国医学科学院肿瘤医院研制的北京Ⅰ型铱-192 后装腔内治疗机是每周照 1 次。每次"A"点剂量为 700 cGy，一般照射 6 次左右，A 点总量 4200 cGy 左右 /5 周。宫腔与阴道量之比为 1：1 ~ 1.5：1。几年的实践证明，北京Ⅰ型铱-192 后装腔内治疗机完全能适应宫颈局部复杂的病变需要，且取得了满意的效果。A 点单次剂量 5 ~ 7 Gy，每周 1 次；总剂量取决于肿瘤大小、临床期别和外照射剂量。若肿瘤体积较大，应增加宫颈局部剂量；若宫旁浸润或阴道狭窄者，可增加全盆照射剂量、相应减少腔内放疗量。腔内放疗一般 A 点量为 20 ~ 40 Gy/4 ~ 7 次，若单次量过大，后期肠道并发症较重，如放射性直肠炎。

A 点：在子宫口水平上方 2 cm、子宫中轴旁开 2 cm，相当于输尿管与子宫动静脉交叉处。理论上的 A 点与实际 A 点相差较大，在很多情况下并不适用，如当肿瘤累及阴道、穹隆消失、宫颈空洞和外生肿瘤；另外，肿瘤生长是非对称性的，子宫的位置也并非正好居中以及肿瘤体积差异等，故在治疗中不能单一强调 A 点剂量，要结合临床肿瘤生物效应来调整。一般根治放疗宫颈癌，A 点剂量来自腔内大约 2/3、体外 1/3。

B 点：A 点旁开 3 cm。相当于闭孔淋巴结的位置。剂量来自体外 2/3、腔内 1/3。腔内放疗的准备及注意事项：每次治疗前均应做阴道视诊或盆腔检查。每次检查均应详细记录并绘图示意。拟定治疗计划、治疗前备皮，灌肠（高剂量率后装治疗可不灌肠）。冲洗阴道，并做好解释工作。手术者要复习病

历及检查记录。了解病情需要。操作时要保持无菌技术，动作要轻巧。根据宫腔深度、肿瘤范围、阴道宽窄及病情需要，决定放射容器的大小、放射源的排列、照射剂量。第 1 次腔内照射如探宫腔有困难，或目的为止血或消除肿瘤者，可以暂不上宫腔管，以免过多地触动肿瘤而引起创伤或出血。放射容器放置理想后，要切实填塞纱条固定，以防容器移位，并可加大膀胱和直肠与放射源的距离，减少直肠及膀胱的受量，但要注意在操作时防止阴道壁撕裂伤。操作完毕后手术者应认真填写记录。如有特殊情况应详细注明。治疗期间随时注意患者情况，发现问题及时处理。

2. 术前放疗

（1）优点：改善局部情况，缩小肿瘤，提高手术切除率，减少术后感染，降低癌细胞活性及术中播散；有利于肿瘤的完整切除，并可获得切除边缘最宽的无瘤边带。

（2）适应证：①ⅠB 期，宫颈有较大的外生型肿瘤。②ⅡA 期，宫颈癌累及阴道较多。③病理在Ⅲ级以上。④病理为黏液腺癌、腺鳞癌及透明细胞癌。

术前放疗主要为腔内放疗，放射剂量一般为常规全量腔内放疗的 1/3 ～ 1/2；也有少数学者给予全量腔内放疗和 / 或体外放疗剂量的 1/2（30 Gy）；手术与放疗间隔时间则依术前放疗的方式及剂量而定，一般为 2 ～ 8 周。

3. 术后放疗

适应证：①盆腔或腹主动脉旁淋巴结转移。②血管淋巴管有癌栓及手术切缘有残存癌。③有下述不良预后因素者，无论期别多早，也需术后放疗：肿瘤巨大、隐匿性宫旁浸润、宫颈间质浸润达肌层外 1/3 者、淋巴管血管间隙受累、腺癌、癌细胞分化不良。

术后放疗多以体外照射为主，阴道残端有癌者可给予腔内放疗。一般在手术后 1 个月内进行，剂量为 DT 40 ～ 50 Gy（根据术前是否行腔内放疗决定是否遮挡盆腔中部）；阴道腔内放疗表面剂量要视患者具体情况而定，通常为 30 ～ 50 Gy；若不给体外照射，则可单纯腔内放疗 70 Gy 以下。

4. 放疗并发症

由于放射源种类、照射体积、单次剂量、总剂量、疗程及精心处理以及各人对放射线敏感性等因素的差异，放射治疗并发症发生的概率和程度也不尽相同。除放射治疗常见的胃肠道症状和血常规改变等一般反应外，还可有下列放射治疗并发症。

（1）早期并发症：包括治疗中及治疗后不久发生的并发症。①感染：宫颈癌经常合并局部感染，也有部分患者合并有盆腔感染或宫腔积脓。在放射治疗特别是腔内放疗时发作，也可以由于腔内放疗或其他原因引起新的感染。感染对疗效有明显影响，因此，必须积极预防和治疗感染。除肿瘤不控制，感染也不能控制的病例外，一般均应在感染控制后再行腔内放疗治疗。②阴道炎：放射治疗中可以引起阴道物理性炎症，也可以合并阴道感染。表现为充血、水肿、疼痛及阴道分泌物增多。在此期间应加强阴道冲洗，必要时应用抗生素控制感染。③外阴炎：外阴是较潮湿的部位之一，由于宫颈癌阴道排物对外阴的刺激以及当体外照射野较低时，较易出现不同程度的外阴反应。表现为局部充血、肿胀、疼痛甚至出现溃疡、感染。出现上述反应后应保持局部干燥，保护创面，促进愈合。如在治疗期间出现的，则在不影响治疗情况下，适当提高体外照射野的位置，以减少对外阴部照射，利于恢复。④直肠反应：是宫颈癌放射治疗较常见的早期并发症。表现为里急后重，大便疼痛，甚至有黏液便等。直肠镜检查可见宫颈水平附近的直肠前壁黏膜充血、水肿。有直肠反应者，应减少对直肠的刺激，避免便秘，保证供应充足的营养和水分，预防感染。直肠反应在治疗期间发生者较少，如出现，必要时可修改照射计划或暂停放射治疗，积极处理，待症状好转后再恢复治疗。⑤机械性损伤：宫颈癌肿瘤体积较大或癌肿溃疡较深时，宫口常显示不清，在这种情况下进行宫腔操作，特别是在探宫腔时不慎，可引起子宫穿孔。如操作时发现患者突然下腹剧痛或宫腔已超过正常深度而仍无触及宫底感觉时，应考虑为子宫穿孔。这时要立即停止操作，严禁反复试探。给以预防感染措施，严密观察病情变化。宫颈癌患者阴道狭窄或弹性不佳者，在阴道内操作时，阴道容器过大，动作粗暴，均可能造成阴道裂伤。在治疗中出现裂伤，则应中止治疗，充分冲洗阴道，局部用消炎药物，避免感染，促进愈合。如裂伤较深或有活动出血，应及时缝合。

（2）晚期并发症：①皮肤及皮下组织的改变：宫颈癌体外照射首先影响的就是皮肤及皮下组织。由于放射物理条件、照射面积、时间剂量及个体差异等因素的不同，并发症的程度亦各异。皮肤及皮下组织的并发症出现的较晚，表现为照射区皮肤，特别是皮下组织，甚至肌肉纤维化、挛缩，进而缺血、坏疽可引起放射性溃疡，但少见。如果发生则治疗极其困难，重要的在于预防，要选择合适的放射工具，正确掌握时间剂量因素，照射范围要适当，在照射一定剂量后要根据肿瘤消退情况缩小照射野，避免放射野重叠形成超量区，注意保护照射区皮肤，避免外伤及刺激。②生殖器官的改变：宫颈癌的放射治疗，主要影响的部位是生殖器官，最多见的是放射治疗后的组织纤维化。表现为阴道弹性消失，阴道变窄，宫颈及宫体萎缩变小。卵巢纤维化则功能消失而出现绝经期症状。盆腔组织纤维化严重者，可引起循环障碍及压迫神经而引起水肿及疼痛。如局部出现超量区可形成放射性溃疡，溃疡发生在宫腔而颈管又引流不畅，则可引起宫腔积液，合并感染则形成宫腔积脓。出现宫腔积脓者，应高度警惕宫腔及颈管肿瘤复发，取内膜活检，为阴性则应进行抗感染、引流处理。③肠道的损伤：放射线对肠道的损伤与照射剂量和照射体积成正比相关。可出现肠黏膜充血，水肿，进而形成溃疡出血甚至穿孔成瘘，尤以直肠为多见。肠道纤维化可导致肠管粘连、狭窄甚至梗阻，严重者可影响肠道功能。④泌尿系统的表现：放射治疗对泌尿系统的影响主要是与宫颈前方紧密相依的膀胱和与宫颈两侧相邻的输尿管。最多见的是放射性膀胱炎，主要症状为尿血，膀胱镜检查可见膀胱黏膜水肿，毛细血管扩张，严重者可形成溃疡，发展成瘘者罕见。放射性膀胱炎比放射性直肠炎出现为迟，74.4% 的患者在放射治疗后 1 ～ 6 年出现，9 年以后出现者占 13%。持续时间亦较放射性直肠炎为长，它可长期反复发作，绝大部分在四年内恢复。放射性膀胱炎出现则给予止血，预防感染。输尿管由于宫旁组织纤维化的压迫及其自身的改变，可形成输尿管梗阻而引起肾盂积水，其发生率约为 1.8%。⑤对骨骼的影响：宫颈癌放射治疗对骨骼的影响主要是在体外照射区域内的骨盆及股骨上段部分。过去体外照射用低能射线时可见放射性骨炎，严重时可致股骨头坏死或股骨颈骨折等。体外照射改用高能射线后，基本上不存在严重的骨损伤。⑥放射致癌：是指发生在原放射区域内，经组织学证实，有相当长的潜伏期，并能排除复发或转移的恶性肿瘤，是放射治疗晚期严重并发症，其中子宫体恶性肿瘤最多，其次为直肠腺癌，还有膀胱癌、卵巢癌、外阴癌，软组织纤维肉瘤及骨肉瘤。其平均潜伏期为 14 年。宫颈癌放射治疗后应终身定期随诊检查，如发现有阴道出血、异常排物、血尿、黏液血便及发现肿物等或在检查时发现子宫增大及其他异常情况时，应想到放射癌的可能，应进一步检查确诊。确诊后要尽快治疗，考虑放射癌对放射线的敏感性和其周围正常组织器官对再次放疗的耐受性，所以应首选非放射疗法，如适合再放射治疗者，应采取措施提高放射敏感性，保护正常组织和器官。如能早期发现、早期治疗，其预后并不是很悲观的。

5. 宫颈癌放疗注意事项

（1）自放疗始最好每日或隔日冲洗阴道，用温开水或 1 ：5 000 的呋喃西林液，直至放疗后半年以上，可改为每周冲洗 2 ～ 3 次，坚持 2 ～ 3 年。其目的是减少感染、促进上皮愈合和避免阴道粘连。

（2）放疗期间要注意血常规变化和消化道反应，给予及时对症处理；大便次数增多，可根据个人耐受程度而适当休息或药物辅助治疗。

（3）随诊时间：治疗结束后 1 个月行第 1 次随诊检查，包括宫颈刮片，常规妇科检查，腹部、盆腔及妇科 B 超，根据情况决定是否补腔内放疗；第 2 次随诊在放疗后 2 个月，以后可根据情况 3 ～ 6 个月随诊 1 次；两年以上可 6 个月到 1 年随诊 1 次。

（三）化学治疗

宫颈癌化疗的适应证：①晚期或复发转移的患者。②局部巨大肿瘤的术前化疗。③中、晚期宫颈癌配合放疗增敏。

常用的有效药物有顺铂、卡铂、环磷酰胺、异环磷酰胺、氟尿嘧啶、博来霉素、丝裂霉素、长春新碱等，以顺铂疗效较好。一般采用联合化疗。治疗鳞癌的方案有 PVB 方案（顺铂、长春新碱与博来霉素）与 BIP 方案（博来霉素、异环磷酰胺与顺铂）。治疗腺癌的方案有 PM 方案（顺铂与丝裂霉素）与 FIP（氟尿嘧啶、异环磷酰胺与顺铂）。近年来，出现了一些新的化疗方案，如 PAM（DDP，MMC），TP（泰素、DDP），TIP（泰素、异环磷酰胺、DDP）等。

1. BIP 方案

BLM 30 mg，静脉滴注，第 1 日。

IF 1.5 mg/m²，静脉滴注，第 1 ～ 5 日（美司钠解毒）。

DDP 50 mg/m²，静脉滴注（先水化），第 1 日。

每 3 周重复。

2. PVB 方案

DDP 50 mg/m²，静脉滴注，第 1 日。

VCR 2 mg，静脉注射，第 1 日。

BLM 15 mg/m²，静脉滴注，第 1 ～ 5 日。

每 3 周重复。

3. BLM + MMC 顺序化疗

BLM 10 mg，静脉滴注，第 1 ～ 7 日。

MMC 6 ～ 10 mg/m²，静脉注射，第 8 日。

每 4 周重复。

4. BOMP 方案

BLM 30 mg，静脉滴注，第 1 ～ 4 日，只用第 1、2 疗程。

VCR 1 mg/m²，静脉注射，第 1、4 日。

MMC 10 mg/m²，静脉注射，2 日。

DDP 50 mg/m²，静脉滴注（先水化），第 1、22 日。

每 6 周重复。

5. PP 方案

PTX 130 ～ 170 mg/m²，静脉滴注，第 1 日。

DDP 60 mg/m²，静脉滴注，第 3 日。

每 3 周重复。

（四）介入治疗

1. 动脉插管化疗

近年来由于肿瘤化学治疗的进展，许多学者研究综合治疗以提高治疗效果。我国自 20 世纪 60 年代开始应用动脉插管化疗治疗中、晚期宫颈癌，有的配合放疗，有的配合手术治疗，取得了一些成功的经验。过去常用单一药物治疗如氮芥、噻替派等，近年来多选用包括顺铂及平阳霉素在内的联合化疗。动脉插管常用的动脉为腹壁下动脉、髂内动脉、子宫动脉、闭孔动脉等。一般将导管插至髂内动脉起点下 1 ～ 2 cm 或髂总动脉交叉处，后者在灌注化疗药时需暂时阻断双下肢血流。这种治疗方法既可以使盆腔肿瘤直接接受较高剂量的药物浓度，还能够降低化疗引起的全身不良反应。根据肿瘤反应情况给 1 ～ 2 个疗程。

2. 动脉栓塞治疗

动脉栓塞治疗主要用于晚期不能耐受手术的盆腔恶性肿瘤的化疗以及恶性肿瘤伴有大出血的止血治疗。介入栓塞中止肿瘤血供，致使肿瘤组织缺血坏死，肿瘤周围组织变软，局部感染减轻，使手术时肿瘤易于剥离；同时栓塞也使术中出血减少，手术野清晰，并可控制术中癌细胞的播散和转移。介入栓塞在宫颈癌大出血时同样有效。

第四章

妇科急腹症

第一节 异位妊娠

正常妊娠时受精卵着床于子宫体腔内膜生长发育，若受精卵在子宫体腔以外着床称异位妊娠（ectopic pregnancy），习称宫外孕（extrauterine pregnancy）。异位妊娠是孕产妇主要死亡原因之一，一直被视为是具有高度危险的妊娠早期并发症。

正常妊娠时，受精卵植入子宫内膜。受精卵植入宫腔外，称为宫外孕。根据不同的受精卵植入部位，输卵管妊娠最常见，占异位妊娠的90%。宫外孕是妇产科常见的急腹症之一，发病率约为1，逐年增加，是孕产妇死亡的主要原因之一，被认为是早期妊娠并发症的高危因素。

一、输卵管妊娠

（一）概述

输卵管妊娠（Fallopian pregnancy）是指输卵管部分受精卵的植入和发育，其中壶腹最常见，其次是峡部，伞部、间质妊娠更加少见。

（二）病因

正常情况下，受精卵在输卵管壶腹内受精，受精卵在输卵管内缓慢移动，进入子宫腔时间为3到4天，只有影响受精卵生长发育，都有异位妊娠的可能性。

1. 异常输卵管

包括结构和功能异常，是异位妊娠的主要原因。

（1）慢性输卵管炎：粘连引起输卵管管腔轻重不一的狭窄，似通而非通的状态，严重阻碍受精卵的通畅运行。

（2）输卵管发育异常：影响受精卵运送过程及着床。

（3）输卵管手术：输卵管的各类手术大都可以引起输卵管妊娠。

（4）输卵管周围疾病：可引起输卵管周围较严重的粘连、与其相关的内分泌及免疫失常、输卵管痉挛蠕动异常。

2. 受精卵游走

卵子在输卵管一侧受精，形成受精卵，经子宫腔进入输卵管的另一侧。因此，常在输卵管的另一侧植入致输卵管妊娠的形成。

3. 避孕失败

（1）宫内节育器：此物可增加输卵管妊娠的可能。

（2）口服避孕药：不论低剂量还是大剂量雌激素避孕，如果避孕失败，都可能引起输卵管妊娠。

4. 辅助生育技术

人工授精、促排卵药物、胚胎移植等技术使用后，都可能引起输卵管妊娠。

5. 其他

如前所述的内分泌失调，少数可有的精神紧张、烟等也有可能引起输卵管妊娠。

（三）病理

1. 输卵管怀孕流产

受精卵逐渐向腔内突出，主要由蜕膜发育不良组织形成的包膜不能承受胚的膨胀张力，胚胎和绒毛从管壁的附着处分离，并落入腔内。由于接近伞的末端，通过反向蠕动进入腹腔，即输卵管完全流产，往往出血不多。如果受精卵仅部分剥离，部分绒毛留在腔内，形成不完全输卵管流产。

2. 输卵管怀孕破裂

输卵管峡部怀孕多见，间质性妊娠少见。输卵管峡部因粘连狭窄，所以发病早，大多数在妊娠 6 周上下。绒毛侵蚀输卵管并破壁，使胚胎穿过裂缝。输卵管肌层富含血管。因此，输卵管妊娠破裂内出血比输卵管妊娠流产更加严重，可引起休克。反复出血在盆腔和腹腔形成较大的血肿。输卵管间质肌组织较厚，输卵管破裂仅发生在妊娠 12 ~ 16 周，有大量血管。一旦破裂出血非常严重，就有可能会危及生命。

在流产或输卵管妊娠破裂患者中，有部分未能及时治疗，则出现反复腹腔出血，血肿形成，随即胚胎死亡，内出血停下，血肿会变硬，血肿与周围组织粘连。

（四）临床表现

输卵管怀孕的临床表现与发病位置、是否流产或者破裂、病程长短相关。非常典型的临床表现有三个方面，分别是：停经、腹痛、阴道出血。

1. 症状

（1）停经：除了输卵管间质妊娠停经时间很长外，大部分为绝经后平均 7 周。少数患者仅延迟月经数天，有一部分患者没有十分明显的停经史，异位妊娠期间发生不规则阴道出血被当作月经。

（2）腹痛：95% 以上患者以腹痛为主诉就诊。输卵管妊娠在流产未发生前，或因胚胎发育导致输卵管扩张，导致一侧腹部疼痛。当输卵管妊娠流产或破裂时，突然下腹部撕裂疼痛，常伴有胃肠道反应。常有内出血累及直肠，使后者产生肛门坠胀感并随时加重。随着疾病的演变，疼痛可延伸到整个下腹部，可有肩部放射痛。

（3）阴道流血：多为不规则滴血，极少部分的患者阴道出血较多。出血可发生在腹痛前后。HCG 降低是由于胚胎受损或死亡，卵巢黄体分泌的较多激素难以维持蜕膜生长，导致出血脱落。通常异位妊娠病灶摘除后即可停止。

（4）晕厥与休克：其发生与内出血的速度和量有关。出血与症状及其严重程度呈正相关。由于突发性内出血和严重腹痛，患者经常出现失血症状，如面色苍白，四肢发冷，诊断和治疗如果不及时则会死亡。

2. 体征

（1）一般情况：出血少有呈贫血貌。出血多时脉速，进而血压降低。体温可一般正常，但如果出现休克患者体温会降低。假如要是伴有感染，体温可会上升。

（2）腹部检查：腹部内出血，视诊时多见腹部膨隆。触诊多有腹膜炎体征。腹部叩诊可有移动性浊音。

（3）盆腔检查：阴道可有少量血从子宫腔流出，停经时间在子宫内出血时不发生变软，但增加不明显，有的患者可触摸输卵管肿胀，伴有轻度压痛。一旦发生内出血，宫颈有明显的举升或摇摆疼痛，这是输卵管妊娠的主要征象之一，是由腹膜刺激加重引起的。长期内出血后穹隆完全压痛，子宫有漂浮感。血肿位于子宫后侧或直肠，其大小、形状、质地常发生变化，边界不清。在漫长的病程中，血肿附着于周围组织形成团块，边界渐渐清楚。当肿块较大，位置较高时，小腹可感觉到压痛。

（五）诊断要点

症状不明显时容易被忽略或误诊。为了更好诊断推荐用以下辅助方法。

1. 妊娠试验

β-HCG 是妊娠诊断的重要手段。动态监测 HCG 对宫内和宫外孕的诊断和鉴别诊断具有重要价值。

正常妊娠时血清 β-HCG 的倍增在 48 h 内 > 60%，而 48 h 异位妊娠的倍增率 < 50%。放射免疫法测定血清 β-HCG，灵敏度高。本实验对保守治疗是否有更好的效果具有很好的评估。

2. 超声诊断

它作为诊断输卵管妊娠常规方法，具有以下超声像图特点：①子宫内没有怀孕囊。②子宫壁一侧边界不清，有时子宫旁包块内有怀孕包块、生殖细胞和原始血管的一直搏动。③由于子宫内存在假怀孕包块，容易误诊为宫内怀孕。

3. 阴道后穹隆穿刺术或腹腔穿刺术

这是一种最直接简单靠得住的方法，因为直肠是盆腔的最低点，所以这里可以累积少量的出血。当疑为有出血时，可以用穿刺针从阴道后穹隆抽吸隐窝。若提取液为陈旧性血或暗红色血置约 10 min，没有凝血，则确诊为内出血。但阴性穿刺不能否定输卵管怀孕的可能。如果腹部有移动的混浊，也可以进行腹部穿刺。

4. 腹腔镜检查

主要用于较早病例及较困难的患者。大量内出血或休克患者禁用。最近几年来，腹腔镜在诊治中越来越重要。

5. 子宫内膜病理检查

目前很少用，只是对于阴道出血较多的患者，用于止血。

(六) 治疗纵观

1. 众多国内外学者在 B 超、血清 β-HCG、黄体酮方面测定妊娠诊治的进展

（1）研究发现，B 超对异位妊娠的早期诊断和治疗具有较高的准确性，对治疗及其预后有着极其重要的参考价值。彩色多普勒血流显像（CDFI）不仅能给出血流的空间结构信息，而且能显示病变的本质。宫腔内没有怀孕包块是宫外孕诊断中重要的超声征象。超声是一种可靠的妊娠征象，但有必要区分宫外孕所引起的假妊娠囊：①假妊娠囊内没有胚胎，更没有胎心搏动。②假妊娠囊位于宫腔中心，类似宫腔的回声，真实孕囊位于中心位置。③假孕囊回声低为单环；真孕囊回声偏高且为双环。④ CDFI 示假孕囊内无血流信号；周边无环形滋养动脉血流信号。

Mahony 认为，当子宫内没有妊娠囊，附件区有肿块时，异位妊娠更有可能发生在附件区，根据其症状的严重程度，妊娠结局可分为四种类型。①未破裂型：附件区可见孕囊环形高回声，是小液体暗区，附件区为低回声肿块，肿块中心为囊性无回声区（妊娠囊型）。②流产型：子宫附近可见不规则小肿块，边界不清。内部肿块为非均匀高回声区和流体暗区。盆腔内有少量液体。③破裂型：宫腔内肿块大。边界不清楚，内部回声混乱，不规则肿块分散在点血流信号中，有时在滋养层周围有血流频谱，盆腔和腹腔内有大量的液体暗区。④陈旧型：子宫附近可见边界不清的不规则固体肿块，肿块内部呈中等或高回声，子宫常与肿块不明显，盆腔积液较少。

盆腔积液是宫外孕常见的 B 超表现。其表现为子宫腔内不规则的液体暗区，是由出血引起的。流体体积小，液体渗透性差。如果盆腔粘连严重，血很少流入子宫腔或阻塞，可在髂窝三角和液暗区检测到，三角形底部的肠管可随呼吸上下而移动。

（2）在正常怀孕中，HCG 和 β-HCG 的表达在受精第 6 天开始由合体滋养细胞分泌，而 HCG 的分泌在妊娠前三个月迅速增加，而 HCG 水平在妊娠第 9 ~ 13 d 明显升高。妊娠晚期，10% 的峰值维持到足月，产后 2 周内降至正常水平。

宫外孕时，其增加幅度不如正常早孕，加倍时间延长，达 3 ~ 8 d。血 β-HCG 连续测定 2 次以上。根据 β-HCG 的滴度可区分宫内孕和宫外孕。许多研究表明，如果 β-HCG 在 48 h 内增加不到 66%，则应结合临床表现高度怀疑宫外孕。血清中 β-绒毛膜促性腺激素（β-HCG）因其水平变化大，血清中的正常怀孕和宫外孕的程度有很大程度的交叉，所以通过观察其倍增时间而不是绝对值来诊断异位妊娠。单次测量得到的绝对值不显著。血 β-绒毛膜促性腺激素水平反映了滋养细胞活性的程度，其下降速率反映了药物的作用。

（3）β-HCG 能反映滋养细胞的存活情况，黄体酮能反映滋养细胞的功能，血循环中黄体酮的半衰

期 < 10 min，β–HCG 为 37 h，怀孕第 10 周黄体酮水平相对稳定，宫外孕血清黄体酮水平较低，与血 β–HCG 水平高低没有任何的关系。因此，宫外孕的诊断只需一次，而不需要动态观察。因去具有特异性高、敏感性高的优点，所以可作为宫外孕早期诊断和治疗的实验指标。特别是在末次月经未知数的情况下，其价值的测定更有意义。

有效药物治疗的宫外孕患者血清黄体酮值明显低于 β–HCG。当黄体酮值 < 1.5 ng/mL 时不再要药物或者手术治疗。黄体酮 < 5 ng/mL 作为诊断宫外孕的标准。虽然诊断特异性低，但对宫内怀孕的特异性高。

2. 没有症状的早期输卵管妊娠处理

美国妇产科医师协会（ACOG，2004 年）根据怀孕试验和 B 超检查结果，判断没有症状的早期输卵管妊娠，给出临床决策。

（1）血清 β–HCG 值 ≥ 1 500 IU/L：结合阴道 B 型超声结果分析。①宫外见孕囊、胚芽可诊断输卵管妊娠。②子宫内没有发现孕囊等、子宫附件发现包块，可诊断输卵管妊娠。③子宫内没有发现孕囊等、子宫附件发现包块，建议 3 日后再次复查血 β–HCG 及 B 超，如果子宫内没有发现孕囊，血 β–HCG 不减少，也可考虑输卵管妊娠的可能性。

（2）血清 β–HCG 值 < 1 500 IU/L：B 超没有发现子宫内与子宫旁孕囊等、没有发现宫旁包块，建议 4 天后再次复查血 β–HCG 及 B 超。①如果 β–HCG 值有不变，B 超没有发现子宫内孕囊等，即使是宫内妊娠，也没有存活可能性，则可按输卵管怀孕处理。②如果 β–HCG 值快速增加，则可用 B 超去检查是与不是。

3. 超声引导药物治疗宫外孕的进展

20 年世纪 80 年代，Feichtinger 首次报道了在超声引导下局部注射甲氨蝶呤治疗宫外孕。超声引导下宫外孕局部注射药物的目的是抑制或杀死滋养细胞，停止异位胚胎的发育，并尽量减少对正常输卵管组织结构的损害。与手术相比，患者疼痛少，成本低，组织损伤少；缺点是完全缓解需要更长的时间和更长的随访时间。与全身用药相比，不良反应小，适应证广，可使用的药物种类多。

（1）适应证范围：B 超引导下注射药物治疗宫外孕的必要条件包括：超声清晰显示宫外孕包块、孕囊或孕囊回声、未破裂宫外孕包块和不活动出血。没有绝对的禁忌。然而，影响治疗成功率的因素有，① β–HCG 值：β–HCG 值的变化幅度很大，从几百个单位到几十万个单位，但当其小于 5 000 IU/L 时，成功率被认为是较高的。②异位妊娠包块大小：一般 < 4 cm，以 3 cm 以下多见。③卵黄囊及胎心的存在与否：有待进一步研究。

（2）治疗方法：提示在阴道或腹部超声引导下，通过穿刺针将 MTX、氯化钾和高渗糖直接插入孕囊内，可注射适量药物。最常用的药物是 MTX 和氯化钾。该制剂的应用原则为最低有效剂量。生理盐水中 MTX 浓度为 25mg/mL，氯化钾浓度为 20%。β–HCG 的下降是判断疗效的基础，β–HCG 在几天内可下降又可恢复正常的为患者为治疗成功。如果降低缓慢、没有下降或升高显示治疗没有效果，可能二次局部或全身用药或者采取手术治疗。

（3）并发症及不良反应：多数研究认为无较明显的并发症和不良反应。少数患者有腹部不适、腹痛和治疗后几天。少数患者因腹部出血或治疗没有效果需要手术治疗。然而，有学者认为 15% 的患者在治疗后出现卵巢囊肿，这可能与 MTX 的注射有关。

4. 药物保守治疗异位妊娠的进展

药物保守治疗宫外孕作为一种无创伤性治疗措施，尽可能保留输卵管，为生育要求提供更多的可能性，而且由于没有必要打开腹部，易于被患者接受。MTX 是应用最广泛的、有效的药物用于治疗宫外孕。对于一些较为复杂的宫外孕，MTX 往往被认为是一线药物，因为手术切除存在困难与风险。

药物治疗的主要失败是持续腹痛、无缓解甚至加重、孕囊增大、输卵管破裂、腹腔出血增多等。治疗失败的原因主要有 β–HCG 水平、胎心搏动等因素。如果治疗前水平越低或者治疗后下降越快，成功率将会越高。PotLer 等用 MTX 治疗 81 例异位妊娠患者，治疗前 β–HCG < 1 000 IU/L 者成功率 > 98%，治疗前 β–HCG 为 1 000 ~ 4 999 IU/L 者成功率为 80%，而 β–HCG > 5 000 IU/L 成功率仅为 38%。

5. 腹腔镜治疗异位妊娠的进展

最近的前瞻性随机研究表明腹腔镜手术比单次 MTX 注射更理想。腹腔镜手术具有快捷、准确、安全、易操作、恢复快、盆腔粘连少、诊断和治疗一体化等优点。腹腔镜手术明显高于开腹手术和药物治疗。输卵管间质部妊娠应慎重考虑腹腔镜治疗。然而，近年来国外有成功的治疗报道，其中妊娠部位被环覆盖，而妊娠部位收紧和清除，妊娠部位的底部在切口后缝合。这两种方法操作时间短，出血少。总之，宫外孕的首选方法为腹腔镜手术。只有腹腔出血引起的失血性休克，或严重的盆腔粘连，或没有腹腔镜的患者，才能接受剖腹手术。

6. 持续性异位妊娠（persistent ectopic pregnancy，PEP）

PEP 多见于宫外孕保守性手术后，滋养细胞组织未完全切除，其持续生长，血清 β-HCG 水平下降缓慢或升高，可再次腹痛、腹腔出血等，约 50% 患者需再治疗。β-HCG 水平在保守性手术后升高，术后第 3 日低于 20%，术后 14 天 < 10%。持续性宫外孕的发生率报道不一致，腹腔镜手术发生率略高于开腹手术，这与病例的选择和手术经验有关。不同的研究提出了同样的结论：输卵管妊娠手术患者血清 β-HCG 水平与输卵管妊娠合并输卵管妊娠患者之间无显著性差异。保守手术中宫外孕注射 MTX 15 mg 或保守手术后一天内预防性 MTX 1 mg/kg 用药，可显著降低 MTX 的发生率。为减少 PEP 的发生，在术前、术后监测 HCG 的水平，对早期宫外孕保守手术的利弊进行权衡，每周至少一次，直至正常，并权衡输卵管切开术或者切除的优缺点。其次避免输卵管末端胚囊挤压。预防性 MTX 或米非司酮的使用：米非司酮通过黄体酮受体与蜕膜组织的结合，竞争性抑制黄体酮活性，导致绒毛变性，蜕膜萎缩坏死，还可直接抑制滋养细胞的增殖，诱导和促进滋养细胞的凋亡，同时还能杀伤侵入输卵管深层肌层的滋养细胞、浆液层和穿通肌层，或散布于腹腔的滋养细胞。

7. 辅助生育技术后宫外孕的治疗措施

随着辅助生育技术的全面开始，包括有人工授精、体外受精-胚胎移植、配子输卵管内移植等等，不论哪一个都有可能导致宫外孕的发生，统计其发生率大约为 5%，比其他因素导致的宫外孕发生率都要高出很多。此技术发生宫外孕最多的部位是以输卵管为多见，其次还有宫颈、卵巢、腹腔。其相关易患因素有：①输卵管炎症或宫外孕史。②前次盆腔手术及输卵管整形。③子宫内膜异位症。④移植胚胎的技术因素。⑤胚胎移植后的子宫收缩引发。⑥与其置入胚胎的数量有很大关系，在移植 2~6 个胚胎后发生宫外孕的可能大大升高，但是移植的数量与发生宫外孕的确切关系目前也不是很明了，不一定就是正相关联系。⑦与其胚胎的质量也有关，比如冷冻胚胎有一定数量遭损害的裂殖细胞，后者更倾向于种植在输卵管从而发生宫外孕。⑧激素环境影响。

IVF 早期妊娠需要有经验的 B 超经阴道超声排除异位妊娠和早期治疗。早期诊断和治疗 IVF-ET 术后异位妊娠，尤其是宫内妊娠和宫外孕伴异位妊娠尤为重要。宫内和宫外孕已成为临床医生关注的一个新问题。手术切除输卵管是主要治疗方法。对于有大量胚胎移植的患者，结合 B 超和术中探查怀疑双侧输卵管妊娠，可适当选择双侧输卵管切开术以避免漏诊。由于 IVF-ET 术后宫内妊娠、宫外孕和双侧同时妊娠的概率增多，术中必须仔细检查盆腔器官的每一处，术后应密切跟踪血 β-HCG 水平。手术应由熟练人员进行，动作温和，尽量减少去碰到子宫，避免过多刺激子宫收缩导致流产，术后胎盘措施也很重要。此外，超声引导下局部注射药物，如氯化钾，也是一种替代治疗同时保留宫内妊娠。

（七）治疗方案

当出血更多时，休克发生时应迅速准备血液。休克的治疗应立即进行，如静脉通道、输血、吸氧等。快速开放后输卵管集中在输卵管上，快速控制椭圆钳输卵管出血，快速输血，纠正休克，清除腹腔出血，病理条件为根治性或保守性。手术方法。对于无内出血或少量出血、无休克、病情温和的患者，可采用药物治疗或外科治疗。近年来，由于阴道超声检查的广泛应用，80% 的宫外孕较早诊断可以为无破裂，80% 的异位妊娠早期诊断为保守治疗创造了条件。目前，治疗趋于保守，腹腔镜微创技术和药物治疗早已成为输卵管妊娠治疗的主要措施。

1. 手术治疗

手术治疗是其主要治疗方法。有时候需尽快手术，比如有休克，可以在抗休克治疗的同时尽快行手术治疗，手术方式可以开腹进行，也可以在腹腔镜下进行，后者可能更多，其优势更明显。

（1）根治性手术：主要对没有生育要求的输卵管妊娠破裂的患者，我们可以选择一侧输卵管切除。剖腹后首先快速发现出血点，并马上钳夹止血，然后行一侧输卵管切除术，最好尽可能保全卵巢。若使用腹腔镜下可以用单、双极电凝及超声刀等切除输卵管。输卵管间质部的怀孕手术可以行子宫角部分切除及一侧输卵管切除，在紧急情况下切除子宫。

休克患者最好尽可能缩短手术需要的时间。可行自体血回收进行自体输血，但要求此类患者：①停经不超过 12 周，胎膜未破。②内出血不超过 24 h。③血液未受污染。④镜检红细胞破坏率不超过 30%。回收血操作时必须严格按照遵守无菌原则，假如没有自体输血设备，在每 100 mL 血液加入 3.8% 枸橼酸钠约 10 mL（或者肝素 600 U）以此来抗凝，需经 8 层无菌纱布过滤后才能回输患者。为了小心枸橼酸引起患者中毒，在每回输 400 mL 血液入患者体内，可以加入 10% 葡萄糖酸钙 10 mL 来阻止中毒发生的可能。

（2）保守性手术：主要适用于没有生产的女性，还包括生育能力较低者但又非常需要保留其生育能力的女性。有以下这些女性：①年龄不超过 35 周岁，没有健康子女存活，或者之前因为疾病已经将一侧输卵管切除。②对于那些患者病情较稳定，几乎没有出血，休克已纠正。③输卵管不存在特别明显的炎症及其粘连，没有输卵管损害十分严重患者。

这一程序只会清除妊娠并保留输卵管。根据病变部位和损伤程度，一般选择输卵管旁妊娠物挤出术、输卵管切开切除、输卵管口端端吻合术（开窗）等手术方法。

（1）输卵管伞端的孕物排出术：妊娠物可从伞端挤出从而排出，常见于伞端妊娠，特易导致持续性宫外孕，应特别加以注意。

（2）输卵管线形切开术：输卵管切开并拿出胚胎后关上管壁，是一种最好的保守性手术，对于患者预后及未来生育更好。主要适应证为：患者有生育要求，生命体征平稳；输卵管的妊娠囊直径 < 6 cm；输卵管壶腹部怀孕患者更为合适。主要禁忌证为：有破裂大出血的可能性，患者休克较为严重。

（3）段端吻合的输卵管成形术：峡部妊娠则可选择操作复杂，效果不明确，临床很少用的输卵管段端吻合术。

在输卵管妊娠的情况下，若需保守性手术，如果术中胚泡未完全清除或保留下来的滋养层细胞生长，则输卵管妊娠后持续性异位妊娠的风险会增加。手术后，应密切监测 β–HCG，并使用 B 超。如果有大量的腹膜内出血，需要进行手术探查时，MTX 化疗的时间较好。

2. 药物治疗

有些药物可以阻止滋养细胞，使妊娠物最后被吸收，这样一来有效避免了术中及术后的所有并发症发生的可能性。适应证如下：

输卵管妊娠：①无药物治疗禁忌证。②患者没有出现出血并且生命体征较平稳。③输卵管妊娠包块直径 ≤ 4 cm。④血 β–HCG < 2 000 IU/L。

保守性输卵管妊娠手术失败的患者：术中可能还残留些绒毛组织，这样一来宫外孕的可能性会持续存在，术后给予药物治疗这样便可有效避免二次手术的可能性。

禁忌证：如果患者出现较为明显的腹痛并非早期病例，则腹痛与异位肿块的张力、腹腔出血的刺激和输卵管排斥反应的痉挛收缩有关；若有 B 超显示已有胎心，则需放弃药物治疗的可能性；提示血 β–HCG < 5 000 IU/L 可用于药物治疗，但同时药物治疗的失败率也会随着血清 β–HCG 滴度的增加而增加；严重的肝肾疾病或凝血机制紊乱是禁忌证。

对于药物治疗宫外孕来说，最好的是适用于早期输卵管妊娠还有那些年轻女性且要求保留生育能力。

1）甲氨蝶呤（MTX）治疗：MTX 为药物治疗首选

（1）MTX 口服：0.4 mg/kg，每日 1 次，5 天为一疗程。目前仅是一种辅助治疗用于保守性手术治疗失败后去阻止持续性输卵管妊娠可能性。

（2）MTX 肌注：①单次给药：50 mg/m²，肌注，成功率可达到 87% 以上。②分次给药：MTX 0.4 mg/kg，

肌内注射，每日 1 次，共 5 次。

（3）MTX-CF 方案：见表 4-1。

表 4-1　MTX-CF 方案

治疗日	1	2	3	4	5	6	7	8
用药方法	MTX	CF	MTX	CF	MTX	CF	MTX	CF
	1 mg/kg	0.1 mg/kg	1 mg/kg	0.1 mg/kg	1 mg/kg	0.1 mg/kg	1 mg/kg	0.1 mg/kg
	iv 或 im	im	iv 或 im	im	iv 或 im	im	iv 或 im	im

（4）局部用药：局部注射具有剂量小、疗效高、能提高局部组织中 MTX 浓度的优点，有利于胚胎的杀伤和促进胚胎的吸收。①B 超引导穿刺，MTX 直接注入输卵管孕囊。②可用于腹腔镜直视下穿刺输卵管孕囊。吸出部分囊液后，可将 MTX 10 ～ 50 mg 注入输卵管孕囊内，适用于未破裂输卵管。血肿 ≤ 直径 3 cm，血 β-HCG ≤ 2 000 IU/mL。③宫腔镜下，经输卵管口间质注射 MTX，10 ～ 30 mg 稀释在生理盐水 2 mL，经管道注入输卵管。

监测指标：①用药后 14 天内，可以每隔 3 天再次复查 β-HCG 及 B 超。② β-HCG 有下降可能性且有三次测得阴性，包块变小实为有效果。③ β-HCG 降低不超过 15%，症状有加重可能性，或者有内出血可能性，应该考虑手术治疗。④用药后 35 天，β-HCG 也可不降低，常有用药超过 105 天血 β-HCG 才为正常，所以给药 14 天后可以每 7 天复查一次 β-HCG，直到低为正常范围。

MTX 治疗注意事项如下：

（1）MTX 的药物效应：①反应性血 β-HCG 升高：给药大约两三天将近有一半患者血 β-HCG 会上升，一周左右会下降。②反应性腹痛：给药后 7 天，将近有一半患者会有腹痛，几小时后便可自动缓解，应辨别，不要轻易以为是治疗的失败。③附件包块增大：约 50% 患者存在。④异位妊娠破裂：此种与血 β-HCG 水平并没有明显直接的关系，早发现，早治疗。

（2）MTX 的药物不良反应：主要表现在消化和血液系统，例如胃炎与骨髓抑制等等。多次给药的不良反应明显高于单次给药不良反应。然而，局部用药则极少发生，其对输卵管组织无损伤，输卵管治疗后通畅率达 75%。从循证医学角度看，对比药物治疗和手术治疗，认为前者恢复时间较长，对患者未来有不良影响。

2）氟尿嘧啶（5-FU）治疗

化疗药物氟尿嘧啶是很敏感对滋养细胞来说。在体内主要是阻碍 DNA 的生物合成，使滋养细胞死亡。

局部注射给药途径有宫腔镜、腹腔镜或 B 超引导下注射，剂量为全身用药量的 1/4 或 1/5，一次注射 5-FU 250 mg。宫腔镜输卵管插管同时进行氟尿嘧啶注射可直接接触滋养层细胞，最大限度地发挥其胚胎杀伤作用。虽然氟尿嘧啶能杀死胚胎，但对输卵管的正常组织没有影响。

3）其他药物治疗

（1）米非司酮：是一种黄体期黄体酮拮抗剂，可以有效抑制滋养层发育，用法很多，口服 25 ～ 100 mg/d，共 3 ～ 8 日或 25 mg/ 次，每日 2 次，总量 150 mg 或 200 ～ 600 mg 一次服用。

（2）局部注射前列腺素：前列腺素是一种溶黄体剂，前列腺素可以使黄体产生的黄体酮减少，但如果使用量大或全身用药，特易产生不良反应。

（3）氯化钾：也是一种不错选择，因为其相对没有什么不良反应，主要作用于心脏，可用于同时存在宫内宫外同时妊娠，选择保留宫内胎儿。

（4）高渗葡萄糖：局部注射，主要促进妊娠产物的吸收。

除此之外，也可选择中医，主要采用活血化瘀及其消症杀胚药物，可以有一定疗效。

3. 期待疗法

极少数输卵管妊娠可以出现自然流产或者溶解吸收自然消退，症状相对来说比较轻没有手术或药物治疗的必要。适应证：①无临床症状或症状轻微。②随诊可靠。③输卵管妊娠包块直径 < 3 cm。④血

β-HCG < 1 000 IU/L，且持续下降。⑤无腹腔内出血。

无论是哪一种治疗方法都需要掌握其指征，治疗期间必须密切注意治疗反应、生命征，同时选择血常规和 B 超及 HCG。

手术治疗与非手术治疗都应该注意合理使用抗生素，预防感染。某些特殊情况最好行手术治疗，为了生命安全及更好的预后，例如输卵管间质部怀孕、大量腹腔内出血。

4. 输卵管妊娠治疗后的生殖可能性如下。

（1）生育史：以前有生育力低下或不育史患者，其治疗后正常怀孕可能性增加，再次宫外孕的可能性也增多。

（2）对侧输卵管情况：对侧输卵管正常的患者，其术后正常怀孕可能性很高同时再次宫外孕的可能性降低很多，对侧输卵管有粘连或损伤者其怀孕可能性大大降低。

（3）开腹手术和腹腔镜手术：近些年来许多学者表示，两者对宫外孕的生殖状态没有影响。

（4）输卵管切除与保留术：输卵管保守性手术（线形切开、造口、开口术、孕物挤除），存在持续性宫外孕发生率为 5% ~ 10%。

二、其他部位异位妊娠

（一）宫颈妊娠

1. 概述

宫颈妊娠（cervical pregnancy）指受精卵在宫颈管处着床并发育的怀孕。罕见而危险。临床上易误诊为难免流产。临床检查时子宫可出现很难以控制的大量出血。

2. 病因

宫颈妊娠发病可能与以下因素有关：①孕卵游走速度太快或发育有些迟缓。②宫腔基本炎症或者黏膜缺失还有一些宫腔操作。③子宫先天发育及疾病导致宫腔变形。④数年来助孕技术的推广应用，使其发病率有所上升。

3. 临床表现

（1）症状：患者停经后阴道出现不规则出血较正常早，可没有腹痛是其特征。由于胚胎种植部位不好，流产时胚胎附着部位胎盘绒毛会分离，而颈管组织收缩功能较差，宫颈组织不能将孕物及时排出，血窦大量开放，血液大量外流，造成无痛性阴道出血。此时应用宫缩剂无效，可造成休克或死亡。

（2）体征：宫颈改变的特点为宫颈较膨大，有着色、质地、开口等改变。

4. 诊断要点

（1）宫颈妊娠的临床诊断标准：①妇科检查发现子宫大小正常而宫颈膨大。②妊娠组织完在宫颈管内。③诊段性刮宫没有发现孕物。

（2）B 型超声显示宫颈妊娠的特点：①子宫体正常，其内含有较厚蜕膜。②宫颈比宫体还大，呈沙漏状。③宫颈管内可见变形的胚囊。④子宫内口关闭，胎物低于内口。

（3）血 β-HCG 的检查：血值的高低与孕龄及胚胎的存活有很大关系，β-HCG 水平增高提示胚胎活性较好，胚床血运很丰富，特易有活动性大出血，因此定期复查血 β-HCG 值非常重要。

5. 治疗纵观

以往宫颈妊娠多以子宫切除而告终，近年来治疗方法逐渐从手术向保守治疗而过渡。

（1）药物治疗：MTX 是治疗宫颈妊娠的一种常有方法。MTX 用于治疗宫颈妊娠适应证：①血 β-HCG < 10 000 IU/L。②孕龄 < 9 周。③无明显胎心搏动。④胎体长（CRL） < 10 mm。MTX 最好及早给药，因为随时有大出血的可能性。

用药方法有：①静脉注射：0.5 ~ 1.0 mg/kg，隔天 1 次，连用 4 次，每次用药后 1 天内用四氢叶酸 0.1 mg/kg，减少 MTX 的不良反应。②肌内注射：每次给药 50 mg/m^2，如给药 5 天左右，血 β-HCG 下降 < 15 010 可以再次重复给药。③局部用药：超声引导下羊膜囊内注射。

（2）微创技术：患者可在宫腔镜下切除胚胎组织，电凝止血。宫腔镜胚胎摘除可以使用宫腔镜直接观察胚胎的植入部位。胚胎完全切除，视力清晰，电凝准确。虽然宫腔镜的诊断和治疗有其明显的优势，但并不适和所有的宫颈妊娠。巨大的妊娠囊可伴有明显的增大，扭曲和丰富的血液供应的子宫颈。宫腔镜的治疗和手术可导致危及生命的出血。

（3）子宫动脉栓塞：可以同时采用栓塞和MTX，其动脉栓塞作为一种新的有效的止血方法。它是在20世纪70年代应用的。近20年来，它逐渐应用于妇产科、妇科肿瘤、血管畸形等急性出血的治疗。经导管动脉栓塞治疗宫颈妊娠可观察活动性出血。血管栓塞剂选用新鲜吸收性明胶海绵颗粒，可被新鲜吸收性明胶海绵吸收，直接阻断宫颈病变的血供。

6. 治疗措施

对于不需要保留生育功能的老年人，可以通过全子宫直接切除；对需要保留生育功能的老年人，如果阴道出血不多，可采用全身化疗或局部化疗加MTX。如果MTX治疗无效或大量阴道出血患者子宫动脉栓塞和MTX化疗是可行的，则化疗成功率取决于血清 β-HCG 值、妊娠囊大小和胎儿心脏搏动。

处理原则是在有效的止血措施的保障下终止妊娠。根据阴道流血量的多少采用不同的方法。

（1）根治治疗：对已有子女没有生育要求的女性为防止失血性休克和感染可做全子宫切除术。

（2）保守治疗：①流血量多或大出血的处理：手术医师应具有全切的经验；并随时准备输血；预备填塞宫颈管止血无菌纱布条，刮宫时常需使用无菌纱布条压迫填塞来止血，紧急情况下行双侧髂内动脉结扎或直接切开宫颈剥离胚胎，关上管壁，从而修复宫颈管。若有紧急情况，例如休克，应先抗休克治疗，再采用上述方法，万分之一出现出血不止则应该及时切除子宫以此挽救患者的生命。②流血量少或无流血：病情允许最好使用MTX，MTX 肌内注射 20 mg/d，连续 5 天，或者 MTX50 mg 直接注入孕囊内。MTX 治疗后，血 β-HCG 值明显降低后应行刮除，否则刮除仍有大出血的可能。

（二）卵巢妊娠

卵巢妊娠（ovarian pregnancy）极为罕见，就是受精卵在卵巢内着床并发育而形成。卵巢妊娠的诊断包括以下几点：①双侧输卵管完整。②囊胚位于卵巢组织内。③卵巢与囊胚通过韧带与子宫相连。④囊胚壁上有卵巢组织。卵巢妊娠的表现与输卵管妊娠相似，术前也很难明确诊断卵巢妊娠，手术探查时也极有误诊为卵巢黄体破裂的可能性，常规病理检查才能明确诊段卵巢妊娠。多数卵巢妊娠同样会有内出血和休克，手术时应根据病灶范围行切除术，最好尽量保留正常的卵巢组织和输卵管。

（三）腹腔妊娠

腹腔妊娠（abdominal pregnancy）指位于腹腔内的妊娠，除了输卵管、卵巢、阔韧带之外。发生率 1：15 000 次正常妊娠。继发性腹腔怀孕是极少数输卵管怀孕破裂或流产后，孕囊被排入腹腔，但绒毛组织大部分附着在原着床处，孕囊继续生长；或胚胎及全部绒毛组织排入腹腔后，种植于附近脏器组织，继续发育。继发性腹腔怀孕也可继发于宫内怀孕子宫破裂和卵巢怀孕破裂。原发性腹腔怀孕更为少见，指卵子在腹腔内受精并直接种植于黏膜处，诊断原发性腹腔怀孕的 3 个条件是：①两侧输卵管和卵巢者没有近期怀孕的证据。②无子宫腹膜瘘形成。③妊娠只存在于腹腔。

患者常常有停经及其他孕妇一样的早孕反应，腹部逐渐扩大，妊娠腹痛不适。腹部可明显触碰胎儿四肢，经常出现肩部暴露、臀部暴露、胎头高浮、子宫轮廓不清。即使在产程困难后，子宫颈也不会打开，胎儿暴露也不会下降。在腹腔妊娠期间，胎儿不能存活，可被大网膜和腹部器官包裹。经过很长一段时间，胎儿可以是木乃伊或石胎。B 超可以检查子宫内没有胎儿，或者胎儿在子宫外。

诊断为腹腔怀孕后，应根据胎盘的附着位置，从子宫、输卵管、网膜或宽韧带取出胎盘。胎儿死亡可以长时间分离胎盘，如果很难分离，当胎儿存活或死亡不足 4 周时，不宜触摸胎盘，胎盘附着在肠系膜、肠弯曲、肝脏等部位，容易发生大量出血和损伤。经腹腔吸收胎盘需半年左右，2～3个月后因胎盘不完全吸收而引起感染等并发症需经腹部切除或引流。术前准备输血，预防术后抗生素感染是必要的。在腹腔放置胎盘者应定期了解胎盘退变程度，采用 B 超和 β-HCG。

（四）宫内宫外同时妊娠

宫内妊娠和宫外孕一起存在，30 000 例中有 1 例罕见，但随着辅助生育技术的发展和促排卵药物的使用，IVP 的发生率明显增加。诊断困难，常在人工流产证实宫内妊娠后不久出现异位妊娠的临床症状；或经手术证实为异位妊娠，并发现宫内妊娠。B 超能帮助诊断，但需要病理检查才能确诊。

（五）阔韧带妊娠

又称为腹膜外的妊娠。事实上，孕囊在腹膜后面生长和发展，这是腹膜后妊娠。胎儿或妊娠组织生长在阔韧带的叶子上，发生率很低。据报道，只有 1/163 ~ 1/75 的宫外孕。孕囊和胎盘破裂可导致腹腔出血和急腹症，但阔韧带血管充盈不可能引起大出血。阔韧带妊娠最可靠的标志是胎儿与空腔分离。

一旦诊断成立，需进行手术治疗。手术时机仍有争议，活儿手术时间越快越好，而死胎手术延迟 6 ~ 8 周，胎儿循环缩小，出血风险降低。宽韧带内出血较少，胎儿正常存活，羊水存在。没有窘迫可以仔细观察和保守治疗，但是必须患者及其家属的同意才行。

（六）子宫残角妊娠

子宫残角妊娠（pregnancy in rudimentary horn），残角子宫是子宫畸形较为常见的一种，多与宫腔不太相通。受精卵经过残角子宫侧角输卵管进入子宫内妊娠，称作子宫残角妊娠。可在早孕时发生胚胎死亡出现类似流产症状，如果胎儿继续生长发育，在怀孕中期一旦发生破裂则可引起严重的内出血而引起休克。即使到了妊娠足月，也有可能临产后胎儿常会死亡和引起残角破裂。

（七）剖宫产瘢痕妊娠

剖宫产瘢痕妊娠（cesarean scar pregnancy，CSP）是一种比较特殊的异位妊娠。Seow，K. M 等人研究妊娠剖宫产痕妊娠的发病率为 1/2 216，占异位妊娠的 6.1%。到目前为止，剖宫产瘢痕妊娠的发病机制尚不明确，且国内外学者无统一的早期诊断标准，其病因可能是受精卵着床于子宫内膜和剖宫产瘢痕间的微小腔道，而后胚囊由瘢痕处的肌层和纤维结缔组织包绕，从而与子宫腔隔离。剖宫产瘢痕妊娠在整个妊娠的过程中，随时有出现致命性大出血、先兆子宫破裂或子宫破裂等严重风险的可能。

临床表现为易出现阴道不规则流血，特易误诊为先兆流产。其诊断多根据 B 超影像：①子宫内无妊娠囊。②宫颈管内无妊娠囊。MTX 治疗 CSP 可有效杀死早期妊娠胚胎，需掌握适应证，以防止出现大出血。相对 MTX 治疗来说，经子宫动脉介入治疗可有效控制 CSP 大出血。MTX 使妊娠物坏死，结合化疗药杀死妊娠物可以迅速有效，大大减少清宫时出血可能性。

手术治疗是 CSP 最终的治疗方法，也就是最后选择，根据综合情况，手术方式可有孕囊去除或者全子宫切除术。手术途径主要有开腹手术和腹腔镜两种方式。

第二节　卵巢破裂

卵巢破裂（ovariorrhexis）是指卵巢的成熟卵泡、黄体、黄体囊肿或其他因素所引起的卵泡膜血管破裂，不能迅速止血或血液不凝固以及凝血块脱落发生出血或卵巢囊内液溢出等，严重者可造成腹腔内大量出血。

具体如卵巢炎症，卵巢脓肿；卵巢非赘生性囊肿，如囊状卵泡在卵泡生长发育为成熟卵泡时，排卵时可有卵泡破裂，滤泡囊肿，黄体囊肿，妊娠黄体囊肿。卵巢巧克力囊肿等卵巢肿瘤良性或恶性均可发生破裂。若有外力影响，如跌倒，腹部受压、被撞击，妇科检查时加压，穿刺抽吸，针刺治疗，开腹手术撞伤卵巢等时均可引起卵巢破裂。

一、卵巢黄体囊肿破裂

（一）概述

卵巢黄体囊肿破裂（rupture of ovarian corpus luteum cyst），是临床上最为常见的卵巢破裂疾病，卵巢黄体囊肿破裂的常见原因如下。

（1）在卵巢黄体血管化时期容易破裂，一般先在内部出血，使囊内压增加，继而引起破裂、出血。

（2）原有血液病导致凝血机制障碍，易出血且不易止血。

（3）自主神经系统影响，使卵巢纤维蛋白溶酶系统活力增强，造成凝血机制障碍。

（4）外伤、卵巢受直接或间接外力作用、盆腔炎症、卵巢子宫充血等其他因素均可导致黄体囊肿破裂。

（二）诊断要点

黄体囊肿破裂除具有急腹症的临床特点外，还具有如下特点：①突然下腹痛多发生于月经后期，多数不伴有阴道出血。②发病前多有性交、排便及妇科检查等紧张性活动。③后穹隆穿刺有暗红色不凝血或血水样液。④尿 HCG 一般阴性，若妊娠黄体破裂可阳性，此时易误诊为异位妊娠。

（三）治疗方案

治疗原则：卵巢黄体囊肿破裂是卵巢的非器质性病变，大多数经保守治疗可以治愈。对初步诊断凝血功能正常的患者，应根据其保守治疗成功率高的特点，尽量采用保守治疗。对于起病急，症状重，内出血多，血红蛋白进行性下降的患者，应当机立断手术。即使手术，也要注意保护卵巢功能。

1. 保守治疗适于出血少者，主要措施是卧床休息和应用止血药物。

（1）维生素 K_1：10 mg，肌内注射，每 8 h 一次。

（2）酚磺乙胺（止血敏）：0.25 g，肌内注射，每 8 h 一次。

（3）卡巴克络（肾上腺色腙）：10 mg，肌内注射，每日 2 次。

（4）氨甲苯酸（止血芳酸）：0.2 g，加入 25% 葡萄糖 20 mL，静脉注射，每日 2 次。

2. 手术治疗

适于出血较多者，若出现休克，在积极抗休克同时行手术治疗。术式选择原则是设法保留卵巢功能，缝合卵巢破裂部位或行部分卵巢切除修补术是首选手术方式，切除组织送病理检查。对有休克者手术切口宜采用下腹直切口。也可行腹腔镜手术，吸去腹腔积血，激光或电凝止血。术后纠正贫血。对不能排除卵巢肿瘤扭转或破裂的，腹腔镜是诊断的金指标。随着腹腔镜技术的推广和自体回输血的开展，手术治疗可起到见效快，迅速明确诊断，创伤少等优点。

二、卵巢巧克力囊肿破裂

（一）概述

卵巢巧克力囊肿破裂（rupture chocolate cyst of ovary），随着子宫内膜异位症发病率上升，卵巢子宫内膜异位囊肿（或称卵巢巧克力囊肿）的发生率也随之增多，卵巢巧克力囊肿也可发生自发或外力影响下的破裂，引起妇科急腹症，它是属于妇科领域中的一种新型急腹症，以往对它认识不足，也易被忽视，现对其认识逐渐加深，故已引起重视。卵巢巧克力囊肿破裂后陈旧性血液溢入腹腔，引起剧烈腹痛，恶心呕吐等常需急症处理。

（二）诊断要点

由于囊内液流入腹腔引起急腹症，容易误诊为卵巢囊肿蒂扭转、宫外孕、急性阑尾炎、急性盆腔炎等。卵巢巧克力囊肿破裂时除具有急腹症的临床特点外，还具有如下特点。

（1）既往可能有原发或继发性痛经史、原发或继发不孕史或曾经诊断子宫内膜异位症；对无痛经者也不能忽视。

（2）发生时间多在月经期或月经后半期。

（3）突发性下腹剧痛，伴恶心呕吐及腹膜刺激症状。

（4）无闭经史，无不规则阴道流血，无休克。

（5）妇科检查可在附件区触及活动性差的包块，并具有触痛，子宫直肠窝触及痛性结节。

（6）B 超提示卵巢囊肿伴有盆腔积液，后穹隆穿刺抽出巧克力样液体对明确诊断有着重要意义。囊肿破裂后，囊液体流出囊肿缩小，另外由于有些患者发病到就诊时间较长，使腹腔液扩散于大网膜及肠系膜之间，使 B 超无法发现卵巢囊肿及盆腔积液，后穹隆穿刺无法穿出液体，是误诊原因之一。

（三）治疗方案

1. 治疗原则

确诊后宜立即手术，因流出的囊液可引起盆腔粘连，不育或异位内膜的再次播散和种植。手术范围应根据年龄，对生育要求，病情严重程度（包括症状与病灶范围）进行全面考虑。年轻有生育要求者应行病灶清除术或病侧附件切除术，对年龄较大者应采用附件及子宫切除术，无论何种手术，术时宜彻底清洗腹腔，尽量切除病灶，松解粘连，术后关腹前，腹腔内放入庆大霉素 8 万单位，地塞米松 5 mg，透明质酸酶 1 000 IU，中（低）分子右旋糖酐 500 mL 加异丙嗪 25 mg 以防术后粘连。术后一般均仍宜服用治疗子宫内膜异位症的药物，以防止肉眼未能检出的病灶或囊液污染腹腔引起新的播散和种植病灶的产生。

2. 手术治疗

分保守手术、半保守手术和根治性手术。在诊断不十分明确时，进行腹腔镜检查可达到诊断和治疗双重目的。镜下视野扩大更利于病灶及囊液的清除，随着腹腔镜手术技巧的提高使各种手术均成为可能。

（1）保守性手术：保留子宫及一侧或双侧卵巢，以保留患者的生育功能。①年轻未生育者在吸引和彻底冲洗，吸引溢入盆腔内的囊液后，可行巧克力囊肿剥除或卵巢部分切除成形术，术中松解盆腔粘连、矫正子宫位置。尽量保留正常卵巢组织，对维持卵巢功能和内分泌功能有助，对日后增加孕育机会也有帮助。②双侧卵巢受累，原则上也尽量做卵巢囊肿剥除术，若囊肿与周围组织粘连紧密，强行剥出易损伤脏器时，则可用无水酒精涂在囊腔内，使囊腔内上皮坏死，以免日后复发。

保守性手术后复发率较高，术后辅助药物治疗 3 个月，可用丹那唑、内美通、促性腺激素释放激素类似物或激动剂（GnRHa）等，停药后再予促孕药物治疗。部分患者需要再次手术治疗。手术后 1 年内是最佳受孕期，如术后 2 年仍未受孕，则其妊娠机会明显减少。

（2）半保守性手术：切除子宫，保留一侧或两侧正常卵巢组织，以保留患者的卵巢功能。用于无生育要求或因病情需要切除子宫而年龄在 45 岁以下的患者。由于保留了卵巢，术后仍有复发可能，但复发率较低，与子宫切除有关。

（3）根治性手术：对病情严重无法保留卵巢组织或年龄 > 45 岁的患者应行根治性手术，即切除子宫及双附件。由于不保留卵巢功能，即使有小的残留病灶，以后也将自行萎缩，故无复发之忧。但绝经期综合征发生率较高，激素替代治疗不是其禁忌证。

3. 其他保守治疗方法

具体如下。

（1）钇铝石榴激光术：系用钇、铝结晶和涂上钕的石榴石作为激活媒质的激光器发出的激光束。国外应用它的接触性作用，对邻近组织相对无损伤和允许液体环境下操作，用圆的或平的探头涂搽囊肿壁，可精确地去除全部囊壁。在手术中可连续灌洗组织，更易止血，便于操作，不留残余病灶。

（2）腹腔镜下异位囊肿穿刺及无水乙醇固定术：在腹腔镜下做内膜异位囊肿穿刺，吸出囊液，注入生理盐水冲洗，然后注入无水乙醇 5 ~ 10 mL，再注入生理盐水冲洗后吸出。无水乙醇可使异位的子宫内膜细胞变性、坏死、囊肿硬化、缩小及粘连。据报道经这一保守手术后，术后妊娠率达 33.3%，复发率为 16.6%。

（3）阴道超声导引下子宫内膜异位囊肿穿刺及无水乙醇固定疗法：术后给予药物治疗三个月。

三、卵巢肿瘤破裂

（一）概述

卵巢肿瘤破裂（rupture of ovarian tumor）是卵巢肿瘤常见的并发症之一，约 3% 的卵巢肿瘤会发生破裂。症状轻重取决于破裂口大小、流入腹腔内囊液性质和量。大囊性肿瘤或成熟性畸胎瘤破裂，常有突然或持续性剧烈腹痛，恶心呕吐，有时导致内出血、腹膜炎和休克。肿瘤破裂口小时仅感轻微或中等度腹痛。

（二）诊断要点

（1）原有卵巢肿瘤病史。

（2）突然出现腹痛、腹壁紧张拒按、甚至休克症状。

（3）发病前多有腹部重压、妇检、性交等诱因。

（4）原有肿块缩小、腹部出现移动性浊音、穿刺有囊内液或血液。

（三）治疗方案

凡疑有或确定为卵巢肿瘤破裂应立即处理，可做腹腔镜检查或剖腹探查。术中应尽量吸尽囊液，并做细胞学检查，并清洗腹腔及盆腔，切除标本送病理学检查。疑为恶性卵巢肿瘤破裂，则做快速切片检查，特别注意是否是恶性肿瘤，后者按恶性卵巢肿瘤处理原则处理。

第三节　卵巢肿瘤蒂扭转

一、卵巢肿瘤蒂扭转

（一）概述

卵巢肿瘤蒂扭转（pedicle torsion of ovarian tumors）占妇科急腹症第 5 位，约 10% 的卵巢肿瘤并发蒂扭转。80% 的病例发生在 50 岁以下的女性。右侧的卵巢肿瘤较左侧卵巢肿瘤易发生蒂扭转。扭转不及 360° 时称不全扭转，不全扭转轻微，有自然松解回复的可能，如扭转 360° 称完全扭转，此时不能恢复。卵巢肿瘤蒂扭转肿瘤的性质：恶性肿瘤蒂扭转发生率低，可能为恶性肿瘤坏死与周围组织结构发生粘连而不易导致扭转。蒂扭转患者年龄一般较轻，常见的卵巢肿瘤蒂扭转良性肿瘤分别为卵巢良性畸胎瘤、输卵管囊肿、卵泡囊肿、浆液性或黏液性囊腺瘤。

（二）临床特点

（1）既往有附件肿块史的患者突发性一侧下腹剧痛，持续性，阵发性加剧，常伴恶心呕吐甚至休克。

（2）妇科检查扪及附件区肿物张力大，压痛，以瘤蒂部最明显。

（3）超声检查可探及附件区肿物回声。彩色多普勒发现静脉或动脉血流消失或下降。

（三）治疗方案

1. 治疗原则

卵巢肿瘤扭转者应早期诊断，及时治疗，立即剖腹或腹腔镜探查。传统方法是开腹行患侧附件切除术。手术时在扭转蒂部的远端钳夹，将肿瘤和扭转的瘤蒂一并切除。钳夹蒂前不可回复扭转的蒂，以防栓塞脱落进入血液循环，导致其他脏器栓塞。但国外近 20 年及国内近年的临床研究证明，对于年轻妇女卵巢肿瘤蒂扭转回复扭转的蒂后，保守性卵巢手术是安全而有效的。对于保留卵巢的生殖功能及内分泌功能有着重要意义。

2. 手术时对肿块性质的判定

开腹后对附件区扭转之肿块，可依如下检查情况大体判断其来源。若有卵巢及输卵管，肿块多为加氏管（Carter duct）囊肿；若只有卵巢，肿块多为输卵管积水；若只见输卵管匍匐于肿块上，多为卵巢肿块（肿瘤）；若卵巢、输卵管都不见，则多为炎症后的输卵管、卵巢积水。手术时肉眼判别卵巢瘤之良恶性，可根据单侧或双侧、多房性、乳头突起、实质区、包膜破溃、腹膜种植、腹水等所列大体观来进行。凡切除的卵巢瘤标本，均应剖开检查。若怀疑恶性立即行快速病理检查，以制订合理治疗方案。

3. 良性卵巢瘤手术治疗方案

1）附件切除术：扭转时间长，肉眼卵巢已坏疽者。

（1）开腹手术：娩出肿瘤后从扭转之蒂部血运较好处钳夹，切下肿瘤及蒂，残端缝扎、包埋。此类手术腹壁切口宜够大，以免取出肿瘤时挤破已变性坏死的肿瘤。手术结束时一般不放置腹腔引流物。

（2）腹腔镜手术：置入腹腔镜后探查肿瘤部位、大小、有无粘连、扭转方向等。对直径 > 10 cm 的卵巢瘤，可先打小孔，抽出瘤内液体再探查。镜下附件切除方法常用有 3 种：①Semm 式三套法：用肠线打 Roeder 结，形成直径约 6 cm 套圈，置入腹腔，套入扭转卵巢瘤的蒂根部，用推线杆将线结推紧，结扎蒂根部 3 次，剪下瘤体取出。若为畸胎瘤，则置入袋内吸出液体，再将袋口拉出穿刺口碎切取出。

②钛夹法：对瘤蒂较窄细者（宽约 1 cm，厚约 0.15 cm）用此法。将瘤体提起充分暴露其蒂，钛夹器置钛夹，使瘤蒂组织完全进入钛夹后，用力闭合钛夹，共夹 2 次。此法要点为钛夹闭合后，其开口端必须紧贴，以防组织滑脱、出血。剪下瘤体后，再电凝残端。③电凝止血法：在瘤蒂血运正常与瘀血交界处，以双极电凝钳钳夹，电凝至组织变为苍白色后，在靠近瘤体部位剪下肿瘤。此法操作最为简便，但应注意双极电凝后不可立即剪开组织，应等待 1 分钟使血管彻底凝固干燥后再剪开组织，且剪开要分段、多次进行，发现有出血时再次电凝，直至完全剪下。此法不宜用于扭转周数太多及瘤蒂靠近输尿管者。

2）蒂复位后保守性手术：国外总的报道卵巢肿瘤蒂扭转复位总数已上千例，复位后均无一例发生栓塞，近年国内一些医院已开展卵巢瘤剔出术，以保留卵巢功能及盆腔解剖结构。其手术指征为：①40 岁以下，肿瘤大体观为良性，表面血运良好，瘤蒂部无肿胀。②肿瘤呈浅灰色，有点状坏死，瘤蒂部有肿胀无瘀血。③肿瘤表面呈黑灰花斑状，变黑区直径 < 0.5 cm，瘤体部有充血水肿和轻度瘀血，但无坏死破裂，可先复位剥出肿瘤，用 40℃温盐水湿敷保留之残部，观察 15 min，如血运好转则保留。④符合上述条件，但大体观不能确定肿瘤性质者，则先复位剥下肿瘤快速病理检查，再决定下步手术。卵巢成形术按一般手术方法进行。

张秋生报告卵巢瘤蒂扭转 62 例，其中 24 例行肿瘤剔除术，术后无栓塞、无发热，5 例合并妊娠者无流产。Oelsner 等回顾调查了 102 例儿童及生育年龄卵巢肿瘤蒂扭转的患者，所有的患者术中都给予蒂回复。其中 67 例蒂回复后，行囊肿剥除，34 例蒂回复后行囊液吸引术，1 例由于是复发性蒂扭转故行囊肿剥除后卵巢固定术（卵巢固定于子宫浆膜、阔韧带或盆侧壁。而对侧卵巢考虑到今后生育问题，不建议行卵巢固定）。Cohen 等回顾调查了 58 例在腹腔镜下给予卵巢肿瘤蒂扭转外观黑紫色的坏死的附件复位后，75% 的患者行卵巢囊肿剥除术，其余行患侧附件切除。Rody 等对 214 例卵巢肿瘤蒂扭转患者行复位保守性手术，无一例附件切除。

4. 术后并发症

（1）术中术后血栓形成：目前未发现国外文献关于蒂扭转复位发生栓塞的报道。McCovem 等回顾了 309 例卵巢肿瘤蒂扭转行蒂复位患者，及 672 例患者未复位直接行蒂根部切除患侧输卵管及卵巢的文献。结果表明卵巢肿瘤蒂扭转发生卵巢静脉栓塞的概率为 0.12%，然而没有一例与复位有关。此流行病学调查显示栓塞发生率与卵巢肿瘤蒂扭转复位无关。认为传统可能过高估计了卵巢肿瘤蒂扭转发生栓塞的风险。

（2）术后卵巢功能的相关研究：已经有很多报道蒂扭转 72 h，经复位后卵巢功能仍恢复正常。多位作者回顾调查病例，92% ~ 94% 蒂扭转复位，患者术后随访超声检查卵巢体积大小正常并有卵泡发育。国内张秋生报道 24 例术后较长时间随访无卵巢功能减退症状。

二、特殊类型蒂扭转的治疗

（一）妊娠合并卵巢瘤蒂扭转

（1）卵巢瘤蒂扭转约 60% 发生于妊娠 6 ~ 16 周。卵巢瘤蒂扭转发病率孕期为非孕期的 3 倍。

（2）早孕时卵巢有生理性增大，直径通常 < 5 cm，为单侧性，至孕 16 ~ 18 周消退。若此时怀疑有不全蒂扭转，可短期观察能否自然缓解。否则应手术治疗，并积极安胎。

（3）中、晚期妊娠合并本症者皆应立即手术治疗。切口应在腹壁压痛最明显处。若有剖宫产指征（如近足月妊娠等）可先行剖宫产术，然后切除扭转之卵巢瘤。

（4）术中应尽量避免刺激子宫，麻醉、用药皆应顾及胎儿安全。术后给予安胎治疗。

（5）附件包块在 18 周后持续存在且超过 6 cm 的，应在孕中期的早期行手术切除，以减少破裂、扭转或出血并发症的发生。

（二）老年妇女卵巢囊肿蒂扭转

（1）绝经后妇女卵巢囊肿蒂扭转的发生率为 6.0%。以上皮性肿瘤为主，瘤体常较大。

（2）老年妇女由于神经系统的衰退，机体对各种刺激反应力低下，症状体征不典型而容易造成误诊。

（3）及时手术对绝经后妇女尤为重要，老年妇女抵抗力减退，并发症多，如不及时处理，会造成严重后果。

（4）如果为良性肿瘤可以行患侧附件切除术；如果术中冰冻病理检查为恶性肿瘤，应酌情制订相应的手术方案，必要时术后化疗。

（5）对于老年患者，应该加强围生期的管理，减少并发症的发生。

微信扫码
◆临床科研
◆医学前沿
◆临床资讯
◆临床笔记

第五章

女性生殖系统炎症及内分泌疾病病人的护理

第一节 概述

一、女性生殖系统的自然防御功能

女性生殖器的解剖、生理、生化和免疫学特点具有比较完善的自然防御功能，以抵御感染的发生。若防御功能下降或遭到破坏，阴道内源性菌群会发生变化或外源性致病菌侵入，即可发生生殖系统炎症。

（一）外阴

外阴皮肤为鳞状上皮；两侧大阴唇自然合拢，遮掩阴道口和尿道口，防止外界微生物污染。

（二）阴道

自然状态下，阴道口闭合，阴道前、后壁紧贴，可减少外界微生物的侵入。经产妇阴道松弛，防御功能较差。生理情况下，阴道上皮在卵巢分泌的雌激素影响下增生变厚，增加抵抗病原体侵入的能力，同时上皮细胞中含有丰富糖原，在阴道乳杆菌的作用下分解为乳酸，维持阴道正常的酸性环境（pH 在 3.8 ～ 4.4），使其他病原体的生长受到抑制，称为阴道自净作用。此外，阴道分泌物可维持巨噬细胞活性，防止细菌侵入阴道黏膜。若体内雌激素水平下降、性生活频繁、阴道灌洗等，阴道 pH 上升，不利于乳杆菌生长；长期应用广谱抗生素，则抑制乳杆菌生长；机体免疫力下降，阴道其他致病菌成为优势菌，则引起炎症。

（三）子宫颈

子宫颈内口紧闭，宫颈管黏膜分泌大量黏液，形成胶冻状黏液栓，成为上生殖道感染的机械屏障；宫颈管黏液栓内含乳铁蛋白、溶菌本科等，可抑制病原体侵入子宫内膜。

（四）子宫内膜

育龄妇女子宫内膜周期性剥脱，是消除宫腔感染的有利条件。此外，子宫内膜分泌液也含有乳铁蛋白、溶菌酶，可清除少量进入宫腔的病原体。

（五）输卵管

输卵管黏膜上皮细胞的纤毛向子宫腔方向摆动以及输卵管的蠕动，均有利于阻止病原体的侵入。输卵管分泌液与子宫内膜分泌液一样，含有乳铁蛋白、溶菌酶，清除偶尔进入输卵管的病原体。

（六）生殖道的免疫系统

生殖道黏膜聚集有不同数量的淋巴组织及散在的淋巴细胞，包括 T 细胞、B 细胞。此外，中性粒细胞、巨噬细胞、补体以及一些细胞因子，均在局部有重要的免疫功能，发挥抗感染作用。

女性生殖系统虽具有自然防御功能，但是外阴阴道与尿道和肛门邻近，易受污染；外阴与阴道又是性交、分娩及宫腔操作的必经之道，容易受到损伤及外界病原体的感染。此外，妇女在特殊生理时期，如月经期、妊娠期、分娩期和产褥期，防御功能受到破坏，机体免疫功能下降，病原体容易侵入生殖道而形成炎症。

二、病原体

（一）细菌

大多为化脓菌，如葡萄球菌、链球菌、大肠埃希菌、厌氧菌、变形杆菌、淋病奈瑟菌、结核杆菌等。

葡萄球菌为革兰阳性球菌，是产后、手术后生殖器炎症及伤口感染常见的病原菌，金黄色葡萄球菌致病力最强。革兰阳性链球菌的种类很多，乙型溶血性链球菌的致病力强，使感染扩散，并引起败血症。大肠埃希菌为革兰阴性杆菌，是肠道及阴道的正常寄生菌，一般不致病，但当机体极度衰弱时，可引起严重感染，甚至产生内毒素。厌氧菌主要有革兰阴性脆弱类杆菌及革兰阳性消化链球菌、消化球菌等，脆弱类杆菌致病力最强，感染的特点是容易形成盆腔脓肿、感染性血栓性静脉炎，脓液有粪臭并有气泡。消化链球菌和消化球菌多见于产褥感染、感染性流产及输卵管炎。

（二）原虫

以阴道毛滴虫最为多见，其次为阿米巴原虫。

（三）真菌

以假丝酵母菌为主。

（四）病毒

以疱疹病毒、人乳头瘤病毒为多见。

（五）螺旋体

多见苍白密螺旋体。

（六）衣原体

常见为沙眼衣原体，感染症状不明显，但常导致输卵管黏膜结构及功能的严重破坏，并引起盆腔广泛粘连。

（七）支原体

支原体是正常阴道菌群的一种，在一定条件下可引起生殖道炎症，包括有人型支原体、生殖支原体以及解脲支原体。

三、传染途径

（一）沿生殖器黏膜上行蔓延

病原体侵入外阴、阴道后，或阴道内的菌群沿阴道黏膜经宫颈、子宫内膜、输卵管黏膜至卵巢及腹腔，是非妊娠期、非产褥期盆腔炎性疾病的主要感染途径。淋病奈瑟菌、沙眼衣原体及葡萄球菌等沿此途径扩散（图5-1）。

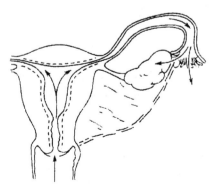

图 5-1 炎症经黏膜上行蔓延

（二）经血液循环蔓延

病原体先侵入人体的其他系统，再经过血液循环感染生殖器，为结核菌感染的主要途径（图5-2）。

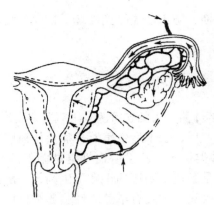

图 5-2　炎症经血行蔓延

（三）经淋巴系统蔓延

细菌经外阴、阴道、宫颈及宫体创伤处的淋巴管侵入盆腔结缔组织及内生殖器其他部分，是产褥感染、流产后感染及放置宫内节育器后感染的主要传播途径，多见于链球菌、大肠埃希菌、厌氧菌感染（图 5-3）。

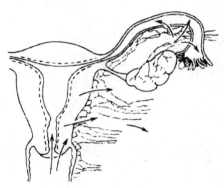

图 5-3　炎症经淋巴系统蔓延

（四）直接蔓延

腹腔其他脏器感染后直接蔓延到内生殖器，如阑尾炎可引起右侧输卵管炎。

四、炎症的发展与转归

（一）痊愈

病人抵抗力强、病原体致病力弱或治疗及时、抗生素使用恰当，病原体完全被消灭，炎症很快被控制，炎性渗出物完全被吸收，病人痊愈。一般情况下，痊愈后组织结构、功能都可以恢复正常，不留痕迹。但如果坏死组织、炎性渗出物机化形成瘢痕或粘连，则组织结构和功能不能完全恢复，只是炎症消失。

（二）转为慢性

炎症治疗不彻底、不及时或病原体对抗生素不敏感，身体防御功能和病原体的作用处于相持状态，炎症长期持续存在。机体抵抗力强时，炎症可以被控制并逐渐好转，一旦机体抵抗力降低，慢性炎症可急性发作。

（三）扩散与蔓延

病人抵抗力低下而病原体数量多及致病力强时，炎症可经淋巴和血行扩散或蔓延到邻近器官。严重时可形成败血症，危及生命。由于抗生素的快速发展，此种情况已不多见。

五、临床表现

（一）阴道分泌物异常

女性阴道内常有少量分泌物，主要是由阴道黏膜渗出物、宫颈管及子宫内膜腺体分泌物等混合而成，又称白带。白带的形成与雌激素的作用有关。正常白带呈白色稀糊状或蛋清样，黏稠，无腥臭味，量少，称为生理性白带。若生殖道出现炎症，特别是阴道炎和宫颈炎时，白带量显著增多，有臭味，且性状亦有改变，称为病理性白带。

（二）外阴不适

外阴受到异常阴道分泌物刺激，常出现瘙痒、灼热或疼痛。外阴瘙痒常为阵发性发作，电可为持续性，通常夜间加重。瘙痒程度因不同疾病和不同个体而有明显差异。因长期搔抓，外阴可见抓痕、血痂或继发毛囊炎；由于外阴皮肤完整性受损，病人常感到局部灼热或疼痛。

（三）下腹不适

病人下腹不适的临床表现依据炎症侵及的部位、范围及程度不同而不同。常表现为下腹痛，通常分为急性下腹痛与慢性下腹痛两种。急性下腹痛，起病急剧，疼痛剧烈，常伴有恶心、呕吐、出汗及发热等症状，盆腔炎性疾病、子宫内膜炎或输卵管卵巢脓肿病人常有急性下腹痛伴发热；慢性下腹痛，起病缓慢，多为隐痛或钝痛，病程长，慢性输卵管炎常有非周期性慢性下腹痛，盆腔炎性疾病常有月经期慢性下腹痛。

（四）不孕

阴道及宫颈管炎症不利于精子穿过；输卵管炎症狭窄或子宫内膜炎症，妨碍受精卵到达宫腔并顺利着床。

六、处理原则

（一）加强预防

注意个人卫生，经常更换内裤，穿纯棉内裤，保持外阴清洁、干燥。增加营养，增强体质，提高机体抵抗力。避免私自滥用抗生素。

（二）控制炎症

一旦发生生殖系统炎症，应及时就医并遵医嘱治疗。针对病原体选用敏感的抗生素进行治疗，要求及时、足量、规范、有效地使用。可口服全身用药，也可局部药物治疗，或局部热敷、坐浴、冲洗或熏洗，以改善症状。

（三）病因治疗

积极寻找病因，针对病因进行治疗或手术修补。

（四）物理或手术治疗

物理治疗有微波、短波、超短波、激光、冷冻、离子透入（可加入各种药物）等，促进局部血液循环，改善组织营养状态，提高新陈代谢，以利炎症吸收和消退。手术治疗可根据情况选择经阴道、经腹部手术或腹腔镜手术，手术以彻底治愈为原则，避免遗留病灶而再复发。

（五）中药治疗

根据具体情况，可选用清热解毒、清热利湿或活血化瘀的中药。

七、护理评估

（一）健康史

询问病人的年龄、月经史、婚育史、哺乳史、生殖系统手术史、性生活史、肺结核病史及糖尿病病史，了解有无吸毒史、输血史，有无接受大剂量雌激素治疗或长期应用抗生素治疗史；宫腔内手术操作后、产后、流产后有无感染史，采用的避孕或节育措施，个人卫生及月经期卫生保健情况；发病后有无发热、寒战、腹痛、阴道分泌物增多、阴道分泌物颜色和性质改变，有无排尿、排便改变；外阴有无瘙痒、疼痛、肿胀、灼热感等，此次疾病的治疗经过和效果，识别发病的可能诱因。

（二）身心状况

结合病史，通过询问和观察，评估病人的症状和出现症状后相应的心理反应。

1. 外阴

询问外阴皮肤瘙痒、疼痛、烧灼等主观感觉，及其与活动、性交、排尿、排便的关系。

2. 阴道分泌物

阴道炎、宫颈炎病人往往出现阴道分泌物显著增多、性状改变或伴有臭味。护理人员应评估病人阴道分泌物的量、性状、气味。生殖系统炎症病人病理性白带常见的有灰黄色或黄白色泡沫稀薄白带、凝乳块状或豆渣样白带、厌白色匀质鱼腥味白带、脓性白带等。

3. 阴道流血

妇女生殖道任何部位均可发生出血，内生殖器官发生的异常出血常经阴道流出，称为阴道流血。护理人员应评估病人的出血部位、出血量、出血时间（经前、经间、经后、性交后、停经后或绝经后）、持续时间和伴随症状。

4. 炎症扩散症状

当炎症扩散到盆腔时，可有腰骶部疼痛、盆腔部下坠痛，常在劳累、性交后及月经前后加剧。若有腹膜炎，则出现消化系统症状，如恶心、呕吐、腹胀、腹泻等；若有脓肿形成，则有下腹包块及局部压迫刺激症状。

5. 不孕

注意不孕发生的时间、类型，与生殖系统炎症的关系等。

6. 全身症状

病人可出现精神不振、食欲减退、体重下降、乏力、头痛、四肢疼痛等。

7. 心理反应

通过与病人接触、交谈，观察其行为变化，以了解病人情绪、心理状态的改变。多数病人在出现典型的临床症状后，出于无奈被迫就医。有些未婚或未育女性，常因害羞、恐惧、担心遭人耻笑和遗弃等原因未及时就诊，或自行寻找非正规医疗机构处理，以致延误病情，也给治疗和护理带来了一定的困难。

（三）辅助检查

1. 阴道分泌物检查

①pH 测定：采用精密 pH 试纸测定阴道上 1/3 处分泌物的 pH。滴虫阴道炎和细菌性阴道病 pH 升高，均 > 4.5，而外阴阴道假丝酵母菌病的 pH 则多在 4.0 ~ 4.7 之间，通常 pH < 4.5。②病原菌检查：取阴道分泌物分别放于滴有生理盐水及 10% 氢氧化钾的两张玻片上，进行显微镜检查。生理盐水湿片用于检查滴虫、线索细胞，10% 氢氧化钾湿片用于假丝酵母菌的检查及胺臭味试验。阴道分泌物中若找到滴虫或假丝酵母菌，可确诊滴虫阴道炎、外阴阴道假丝酵母菌病；若找到线索细胞或胺臭味试验阳性，结合分泌物的性状及 pH，可明确细菌性阴道病的诊断。生理盐水湿片法是检测滴虫的最简便方法，敏感性为 60% ~ 70%。对可疑病人，若多次湿片法未能发现滴虫时，分泌物应送培养，准确性可达 98%。③白细胞检查：滴虫阴道炎、淋病奈瑟菌及衣原体感染引起的宫颈管黏膜炎白细胞增加，而细菌性阴道病以及外阴阴道假丝酵母菌病白细胞不增加。

2. 宫颈分泌物检查

主要检测病原体，包括淋病奈瑟菌和衣原体。检测淋病奈瑟菌常用的方法有：①分泌物涂片革兰染色，查找中性粒细胞内有无革兰阴性双球菌。②淋病奈瑟菌培养，是诊断淋病的金标准方法。③核酸扩增试验。检测沙眼衣原体常用的方法有：①衣原体培养，因其方法复杂，临床少用。②酶联免疫吸附试验，检测沙眼衣原体抗原，为临床常用的方法。③核酸检测，包括核酸杂交及核酸扩增，尤其是核酸扩增方法为检测衣原体感染敏感、特异的方法。宫颈分泌物还可进行白细胞检查，宫颈分泌物革兰染色中性粒细胞 > 30 高倍视野对于诊断宫颈管炎症有意义。

3. 宫颈刮片或分段诊刮术

对有血性白带者，应与子宫恶性肿瘤相鉴别，需常规做宫颈刮片，必要时行分段诊刮术。

4. 阴道镜检查

有助于发现宫颈微小病变，并可取可疑部位活组织做病理检查。

5. 聚合酶链反应（PCR）

PCR 方法简便、快速、灵敏度高，特异性强，可检测、确诊人乳头瘤病毒、淋病奈瑟菌等感染。

6. 局部组织活检

活体组织检查可明确诊断。

7. 腹腔镜

能直接观察到子宫、输卵管浆膜面，并可取腹腔液行细菌培养，或在病变处取活组织检查。此项检查应避免损伤肠道。

8. B 型超声

以了解子宫、附件及盆腔情况。

八、常见护理诊断／问题

1. 组织完整性受损

与炎性分泌物刺激引起局部瘙痒、搔抓等有关。

2. 舒适度减弱

与炎症引起的瘙痒、疼痛等不适有关。

3. 焦虑

与治疗效果不佳有关。

九、护理目标

（1）病人接受治疗措施后，外阴皮肤愈合。

（2）病人瘙痒症状减轻，诉说舒适感增加。

（3）病人的焦虑缓解，接受医务人员指导，积极配合治疗。

十、护理措施

（一）一般护理

嘱病人多休息，避免劳累。急性炎症期应卧床休息。指导病人增加营养，进食高热量、高蛋白、高维生素饮食。发热时多饮水。

（二）缓解症状，促进舒适

指导病人定时更换消毒会阴垫，便后冲洗及会阴擦洗时遵循由前向后、从尿道到阴道，最后达肛门的原则，以保持会阴部清洁。炎症急性期，病人宜采取半卧位，以利于盆腔分泌物积聚于子宫直肠陷窝，使炎症局限或便于引流。为发热病人做好物理降温并及时为其更换衣服、床单。疼痛症状明显者，按照医嘱给予止痛剂。若病人局部奇痒难忍，酌情给予止痒药膏，并嘱咐病人避免搔抓。

（三）执行医嘱，配合治疗

评估病人对诊疗方案的了解程度及执行能力后，帮助护理对象接受妇科诊疗时的体位、方法及各种治疗措施，护士应尽可能陪伴病人并为其提供有助于保护隐私的环境，解除病人不安、恐惧的情绪。执行医嘱时应尽量使用通俗易懂的语言与病人及家属沟通，认真回答其问题，准确执行医嘱。及时、正确收集各种送检标本，协助医师完成诊疗过程。

（四）心理护理，精神支持

由于炎症部位处于病人的隐私处，病人往往有害羞心理，不愿及时就医，护理人员应耐心向病人进行解释，告知及时就医的重要性，并鼓励坚持治疗和随访。对待慢性病人要及时了解其心理问题，尊重病人，耐心倾听其诉说，主动向病人解释各种诊疗的目的、作用、方法、不良反应和注意事项，与病人及家属共同讨论治疗、护理方案，减轻病人的恐惧和焦虑，争取家人的理解和支持，必要时提供直接帮助。

（五）病情观察，做好记录

巡视病人过程中，认真对待病人的主诉，注意观察生命体征、阴道分泌物的量和性状、用药反应等情况，详细记录，若有异常情况，及时与医师取得联系。

（六）健康教育，出院指导

（1）卫生宣教：指导妇女穿用棉织品内裤，以减少局部刺激。告知治疗期间勿去公共浴池、游泳池，浴盆、浴巾等卅具应消毒，并禁止性生活。注意经期、孕期、分娩期和产褥期的卫生。

（2）普查普治：积极开展普查普治，指导护理对象定期进行妇科检查，及早发现异常，并积极治疗。

（3）指导用药：对需局部用药治疗者，要耐心教会病人会阴区清洁、自己用药的方法及注意事项，请病人独立操作至确定其完全理解并掌握为止。此外，向病人讲解有关药物的作用、不良反应，使病人明确不同剂型药物的用药途径，以保证疗程和疗效。

（4）传授知识：向病人及家属讲解常见生殖系统炎症的病因、诱发因素、预防措施，并与病人及家人共同讨论适用于个人、家庭的防治措施，并鼓励其使用。

（5）信息告知：向病人及家属告知相关诊断检查可能出现的不适。如腹腔镜检查术后出现上腹部不适及肩痛，是 CO_2 对膈肌刺激所致，术后数日内可自然消失。

十一、结果评价

（1）病人外阴皮肤愈合，能够主动实施促进健康的行为，保持外阴清洁、干燥。

（2）病人诉说外阴瘙痒症状减轻，不再搔抓外阴。

（3）病人描述自己的焦虑和焦虑的表现，接受医务人员指导，焦虑缓解或消失。

第二节　外阴部炎症

一、非特异性外阴炎

非特异性外阴炎（non-specific vulvitis）是由物理、化学因素而非病原体所致的外阴皮肤或黏膜的炎症。

（一）病因

外阴暴露于外，与尿道、肛门、阴道邻近，若不注意皮肤清洁，月经血、产后恶露、阴道分泌物、尿液、粪便等刺激均可引起外阴不同程度的炎症。其次为糖尿病病人的糖尿刺激、粪瘘病人的粪便刺激、尿瘘病人尿液长期浸渍等。此外，穿紧身化纤内裤、月经垫通透性差、外阴局部潮湿等均可引起外阴部炎症。

（二）临床表现

外阴皮肤黏膜瘙痒、疼痛、红肿、灼热感，于性交、活动、排尿、排便时加重。检查见外阴局部充血、肿胀、糜烂，常有抓痕，严重者形成溃疡或湿疹。慢性炎症者，外阴局部皮肤增厚、粗糙、皲裂等，甚至苔藓样变。

（三）处理原则

保持局部清洁、干燥，包括局部治疗和病因治疗。局部治疗应用抗生素；病因治疗，若发现糖尿病则积极治疗糖尿病；若有尿瘘、粪瘘，应及时行修补术。

（四）护理要点

1. 治疗指导

非特异性外阴炎病人的局部治疗可用 0.1% 聚维酮碘液或 1：5 000 高锰酸钾液坐浴，每日 1 ~ 2 次，每次 15 ~ 30 min，5 ~ 10 次为一个疗程。护士应教会病人坐浴的方法，包括浴液的配制、温度、坐浴的时间及注意事项。注意提醒病人浴液浓度不宜过浓，以免灼伤皮肤。坐浴时要使会阴部浸没于溶液中，月经期停止坐浴。坐浴后，局部涂抗生素软膏或紫草油。也可用中药水煎熏洗外阴部，每日 1 ~ 2 次。急性期病人还可选用微波或红外线进行局部物理治疗。

2. 健康教育

指导护理对象注意保持外阴的清洁、干燥，穿纯棉内裤并经常更换，做好经期、孕期、分娩期及产褥期卫生。勿饮酒，少食辛辣食物。外阴部严禁搔抓，勿用刺激性药物或肥皂擦洗。外阴溃破者要预防继发感染，使用柔软无菌会阴垫，减少摩擦和感染的机会。

二、前庭大腺炎

病原体侵入前庭大腺引起的炎症，称为前庭大腺炎（Bartholinitis）。前庭大腺位于两侧大阴唇后 1/3 深部，其直径为 0.5 ~ 1.0 cm，出口管长 1.5 ~ 2.0 cm，腺管开口于处女膜与小阴唇之间。外阴部受污染时，易发生炎症。育龄妇女多见，幼女及绝经后期妇女少见。

（一）病因

主要病原体为葡萄球菌、链球菌、大肠埃希菌、肠球菌等，随着性传播疾病发病率的增加，淋病奈瑟菌及沙眼衣原体已成为常见病原体。急性炎症发作时，病原体首先侵犯腺管，导致前庭大腺导管炎，腺管开口往往因肿胀或渗出物凝聚而阻塞，脓液不能外流、积存而形成脓肿，称为前庭大腺脓肿（abscess of Bartholin gland）。

（二）临床表现

炎症多发生于一侧。初起时局部肿胀、疼痛、灼烧感，行走不便，有时致大小便困难。部分病人出现发热等全身症状。检查见局部皮肤红肿、发热、压痛明显，患侧前庭大腺开口处有时可见白色脓点。当脓肿形成时，疼痛加剧，脓肿直径可达 3 ~ 6 cm，局部可触及波动感。当脓肿内压力增大时，表面皮肤发红、变薄，脓肿可自行破溃，若破孔大，可自行引流，炎症较快消退而痊愈；若破孔小，引流不畅，则炎症持续不消退，并可反复急性发作。发热病人可有腹股沟淋巴结不同程度增大。

（三）处理原则

根据病原体选择敏感的抗生素控制急性炎症；脓肿/囊肿形成后可切开引流并作造口术。

（四）护理要点

（1）急性期病人应卧床休息，保持局部清洁；由前庭大腺开口处取分泌物进行细菌培养和药敏试验，按医嘱给予抗生素及止痛剂。也可选用蒲公英、紫花地丁、金银花、连翘等局部热敷或坐浴。

（2）脓肿或囊肿切开术后，局部放置引流条引流，引流条需每日更换。外阴用消毒液常规擦洗，伤口愈合后，可改用坐浴。

三、前庭大腺囊肿

前庭大腺囊肿（Bartholin cyst）系因前庭大腺腺管开口部阻塞、分泌物积聚于腺腔而形成。前庭大腺囊肿可继发感染，形成脓肿并反复发作。

（一）病因

引起前庭大腺管阻塞的原因有：

（1）前庭大腺脓肿消退后，腺管口粘连闭塞，腺管阻塞，分泌物不能排出，脓液吸收后由黏液分泌物所代替。

（2）先天性腺管狭窄或腺腔内黏液浓稠分泌物排出不畅，导致囊肿形成。

（3）前庭大腺管损伤，如分娩时会阴与阴道裂伤后瘢痕阻塞腺管口，或会阴后一侧切开术损伤腺管。

（二）临床表现

前庭大腺囊肿多由小逐渐增大，囊肿多为单侧，也可为双侧。若囊肿小且无感染，病人可无自觉症状，往往于妇科检查时被发现；若囊肿大，可有外阴坠胀感或性交不适。检查见囊肿多呈椭圆形，大小不等，位于外阴部后下方，可向大阴唇外侧突起。

（三）处理原则

行前庭大腺囊肿造口术，造口术方法简单、损伤小，术后还能保留腺体功能。还可采用 CO_2。激光或微波行囊肿造口术。

（四）护理要点

同前庭大腺炎病人的护理。

第三节　阴道炎症

一、滴虫阴道炎

滴虫阴道炎（trichomonalvaginitis）是由阴道毛滴虫引起的阴道炎，是常见的性传播疾病。

（一）病因

滴虫呈梨形，体积约为多核白细胞的 2 ~ 3 倍，其顶端有 4 根鞭毛，体侧有波动膜，后端尖并有轴柱凸出，无色透明如水滴（图 5-4）。鞭毛随波动膜的波动而活动。其适宜在温度 25 ~ 40℃、pH 为 5.2 ~ 6.6 的潮湿环境中生长，在 pH5.0 以下或 7.5 以上的环境中则不生长。滴虫能在 3 ~ 5℃生存 21 日，在 46℃生存 20 ~ 60 min，在半干燥环境中生存约 10 h；在普通肥皂水中也能生存 45 ~ 120 min。月经前、后阴道 pH 发生变化，月经后接近中性，故隐藏在腺体及阴道皱襞中的滴虫于月经前、后常得以繁殖，引起炎症的发作。另外，妊娠期、产后等阴道环境也发生改变，适于滴虫生长繁殖。滴虫能消耗或吞噬阴道上皮细胞内的糖原，也可吞噬乳杆菌，阻碍乳酸生成，使阴道 pH 升高而有利于繁殖。滴虫阴道炎病人的阴道 pH 一般在 5.0 ~ 6.5，多数 > 6.0。滴虫不仅寄生于阴道，还常侵入尿道或尿道旁腺，甚至膀胱、肾盂以及男性的包皮皱褶、尿道或前列腺中。滴虫能消耗氧，使阴道成为厌氧环境，利于厌氧菌繁殖，约 60% 病人合并有细菌性阴道病。

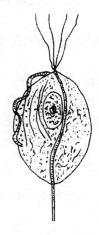

图 5-4　阴道毛滴虫

（二）传播方式

1. 经性交直接传播

经性交直接传播是主要的传播方式。由于男性感染滴虫后常无症状，易成为感染源。

2. 间接传播

经公共浴池、浴盆、浴巾、游泳池、坐式便器、衣物等间接传播，还可通过污染的器械及敷料传播。

（三）临床表现

潜伏期 4 ~ 28 日，25% ~ 50% 的病人感染初期无症状，主要症状是阴道分泌物增多及外阴瘙痒，间或有灼热、疼痛、性交痛等。典型分泌物是稀薄脓性、黄绿色，泡沫状伴有臭味。分泌物呈脓性是因分泌物中含有白细胞，若合并其他感染则呈黄绿色；泡沫状、有臭味是因滴虫无氧酵解碳水化合物，产生腐臭气体。瘙痒部位主要为阴道口及外阴。若合并尿道口感染，可有尿频、尿痛，有时可见血尿。阴道毛滴虫能吞噬精子，影响精子在阴道内存活，可致不孕。妇科检查可见病人阴道黏膜充血，严重者有散在出血斑点，甚至宫颈有出血斑点，形成"草莓样"宫颈，后穹隆有多量白带，呈泡沫状灰黄色、黄白色稀薄液体或黄绿色脓性分泌物。少数病人阴道内有滴虫存在而无炎症反应，阴道黏膜无异常，称为带虫者。

（四）处理原则

全身用药，主要治疗药物是甲硝唑和替硝唑。初次治疗可选择甲硝唑 2 g，单次口服；或替硝唑 2 g，单次口服。甲硝唑的治愈率为 90% ~ 95%，替硝唑治愈率为 86% ~ 100%。替代方案：甲硝唑 400 mg，每日 2 次，连服 7 日。

（五）护理要点

1. 指导病人自我护理

注意个人卫生，保持外阴部的清洁、干燥。勤换内裤，内裤、坐浴及洗涤用物应煮沸消毒 5 ~ 10 min 以消灭病原体，避免交叉和重复感染的机会。尽量避免搔抓外阴部以免皮肤破损。治疗期间禁止性生活。

2. 指导病人配合检查

告知病人取分泌物前 24 ~ 48 h 避免性交、阴道灌洗或局部用药。分泌物取出后应及时送检并注意保暖，否则滴虫活动力减弱，造成辨认困难。

3. 告知全身用药注意事项

甲硝唑口服后偶见胃肠道反应，如食欲减退、恶心、呕吐。此外，偶见头痛、皮疹、白细胞减少等，一旦发现应报告医师并停药。由于药物可抑制乙醇在体内氧化而产生有毒的中间代谢产物，因此，甲硝唑用药期间及停药 24 h 内、替硝唑用药期间及停药 72 h 内禁止饮酒。甲硝唑能通过乳汁排泄，用药期间及用药后 12 ~ 24 h 内不宜哺乳；替硝唑服药后 3 日内不宜哺乳。

4. 要求性伴侣同时治疗

滴虫阴道炎主要由性行为传播，性伴侣应同时进行治疗，治愈前避免无保护性交。

5. 随访及治疗失败者的处理

对症状持续存在或症状复发的病人进行随访及病原体检测。滴虫阴道炎病人再感染率高，患有滴虫性阴道炎的性活跃女性应在最初感染 3 个月后重新进行筛查。对初次治疗失败且排除再次感染者，按医嘱增加甲硝唑疗程及剂量仍有效。可重复应用甲硝唑 400 mg，每日 2 次，连服 7 日；若再次治疗仍失败，给予甲硝唑 2 g，每日 1 次，连服 5 日，同时进行耐药性监测。

6. 说明妊娠期治疗的注意事项

滴虫阴道炎可致胎膜早破、早产及低出生体重儿，治疗可采用甲硝唑 2 g 顿服，或甲硝唑 400 mg，每日 2 次，连服 7 日。治疗有症状的滴虫阴道炎孕妇可以减轻症状，减少传播，防止新生儿呼吸道和生殖道感染。但是目前关于甲硝唑治疗是否能够改善滴虫阴道炎的产科并发症及是否增加胎儿致畸率尚无统一结论，因此应用甲硝唑时，最好取得孕妇及其家属的知情同意。

二、外阴阴道假丝酵母菌病

外阴阴道假丝酵母菌病（vulvovaginal candidiasis，VVC）是由假丝酵母菌引起的外阴阴道炎症，曾称为外阴阴道念珠菌病，发生率高，国外资料显示：约 75% 妇女一生中至少患过 1 次外阴阴道假丝酵母菌病，其中 40% ~ 45% 妇女经历过 2 次或以上的发病。

（一）病因

80% ~ 90% 的病原体为白假丝酵母菌，10% ~ 20% 为非白假丝酵母菌（光滑假丝酵母菌、近平滑假丝酵母菌、热带假丝酵母菌等）引起。酸性环境适宜假丝酵母菌生长，假丝酵母菌感染的病人阴道 pH 多在 4.0 ~ 4.7，通常 < 4.5。假丝酵母菌对热的抵抗力不强，加热至 60℃后 1 h 即可死亡，但对于干

燥、日光、紫外线及化学制剂等抵抗力较强。

白假丝酵母菌是有酵母相和菌丝相的双相菌。酵母相为芽生孢子，在无症状寄居和传播中起作用；菌丝相为芽生孢子伸长成假菌丝，侵袭组织能力强。白假丝酵母菌为条件致病菌，10%～20%非孕妇女及30%～40%孕妇阴道中有此菌寄生，但数量极少，且呈酵母相，并不引起症状。只有在全身及阴道局部免疫能力下降、假丝酵母菌大量繁殖并转变为菌丝相才出现症状。常见发病诱因有：①长期应用抗生素，抑制了乳杆菌生长，有利于假丝酵母菌繁殖。②妊娠时机体免疫力下降，雌激素水平高，阴道组织内糖原增加，酸度增高，有利于假丝酵母菌生长。③糖尿病病人机体免疫力下降，阴道内糖原增加，适合假丝酵母菌繁殖。④大量应用免疫抑制剂，如皮质类固醇激素或免疫缺陷综合征，使机体的抵抗力降低。⑤其他诱因有胃肠道假丝酵母菌、应用含高剂量雌激素的避孕药、穿紧身化纤内裤和肥胖等，后者可使会阴局部的温度及湿度增加，易于假丝酵母菌繁殖。

（二）传播方式

1. 内源性感染

为主要感染途径，假丝酵母菌除作为条件致病菌寄生于阴道外，还可寄生于人的口腔、肠道，当局部环境条件适合时易发病，这3个部位的假丝酵母菌可互相传染。

2. 性交传染

部分病人可通过性交直接传染。

3. 间接传染

少数病人是接触感染的衣物而间接传染。

（三）临床表现

主要为外阴瘙痒、灼痛、性交痛以及尿痛，部分病人阴道分泌物增多。尿痛特点是排尿时尿液刺激水肿的外阴及前庭导致疼痛。阴道分泌物由脱落上皮细胞和菌丝体、酵母菌和假丝菌组成，其特征是白色稠厚呈凝乳或豆腐渣样。妇科检查可见外阴红斑、水肿，常伴有皮肤抓痕，严重者可见皮肤皲裂、表皮脱落。阴道黏膜红肿，小阴唇内侧及阴道黏膜附有白色块状物，擦除后露出红肿黏膜面，急性期还可见到糜烂及浅表溃疡。

目前根据其流行情况、临床表现、微生物学、宿主情况而分为单纯性VVC和复杂性VVC，见表5-1。10%～20%的妇女表现为复杂性VVC。一年内有症状并经真菌学证实的VVC发作4次或以上，称为复发性外阴阴道假丝酵母菌病（recurrent vulvovaginal candidiasis，RVVC），发生率约为5.96%。其中VVC的临床表现按VVC评分标准划分（2012年中华医学会妇产科分会感染协作组修订），评分≥7分为重度VVC，而<7分为轻、中度VVC，见表5-2。

表5-1　VVC临床分类

	单纯性VVC	复杂性VVC
发生频率	散发或非经常发作	复发性
临床表现	轻到中度	重度
真菌种类	白假丝酵母菌	非白假丝酵母菌
宿主情况	免疫功能正常	免疫功能低下、应用免疫抑制剂、未控制的糖尿病、妊娠

表5-2　VVC临床评分标准

评分项目	0	1分	2分	3分
瘙痒	无	偶有发作，可被忽略	能引起重视	持续发作，坐立不安
疼痛	无	轻	中	重
阴道黏膜充血、水肿	无	轻	中	重
外阴抓痕、皲裂、糜烂	无	/	/	有
分泌物量	无	较正常多	量多，无溢出	夏多，有溢出

（四）处理原则

消除诱因，包括积极治疗糖尿病，及时停用广谱抗生素、雌激素及皮质类固醇激素。根据病人具体情况选择局部或全身应用抗真菌药物。单纯性 VVC 主要以局部短疗程抗真菌药物为主，复杂性 VVC 病人可采用强化治疗及巩固治疗。严重 VVC 者，外阴局部可应用低浓度糖皮质激素软膏或唑类霜剂。

（五）护理要点

1. 健康指导

与病人讨论发病的因素及治疗原则，积极配合治疗方案；培养健康的卫生习惯，保持局部清洁；避免交叉感染。勤换内裤，用过的内裤、盆及毛巾均用开水烫洗。

2. 用药护理

要向病人说明用药的目的与方法，取得配合，按医嘱完成正规疗程。指导病人正确用药。需要阴道用药的病人应洗手后戴手套，用示指将药沿阴道后壁推进达阴道深部，为保证药物局部作用时间，宜在晚上睡前放置。为提高用药效果，可用 2% ~ 4% 碳酸氢钠液坐浴或阴道冲洗后用药。对 RVVC 病人，治疗期间应定期复查监测疗效及药物副作用，一旦发现副作用，立即停药。妊娠期合并感染者以局部治疗为主，以 7 日疗法效果为佳。禁止口服唑类药物。

（1）单纯性 VVC 主要以局部短疗程抗真菌药物为主，唑类药物的疗效高于制霉菌素。可选用下列药物之一放于阴道内：①咪康唑栓剂，每晚 1 粒（200 mg），连用 7 日；或每晚 1 粒（400 mg），连用 3 日；或 1 粒（1 200 mg），单次用药。②克霉唑栓剂，每晚 1 粒（100 mg），塞入阴道深部，连用 7 日；或 1 粒（500 mg），单次用药。③制霉菌素栓剂，每晚 1 粒（10 万 u），连用 14 日。复杂性 VVC 病人局部用药可采用强化治疗；严重 VVC 者，外阴局部可应用低浓度糖皮质激素软膏或唑类霜剂。

单纯性 VVC 病人若不能耐受局部用药、未婚妇女及不愿采用局部用药者，可选用口服药物。常用药物是氟康唑 150 mg，顿服。严重 VVC 病人，若选择口服氟康唑 150 mg，则 72 h 后加服 1 次。

（2）RVVC 的抗真菌治疗分为强化治疗及巩固治疗。根据真菌培养和药物敏感试验选择药物。在强化治疗达到真菌学阴性后，给予巩固治疗至半年。强化治疗若为阴道局部治疗，可选咪康唑栓剂，每晚 1 粒（400 mg），连用 6 日；若为全身用药，可口服氟康唑 150 mg，第 4 日、第 7 日各加服 1 次。巩固治疗方案：目前国内外尚无成熟方案，若为每月规律发作者，可于发作前预防用药 1 次，连续 6 个月。

3. 性伴侣治疗

约 15% 男性与女性病人接触后患有龟头炎，对有症状男性应进行假丝酵母菌检查及治疗，预防女性重复感染。

4. 随访

若症状持续存在或诊断后 2 个月内复发者，需再次复诊。对 RVVC 病人，在治疗结束后 7 ~ 14 日、1 个月、3 个月和 6 个月各随访 1 次，后两次随访时，建议进行真菌培养。

三、萎缩性阴道炎

萎缩性阴道炎（atrophic vaginitis）常见于自然绝经或人工绝经后妇女，也可见于产后闭经或药物假绝经治疗的妇女。

（一）病因

绝经后妇女因卵巢功能衰退，雌激素水平降低，阴道壁萎缩，黏膜变薄，上皮细胞内糖原含量减少，阴道内 pH 增高，多为 5.0 ~ 7.0，嗜酸性的乳杆菌不再为优势菌，局部抵抗力降低，其他致病菌过度繁殖或外源性致病菌容易入侵而引起炎症。

（二）临床表现

主要症状为外阴灼热不适、瘙痒及阴道分泌物增多。阴道分泌物稀薄，呈淡黄色，感染严重者呈血样脓性白带。由于阴道黏膜萎缩，可伴有性交痛。妇科检查可见阴道呈萎缩性改变，上皮皱襞消失、萎缩、菲薄。阴道黏膜充血，常伴有散在小出血点或点状出血斑，有时见浅表溃疡。溃疡面可与对侧粘连，严重时造成阴道狭窄甚至闭锁，若炎症分泌物引流不畅，可形成阴道积脓或宫腔积脓。

（三）处理原则

治疗原则为应用抗生素抑制细菌生长；补充雌激素增强阴道抵抗力。

（四）护理要点

1. 加强健康教育

注意保持会阴部清洁，勤换内裤，出现症状应及时到医院就诊。

2. 用药护理

使病人理解用药的目的、方法与注意事项，主动配合治疗过程。阴道局部应用抗生素，如诺氟沙星100 mg，放入阴道深部，每日1次，7 ~ 10日为1个疗程。也可选用中药，如保妇康栓等。对于阴道局部十分明显者，可应用润滑剂。通常在阴道冲洗后进行阴道局部用药。病人可采用1%乳酸或0.5%醋酸冲洗阴道，1次/日，以增加阴道酸度，抑制细菌生长繁殖。本人用药有困难者，指导其家属协助用药或由医务人员帮助使用。

雌激素制剂可局部给药，可用雌三醇软膏局部涂抹，每日1 ~ 2次，14日为1个疗程；或选用兼有广谱抗菌作用及局部雌激素样作用的制剂，如氯喹那多普罗雌烯阴道片。也可全身用药，对于同时需要性激素替代治疗的病人，可口服替勃龙，2.5 mg，每日1次。乳腺癌或子宫内膜癌病人要慎用雌激素。

四、细菌性阴道病

细菌性阴道病（bacterial vaginosis， BV）是阴道内正常菌群失调引起的一种混合感染，但临床及病理特征无炎症改变。

（一）病因

正常阴道微生物群中以乳杆菌为优势菌，乳杆菌不但能够维持阴道的酸性环境，还能产生 H_2O_2、细菌素等抗微生物因子，可抑制致病菌微生物的生长；同时，通过竞争排斥机制阻止致病微生物黏附于阴道上皮细胞，维持阴道微生态平衡。频繁性交、多个性伴侣或阴道灌洗等情况下，乳杆菌减少，导致其他微生物大量繁殖，主要有加德纳菌、厌氧菌（动弯杆菌、普雷沃菌、紫单胞菌、类杆菌、消化链球菌等）以及人型支原体，其中以厌氧菌居多，这些微生物的数量可增加100 ~ 1 000倍。随着这些微生物的繁殖，其代谢产物使阴道分泌物的生化成分发生相应改变，pH升高，胺类物质（尸胺、腐胺、三甲胺）、有机酶以及一些酶类（黏多糖酶、唾液酸酶、IgA蛋白酶等）增加。胺类物质可使阴道分泌物增多并有臭味。酶和有机酸可破坏宿主的防御机制，如溶解宫颈黏液，使致病微生物更易进入上生殖道，引起炎症。

（二）临床表现

多发生在性活跃期妇女。10% ~ 40%病人无临床症状。有症状者表现为阴道分泌物增多，伴有鱼腥臭味，性交后加重，可出现轻度外阴瘙痒或烧灼感。检查可见阴道分泌物呈灰白色，均匀一致，稀薄，常黏附于阴道壁，但黏度很低，容易将分泌物从阴道壁拭去，阴道黏膜无充血的炎症表现。

细菌性阴道病还可引起子宫内膜炎、盆腔炎、子宫切除术后阴道断端感染，妊娠期细菌性阴道病可导致绒毛膜炎、胎膜早破、早产。

（三）处理原则

有症状者均需治疗，无症状者除早产高风险孕妇外，一般不需治疗。治疗选用抗厌氧菌药物，主要药物有甲硝唑和克林霉素。局部用药与口服药物疗效相似，治愈率80%左右。

（四）护理要点

1. 指导病人自我护理

注意个人卫生，保持外阴部清洁、干燥，尽量避免搔抓外阴部致皮肤破损。勤换内裤，出现症状应及时诊断并治疗。

2. 用药护理

向病人说明药物治疗的目的、方法，指导病人正确用药。口服药物首选甲硝唑400 mg，每日2次，口服，共7日。替代方案：替硝唑2 g，口服，每日1次，连服3日；或替硝唑1 g，口服，每日1次，连服 5 日；或克林霉素 300 mg，每日 2 次，连服 7 日。阴道局部用药，如甲硝唑栓剂 200 mg，每晚 1 次，连用 7 日；或 2% 克林霉素软膏阴道涂布，每次 5 g，每晚 1 次，连用 7 日。任何有症状的细菌性阴道病孕妇及无症状早产高风险孕妇均需筛查及治疗。用药为甲硝唑或克林霉素，剂量及用药时间同非孕妇女。

3. 随访指导

治疗后无症状者不需常规随访。对妊娠合并 BV 需要随访治疗效果。细菌性阴道病复发较常见，对症状持续或症状重复出现者，应告知病人复诊，接受治疗。

第四节 子宫颈炎症

子宫颈炎症（cervicitis）是妇科常见的疾病之一，包括宫颈阴道部炎症及宫颈管黏膜炎症。临床上多见的是急性子宫颈管黏膜炎，若急性子宫颈管黏膜炎未经及时诊治或病原体持续存在，可导致慢性子宫颈炎症。

一、急性子宫颈炎

急性子宫颈炎（acute cervicitis），又称急性宫颈炎，是指以宫颈管黏膜柱状上皮感染为主，局部充血、水肿，上皮变性、坏死，黏膜、黏膜下组织、腺体周围见大量中性粒细胞浸润，腺腔中可有脓性分泌物。急性子宫颈炎可由多种病原体引起，也可由物理因素、化学因素刺激或机械性子宫颈损伤、子宫颈异物伴发感染所致。

（一）病因

正常情况下，宫颈具有多种防御功能，是阻止病原菌进入上生殖道的重要防线。但因宫颈容易受性交、分娩、流产或手术操作的损伤；同时，宫颈管单层柱状上皮抗感染能力较差，容易发生感染。因宫颈阴道部鳞状上皮与阴道鳞状上皮相延续，阴道炎症可引起宫颈阴道部炎症。

急性子宫颈炎的病原体包括性传播疾病病原体和内源性病原体。性传播疾病病原体，如沙眼衣原体、淋病奈瑟菌，主要见于性传播疾病的高危人群。沙眼衣原体及淋病奈瑟均可感染子宫颈管柱状上皮，沿黏膜面扩散引起浅层感染，病变以子宫颈管明显。除子宫颈管柱状上皮外，淋病奈瑟菌还常侵袭尿道移行上皮、尿道旁腺及前庭大腺。内源性病原体主要包括需氧菌和厌氧菌，部分子宫颈炎的病原体是引起细菌性阴道病的病原体。也有部分病人的病原体不清楚。

（二）临床表现

大部分病人无症状，有症状者主要表现为阴道分泌物增多，呈黏液脓性，阴道分泌物刺激可引起外阴瘙痒及灼热感。此外，可出现经间期出血、性交后出血等症状。若合并尿路感染，可出现尿急、尿频、尿痛等症状。妇科检查可见宫颈充血、水肿、黏膜外翻，有黏液脓性分泌物附着，甚至从宫颈管流出，子宫颈管黏膜质脆，容易诱发出血。若为淋病奈瑟菌感染，因尿道旁腺、前庭大腺受累，可见尿道口、阴道口黏膜充血、水肿以及多量脓性分泌物。

（三）处理原则

主要为抗生素药物治疗。对有性传播疾病高危因素的病人，即使未获得病原体检测结果，也可立即给予经验性抗生素治疗；有病原体检测结果者，则选择针对病原体的抗生素。

（四）护理要点

1. 一般护理

加强会阴部护理，保持外阴清洁、干燥，减少局部摩擦。

2. 抗生素用药指导

指导病人按医嘱及时、足量、规范的应用抗生素。

（1）对于有性传播疾病高危因素的病人（年龄 < 25 岁，有多个性伴或新性伴，并且为无保护性交），未获得病原体检测结果前，针对沙眼衣原体，可给予阿奇霉素 1 g，单次口服；或多两环素 100 mg，

每日 2 次，连服 7 日。

（2）对于获得病原体者，选择针对病原体的抗生素。①单纯急性淋病奈瑟菌性子宫颈炎病人，常用药物有第三代头孢菌素，如头孢曲松钠 250 mg，单次肌内注射；或头孢噻肟钠 1 g，单次肌内注射；对不能接受头孢菌素者，可选择氨基糖苷类抗生素中的大观霉素 4 g，单次肌内注射。②沙眼衣原体感染所致子宫颈炎病人，治疗药物主要有四环素类，如多西环素 100 mg，每日 2 次，连服 7 日；红霉素类，如阿奇霉素 1 g，单次顿服。③由于淋病奈瑟菌感染常伴有衣原体感染，因此，淋菌性子宫颈炎治疗时除选用抗淋病奈瑟菌药物外，同时应用抗衣原体感染药物。④合并细菌性阴道病的病人，应同时治疗细菌性阴道病，否则将导致子宫颈炎持续存在。

3. 性伴侣的处理

告知病原体为沙眼衣原体及淋病奈瑟菌的子宫颈炎病人，其性伴侣应进行相应的检查及治疗。

4. 随访症状持续存在者

应告知治疗后症状持续存在者随诊。对持续性宫颈炎症病人，协同医生对其进行全面评估，分析原因，调整治疗方案。包括了解有无再次感染性传播疾病，性伴侣是否已进行治疗，阴道菌群失调是否持续存在等。

二、慢性子宫颈炎

慢性子宫颈炎症（chronic cervicitis），又称慢性宫颈炎，指子宫颈间质内有大量淋巴细胞、浆细胞等慢性炎细胞浸润，可伴有子宫颈腺上皮及间质的增生和鳞状上皮化生。慢性子宫颈炎症可由急性子宫颈炎症迁延而来，也可为病原体持续感染所致，病原体与急性子宫颈炎相似。

（一）病理

1. 慢性子宫颈管黏膜炎

宫颈管黏膜皱襞较多，柱状上皮抵抗力弱，感染后容易形成持续性子宫颈黏膜炎，表现为子宫颈管黏液及脓性分泌物，反复发作。

2. 子宫颈息肉

宫颈管黏膜增生形成的局部突起病灶，称为宫颈息肉。息肉可为一个或多个不等，色红，呈舌型，质软而脆，可有蒂，蒂宽窄不一，根部可附在子宫颈外口，也可在子宫颈管内。光镜下见息肉表面被覆高柱状上皮，间质水肿、血管丰富以及慢性炎性细胞浸润。子宫颈息肉极少恶变，但切除的子宫颈息肉应送病理组织学检查，以与子宫的恶性肿瘤鉴别。

3. 子宫颈肥大

宫颈比正常大。慢性炎症的长期刺激可导致子宫颈腺体及间质增生。此外，子宫颈深部的腺囊肿也可使子宫颈呈不同程度肥大，质地变硬。

（二）临床表现

慢性子宫颈炎多无症状，少数病人可有阴道分泌物增多，呈淡黄色或脓性，偶有分泌物刺激引起外阴瘙痒或不适，或有性交后出血，月经间期出血。妇科检查可见子宫颈呈糜烂样改变，或有黄色分泌物覆盖子宫颈口或从子宫颈口流出，也可表现为子宫颈息肉或子宫颈肥大。子宫颈糜烂样改变是一个临床征象，可由生理性原因引起，即子宫颈的生理性柱状上皮异位，多见于青春期、生育年龄妇女雌激素分泌旺盛者、口服避孕药或妊娠期。由于雌激素的作用，鳞柱交界部外移，子宫颈局部呈糜烂样改变。也可为病理性改变，除慢性子宫颈炎外，子宫颈上皮内瘤变、甚至早期子宫颈癌也可呈现子宫颈糜烂性改变。因此，对于子宫颈糜烂样改变者需进行子宫颈细胞学检查和（或）HPV检测，必要时行阴道镜及活组织检查，以除外子宫颈上皮内瘤变或子宫颈癌。

（三）处理原则

先筛查，除外子宫颈上皮内瘤变和子宫颈癌；后针对不同病变采取不同的治疗方法。对宫颈糜烂样改变者，若为无症状的生理性柱状上皮异位，则无须处理。对宫颈糜烂样改变伴有分泌物增多、乳头状增生或接触性出血者，可给予局部物理治疗，包括激光、冷冻、微波等方法，也可给予中药保妇康治疗或其作为物理治疗前后的辅助治疗。

（四）护理要点

1. 一般护理

加强会阴部护理，保持外阴清洁、干燥，减少局部摩擦。

2. 物理治疗注意事项

临床常用的物理治疗方法有激光治疗、冷冻治疗、红外线凝结疗法及微波疗法等。其原理都是将宫颈糜烂面的单层柱状上皮破坏，结痂脱落后新的鳞状上皮覆盖创面，为期 3 ~ 4 周，病变较深者，需 6 ~ 8 周，宫颈恢复光滑外观。接受物理治疗的病人应注意：①治疗前应常规行宫颈癌筛查。②有急性生殖器炎症者列为禁忌。③治疗时间选择在月经干净后 3 ~ 7 日内进行。④物理治疗后应每日清洗外阴 2 次，保持外阴清洁，在创面尚未愈合期间（4 ~ 8 周）禁盆浴、性交和阴道冲洗。⑤病人治疗后均有阴道分泌物增多，在宫颈创面痂皮脱落前，阴道有大量黄水流出，在术后 1 ~ 2 周脱痂时可有少量血水或少许流血，若出血量多，需急诊处理，局部用止血粉或压迫止血，必要时加用抗生素。⑥一般于两次月经干净后 3 ~ 7 日复查，了解创面愈合情况，同时注意观察有无宫颈管狭窄。未痊愈者可择期再作第二次治疗。

3. 采取预防措施

①积极治疗急性宫颈炎。②定期做妇科检查，发现急性宫颈炎症者及时治疗并达到痊愈。③提高助产技术，避免分娩时或器械损伤宫颈。④产后发现宫颈裂伤应及时正确缝合。

微信扫码
◆临床科研
◆医学前沿
◆临床资讯
◆临床笔记

第六章

女性生殖系统肿瘤病人的护理

第一节　腹部手术病人的一般护理

在妇产科工作中，妇产科腹部手术成为妇科疾病常用的一种治疗手段，是妇科肿瘤病人的主要治疗手段之一。妇产科腹部手术按手术范围主要分为剖腹探查术、剖宫产术、附件切除术、次全子宫切除及附件切除术、子宫全切除及附件切除术、子宫根治术、肿瘤细胞减灭术等。根据手术的急缓程度，可分为择期手术、限期手术、急诊手术三种。妇科手术是治疗妇科疾病的重要手段，充分做好术前准备和术后护理，是保证手术顺利进行、病人术后早日康复的有利保证。

一、腹部手术前的护理

（一）护理评估

1. 健康史

询问病人既往健康状况、月经史、婚育史、药物或其他过敏史、饮食及生活习惯等；了解病人所患疾病和拟施行手术的名称、范围，目前需要解决的主要问题、病人睡眠质量和对手术了解情况等。

2. 身体状况

了解病人的主要症状，测量体温、脉搏、呼吸及血压，如体温高于37.5℃，病人可能有感染；脉搏、血压异常，可能有心血管病变；对于生命体征异常的病人应立即查明原因，经处理后再实施手术；了解病人有无营养不良、贫血、上呼吸道感染及皮肤感染；询问病人月经来潮情况；评估病人阴道流血、阴道排液、腹痛和腹部肿块的情况；全身体格检查确定病人能否耐受手术。

3. 心理状况

了解病人术前的心理状态和手术合作程度。由于病人对生殖器官功能的认识不足，担心手术中身体的过分暴露，手术后可能会失去女性特征，丧失某些重要功能，过早衰老或影响夫妻关系，甚至担忧手术有夺去生命的危险，从而感到悲观、焦虑、恐惧等心理应激，表现为被动、依赖，甚至抵触，影响术后康复。多数受术者会对手术产生担忧、紧张、消极、悲观等不良心理状态。

4. 辅助检查

血、尿及大便常规，出、凝血时间，血型、交叉配血、血液电解质、B超检查、胸部X片、肝及肾功能测定及心电图检查，了解重要器官的功能状态。

（二）护理诊断

1. 焦虑

与担心手术预后有关。

2. 知识缺乏

缺乏有关术前准备、麻醉和护理的知识。

3. 抉择冲突

与对手术方式、范围的决定困难有关。

（三）护理措施

1. 一般护理

（1）休息

术前应保证病人得到充分休息，以减轻病人的焦虑程度，可遵医嘱给病人适量镇静药物，如异戊巴比妥（阿米妥）、地西泮（安定）等。并为病人提供安静、舒适的环境，保证病人充足的睡眠，使病人产生心理上的安全感，提高手术的耐受力，以利于身体的康复。术前 1 天晚上，夜班护士应注意巡视病房，了解病人的睡眠情况，注意动作轻柔，说话声音小，以免影响病人休息。若病人睡眠欠佳，必要时可再次给予镇静药物，应在用药前 4 h 以上再进行手术，以减少这些药物的协同作用。

（2）饮食

术前病人的营养状况直接影响病人麻醉、手术的耐受力及术后的康复程度。术前应指导病人进高蛋白质、高热量、高维生素等营养素含量丰富全面的食物，如年老体弱、贫血、营养不良者应静脉补充营养或输入鲜血为术前做好准备，以免影响切口愈合。

（3）术前指导

①向病人和其家属解释相关手术目的、名称、范围、麻醉方式及术中和术后可能出现的情况及应对措施，得到病人和其家属的理解、支持及配合，并取得病人或其家属正式签字的手术同意书。

②向病人宣教健康知识，如子宫切除术或双侧卵巢切除术后不再来月经，卵巢切除后会出现围绝经期综合征，必要时补充雌激素；卵巢切除一侧，保留另一侧还会来月经；子宫肌瘤则根据肌瘤的数目、大小和病人的年龄采取不同的手术；告知术前皮肤准备和术前禁食、禁饮的目的，术后尽早下床活动可促进肠功能恢复，增进食欲，预防坠积性肺炎等并发症。下地活动的时间因人而异，通常术后 24 h 便可下床活动，病情严重者可适当延迟。早期活动需扶持，运动量量力而行。

③介绍术后可能留置导尿管、引流管、氧气管等的目的及意义，使病人在了解手术的基础上做好护理配合。

④术前教会病人做胸式呼吸运动和有效咳嗽、咳痰。方法是请病人坐在床边，放松腹部肌肉，用双手捧住切口两侧以胸式呼吸用力咳嗽、咳痰，让病人术前重复训练，直到病人掌握为止。指导病人在床上练习使用便器，以免术后发生排尿困难。教会病人在别人协助下进行床上漱口、翻身、肢体运动及上下床活动，以利于术后康复。

2. 病情监测

若出现体温过高者提示病人体内可能有感染。对血压过高者应明确血压波动范围、性质及原因，同时估计心、脑、肾等重要器官是否受累及受损程度，及时处理后再手术。

手术日晨，护士应测病人生命体征，询问病人的自我感受。如病人有感冒、发热、血压升高或月经来潮等应立即通知医生推迟手术，若非急诊手术，应重新确定手术时间，并向病人及其家属说明原因，得到病人及其家属的理解。

3. 心理护理

（1）大多数手术病人都存在不同程度的紧张、害怕、恐惧、焦虑心理，过度的紧张会导致中枢神经及交感神经系统过度活动，降低病人对麻醉和手术耐受力，所以护士应细心地了解病人的心理状态，耐心解答病人及其家属的疑问，纠正病人的错误认识，用通俗易懂的语言向病人解释手术的必要性、重要性、术前准备的内容及目的。介绍手术医生的简况和手术成功的病例，通过护士与病人之间的沟通交流，使病人对手术的过程有一完整的了解，从而消除病人的顾虑和焦虑。

（2）医护人员应注意为病人提供发问的机会，并安排与她接受同样手术且已经康复的病友交谈。提醒病人家属按病人要求让她所期望的人前来探望、陪护，提供心理上的支持，但要注意避免过频的探望，以保证病人有足够的休息时间。

（3）手术室护士应在术前 1 天到病房向主管医生、护士了解病人的情况，使病人与手术室护士有一定的接触。手术室护士将手术的环境、麻醉的方式及手术的过程向病人介绍。使护理从病房到手术室，消除病人的焦虑、恐惧心理，以取得其积极配合，保证手术的顺利进行。

4. 治疗护理

（1）皮肤准备：术前 1 天应进行淋浴、更衣、剪指甲等个人卫生环节，然后以顺毛、短刮的方式进行手术区域剃毛备皮，其范围是上至剑突、两侧至腋中线，下达大腿上 1/3 处及外阴部的皮肤，并清洁脐部。备皮完毕后用温水洗净、拭干，以消毒治疗巾包裹手术野。

（2）胃肠道准备：一般手术，术前 1 天用肥皂水或生理盐水灌肠 1 ~ 2 次，或口服番泻叶水代替，使病人排便 3 次以上。术前 8 h 禁食，术前 4 h 禁饮，以保证胃彻底排空，减轻手术中因牵拉内脏引起恶心、呕吐反应，也使术后肠道得以休息，促使肠功能恢复。可能涉及肠道或阴部手术，如卵巢癌所做的肿瘤减灭术，术前 3 天起进食无渣半流质饮食，遵医嘱给肠道抗生素，术前 1 天进行清洁灌肠，直到排出的灌肠液中无大便残渣。

（3）阴道准备：用于经腹子宫全切术的病人，术前 3 天每日用 1：5 000 的高锰酸钾溶液或 1：1 000 的苯扎溴铵溶液做阴道灌洗或坐浴。手术日用消毒液进行阴道、子宫颈、穹窿部的消毒，并用大棉签蘸干，全子宫切除术者用 1% 甲紫溶液涂于子宫颈及阴道穹窿部。

（4）术日晨让病人取下非固定义齿、发夹、首饰等，并交家属或护士长保管。常规留置导尿管，保持引流通畅，以免术中损伤膀胱、术后导致尿潴留等并发症。

（5）术前半小时注射基础麻醉药，常用苯巴比妥和阿托品，以缓解病人的紧张情绪并减少唾液腺分泌，防止支气管痉挛等。

（6）病房护士根据病人手术种类和麻醉方式，铺好麻醉床，床旁准备好监护仪、负压吸引、输液装置及各种抢救物品。

（7）其他：护士要认真核对受术者生命体征、出血时间、凝血时间、肝肾功能、心电图、交叉配血试验结果、药物敏感试验结果等，若有异常立即报告医生。确保病人术前处于最佳的身心状态。

二、腹部手术后的护理

术后护理的目的是尽快恢复病人正常心理和生理功能，减轻病人的痛苦和不适，防止术后并发症的发生，帮助病人早日康复。

（一）护理评估

1. 健康史

值班护士与手术室护士及麻醉师进行床边交班，应详细查阅手术记录。了解手术经过、方式及范围，术中出血量、尿量、输液量、有无输血、麻醉用药及有无特殊情况。

2. 身体状况

立即测量病人的血压、脉搏、呼吸；观察病人的呼吸频率、深度，计数脉率、节律是否整齐、脉搏是否有力；观察病人的神志、精神状态了解全麻病人的麻醉恢复情况；一般术后 24 h 内，麻醉作用消失后伤口疼痛尤为显著，术后 2 ~ 3 d 减轻；腹胀于手术 2 ~ 3 d 肠道排气后减轻；由于妇科腹部手术病人常留置导尿管及腹腔、盆腔引流管，应注意观察引流管、导尿管是否通畅，记录引流液及尿液的量、颜色、性质；观察病人的腹壁切口敷料是否干燥，有无渗血、渗液及红肿，麻醉针孔处是否渗血；病人的皮肤骨突出部位有无压红和下肢感觉是否已恢复等；还应注意观察病人的阴道流血及分泌物的情况。

3. 心理状况

病人往往对手术成功与否表现出极大的关心，有无并发症；因手术后出现的疼痛及其他不适而产生紧张、焦虑、不安、失眠等情绪反应；病人和其家属对手术后康复、性生活恢复表示担忧。

（二）护理诊断

1. 疼痛

与手术创伤有关。

2. 生活自理缺陷

与伤口疼痛、持续留置导尿管及引流管有关。

3. 有体液不足的危险

与可能出现术后出血及摄入量不足有关。

4. 有感染的危险

与手术后机体抵抗力下降有关。

（三）护理措施

1. 一般护理

（1）体位

术后体位应根据病人手术及麻醉方式决定卧位。全麻病人未清醒前专人守护，去枕平卧，将头偏向一侧，保持呼吸道通畅以防止舌后坠引起窒息和呕吐物、分泌物呛入气管引起吸入性肺炎，清醒后可根据病人需要选择舒适的卧位。蛛网膜下腔麻醉者去枕平卧12 h；硬膜外麻醉者去枕平卧6～8 h。如果病人病情稳定，术后第2天改为半卧位，其优点是使腹肌松弛、减轻腹壁切口张力，缓解疼痛；使膈肌下降，肺扩张，增加肺通气量，有利于呼吸、咳嗽、排痰，减少术后肺部并发症的发生；半卧位还有利于腹腔引流，让术后腹腔内血性液体或炎性积液以重力作用局限在直肠子宫陷凹，防止对膈肌的激惹，减少对脏器的刺激；将炎症局限于盆腔可减少毒性物质吸收所致的全身反应。同时应注意观察病人意识和肢体感觉的恢复情况；帮助病人维持正确的卧位。鼓励病人活动肢体，每15 min进行一次腿部运动，避免下肢静脉血栓形成；每2 h翻身、咳嗽、深呼吸一次，有利于改善循环和促进良好的呼吸功能。

（2）休息与活动

护士应为病人提供安静舒适的休养环境，注意保暖，限制陪伴，说话低声，保证病人得到充分休息和睡眠。同时鼓励卧床病人应多翻身，多进行肢体活动；拔出导尿管后应尽早下床活动，促使血液循环，防止静脉血栓的形成。减少肺部并发症，促进肠道功能的恢复，避免肠粘连的发生。

（3）留置管的护理

术后应注意观察留置导尿管是否通畅，特别是观察尿量、色、质以判断有无输尿管和膀胱的损伤。术后病人每小时尿量至少50 mL，一般术后24 h拔除导尿管。留置导尿管期间应注意保持外阴部的清洁、干燥，避免发生泌尿系统感染。若有些手术病人术后在盆腔、腹腔留置引流管，应注意观察引流管是否通畅以及引流液的量、颜色及性状并记录。以便术后观察病情。

（4）饮食

术后的营养状况直接影响病人肠道功能的恢复及机体的康复过程，在静脉补充营养的基础之上，鼓励能进食的病人应进高营养、高蛋白质、高维生素的食物，使其有足够的体力进行活动，促使肠道功能的恢复，满足术后机体康复的需要。没有涉及肠道的手术病人，手术后6 h进流质饮食，应避免牛奶、糖、豆浆、甜果汁等产气食物，以免肠胀气。待肠功能恢复，肛门排气以后给予病人半流质饮食，以后逐渐过渡到普食；涉及肠道的手术病人，手术后应禁食至肠道功能恢复，肛门排气后才能进流质饮食，逐渐改为半流质饮食、普食。

2. 病情监测

（1）生命体征

一般术后应每0.5～1 h监测血压、脉搏、呼吸1次，至少监测6次，情况平稳后改为每4～6 h观察1次，直到正常后3天。同时注意病人的意识、面色、末梢循环及切口、阴道有无流血等，发现异常情况应立即通知医生。术后由于机体对手术创伤的反应，术后1～2 d体温可升高，一般不超过38℃，若术后持续高热或体温正常后再次升高，则提示切口、肺部、泌尿道等部位可能有感染。

（2）观察麻醉的恢复

手术结束，停止麻药6 h后麻醉作用消失，全麻病人应观察意识恢复情况，腰麻和硬膜外麻醉的病人应观察下肢感觉的恢复。有的病人还可能出现意识模糊、嗜睡、躁动，应注意加强护理，采取必要的护理措施。遵医嘱给予对症治疗和氧气吸入。

（3）观察切口情况

术后应观察病人腹壁切口有无渗血、渗液及红、肿、热、痛或敷料脱落，及时更换敷料，协助医生无菌换药，遵医嘱使用抗生素。

3. 心理护理

疼痛是术后主要的护理问题，也是术后前3天不良反应的主要原因。可直接影响病人休息、饮食和术后的康复，护士应关心、体贴病人，给予心理安慰及支持，并耐心向病人解释疼痛的原因、持续时间及缓解疼痛的方法，从而减轻病人疼痛和不适。

4. 治疗护理

（1）缓解疼痛

术后病人常感切口疼痛，尤其是麻醉作用消失以后至术后24 h内疼痛最明显，护士应为病人提供安静舒适的休息环境，减少外界不良刺激，保证病人充足睡眠。帮助病人采取舒适的体位，缓解切口疼痛及不适，治疗护理操作应尽量集中进行，减少对病人不必要的干扰。根据病人切口疼痛的性质和程度情况，可给予止痛药物，以保证病人在舒适状态下配合完成护理活动。遵医嘱术后24 h内可用哌替啶（杜冷丁）、吗啡等止痛药物或使用镇痛泵为术后病人充分止痛，保证病人得到充分休息。止痛药物使用量应在手术48 h后逐步减少，如果提示切口血肿、感染等异常情况，需及时报告医生处理。

（2）缓解腹胀，预防便秘

腹胀一般于手术2～3 d肠道排气后减轻，逐渐恢复肠道功能。应观察病人排气情况，如腹胀严重者可用新斯的明0.5 mg肌内注射或肛管排气、针灸等措施。对腹部术后仍未大便者，可遵医嘱给予缓泻剂或开塞露。

（3）预防尿潴留

术后病人不习惯卧床排尿，加上留置导尿管对尿道黏膜的机械性刺激，病人可能出现尿潴留。所以术前训练病人床上解大小便；术后协助病人取坐位排尿；拔导尿管前夹管并定时开放，以训练膀胱的排尿功能；适当增加液体摄入量。经过上述措施处理无效者，则行导尿。

三、健康教育

协助病人和其家属做好详细的出院休息计划，并要求家属在出院前做好一切准备。评估病人家属对病人的照顾能力，并鼓励病人进行力所能及的活动，从观察病人在住院期间自理能力恢复情况来判断其对健康教育知识的掌握程度。健康教育的内容包括自我照顾技巧、生活型态改变后的适应、环境调整及追踪照顾的明确指导等。为保证效果，可列出具体内容的详单，告诉病人定期门诊随访，促使机体早日康复。

四、急诊手术病人的护理要点

急诊手术的病人起病急、病情重，常危及生命，则要求护士动作敏捷，在最短的时间内了解病人的病史、准备实施手术的类型，医护人员应密切配合，使工作有条不紊地进行。

1. 心理支持

急诊手术的病人由于起病急、病情重，常危及生命，病人和其家属都非常紧张，护士应实施熟练的专业技术，让病人确信自己正被救治。同时配合医生向家属耐心说明病情、解答疑问及告知一些注意事项，让病人家属了解目前正为病人进行的各种术前准备和要实施手术的名称、方式，使病人家属积极配合急诊手术。

2. 快速完成术前准备

急诊病人病情常较危重，护士应及时观察病情并详细记录病人的神志、体温、血压、脉搏、呼吸等。尽快做好输液、备皮、交叉配血、导尿、家属签手术同意书和术前给基础麻药等，快速完成术前准备。如是失血性休克病人，除积极抢救休克以外，术前准备力求快捷。

3. 术后护理

术后病人按一般腹部手术后的护理。

第二节 子宫颈癌

一、疾病概要

子宫颈癌（cervical cancer）是最常见的妇科恶性肿瘤。原位癌高发年龄为 30 ~ 35 岁，浸润癌为 50 ~ 55 岁。近年来由于普遍采用子宫颈脱落细胞涂片检查方法进行普查，使子宫颈癌及癌前病变被早期发现、早期诊断、早期治疗，从而大大降低子宫颈癌的发病率和死亡率。

（一）组织发生和发展

子宫颈癌的病变多发生在子宫颈外口的原始鳞 – 柱状上皮交接部与生理性鳞 – 柱状上皮交接部间所形成的移行带区。在移行带区形成过程中，未分化的化生鳞状上皮代谢活跃，在一些物质（如精子、精液组蛋白、人乳头瘤病毒等）的刺激下，可发生细胞分化不良、排列紊乱、细胞核异常、有丝分裂增加，形成子宫颈上皮内瘤样病变（CIN），其中包括子宫颈不典型增生及子宫颈原位癌。CIN 形成后继续发展，突破子宫颈上皮下基膜浸润间质，形成子宫颈浸润癌。子宫颈转化区上皮化生过度活跃，并在致癌因素作用下也可形成子宫颈浸润癌。

（二）病理

1. 鳞状细胞浸润癌

鳞状细胞浸润癌占子宫颈癌的 80% ~ 85%。

1）巨检

微小浸润癌肉眼观察无明显异常或类似子宫颈柱状上皮异位。随着病变发展，可表现为以下几种类型（图 6-1）。

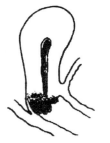 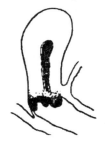 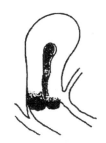

（a）子宫颈癌外生型　　（b）子宫颈癌溃疡型　　（c）子宫颈癌内生型

图 6-1　子宫颈癌病理类型

（1）外生型：又称菜花型，此型最常见，癌组织向外生长，最初呈息肉样或乳头状隆起，继而发展为向阴道内突出的大小不等的菜花样赘生物，组织脆，触之易出血。

（2）内生型：又称浸润型，癌组织向子宫颈深部组织浸润，子宫颈肥大、质硬，表面光滑或仅有轻度糜烂，整个子宫颈膨大如桶状。

（3）溃疡型：上述两种类型病变进一步发展，癌组织坏死脱落，可形成凹陷性溃疡或空洞，形如火山口。

（4）颈管型：癌灶发生于子宫颈管内，常侵入子宫颈管及子宫峡部供血层及转移至盆腔淋巴结。

2）显微镜检

（1）微小浸润癌：在原位癌的基础上镜检发现小滴状、锯齿状癌细胞团突破基膜，浸润间质。

（2）浸润癌：癌灶浸润间质范围超出微小浸润癌，多呈网状或团块状浸润间质。

2. 腺癌

腺癌占子宫颈癌的 15% ~ 20%。来自颈管内，浸润管壁；或自子宫颈管内向子宫颈外口突出生长；

常可侵犯子宫旁组织；病灶向子宫颈管内生长时，子宫颈外观可正常。显微镜检主要有黏液腺癌和恶性腺癌两种类型。

3. 腺鳞癌

腺鳞癌占子宫颈癌的 3% ~ 5%。

1）转移途径

转移途径以直接蔓延和淋巴转移为主，血行转移极少。

（1）直接蔓延

直接蔓延是最常见的转移途径。癌组织直接侵犯邻近组织，向下累及阴道，向上累及子宫腔；向两侧可累及子宫颈旁及阴道旁组织，甚至蔓延至骨盆壁；晚期可向前、后蔓延至膀胱或直肠，造成生殖道瘘。

（2）淋巴转移 癌灶局部浸润后侵入淋巴管形成瘤栓，随淋巴液引流进入局部淋巴结，并在淋巴管内扩散。最初受累的淋巴结为子宫旁、子宫颈旁、输尿管旁、闭孔、髂内髂外；继而累及骶前、髂总、腹主动脉旁及腹股沟深、浅淋巴结。晚期还可出现左锁骨上淋巴结转移。

（3）血行转移

血行转移极少，晚期可转移至肺、肝或骨骼等。

2）临床分期

子宫颈癌采用国际妇产科联盟（FIGO）的临床分期标准（表 6-1）。临床分期在治疗前进行，治疗后不再更改。

表 6-1　子宫颈癌的临床分期

0 期	原位癌
Ⅰ 期	癌灶局限在子宫颈
Ⅰ A 期	镜下浸润癌。所有肉眼可见的病灶，包括表浅浸润，均为 Ⅰ B
Ⅰ B 期	肉眼可见癌灶局限于子宫颈
Ⅱ 期	癌灶超出子宫颈，但未达盆壁。累及阴道，但未达阴道下 1/3
Ⅲ 期	癌灶扩散至盆壁和（或）累及阴道下 1/3，导致肾盂积水或肾无功能
Ⅳ 期	癌灶扩散超出真骨盆或癌浸润膀胱黏膜及直肠黏膜

二、护理

（一）护理评估

1. 病因评估

子宫颈癌的病因目前尚不清楚，可能与以下因素有关。

（1）初次性生活年龄及性伴侣数目：初次性生活年龄在 16 岁以下者，子宫颈发育尚未成熟，对致癌物质作用较敏感，其发病风险是 20 岁以上妇女的 2 倍。性伴侣越多，妇女患子宫颈癌的风险越大。

（2）早婚、早育、多产：分娩次数增多，子宫颈创伤概率增加；分娩及妊娠内分泌及营养有改变，患子宫颈癌的危险均增加。

（3）病毒感染：高危型 HPV 感染是子宫颈癌的主要危险因素。90% 以上子宫颈癌伴有高危型 HPV 感染。单纯疱疹病毒Ⅱ型及人巨细胞病毒与子宫颈癌的发生也有关。

（4）其他：与患有阴茎癌、前列腺癌或前妻曾患子宫颈癌的高危男子有性接触的妇女易患子宫颈癌。此外，子宫颈癌发病率还与经济、种族、地理因素等有关。

2. 病史评估

应仔细了解病人的婚姻史、性生活史、有无慢性子宫颈炎症病史及与高危男子接触史等；重点关注年轻病人有无接触性出血及月经情况；对老年病人注意询问绝经后有无不规则阴道出血情况。

（二）身体状况

1. 症状

早期病人常无症状，也无明显体征。出现症状者主要表现如下。

（1）阴道流血：早期表现为性交后或妇科检查后的阴道出血，称接触性出血。早期出血量少，晚期病灶大则出血量较多，一旦侵蚀大血管可能引起致命性大出血。年轻病人也可表现为经期延长、周期缩短、经量增多；老年病人常表现为绝经后不规则阴道流血。

（2）阴道排液：多发生在出血后，呈白色或血性，稀薄如水样或米泔样，有腥臭味。晚期癌组织坏死、破溃继发感染时，则出现大量脓性或米汤样恶臭白带。

（3）晚期症状：当病变累及盆壁、闭孔神经、腰骶神经、坐骨神经时，病人可出现严重持续性腰骶部或坐骨神经痛。当盆腔病变广泛时，病人可因静脉和淋巴回流受阻，导致下肢肿痛、输尿管阻塞、肾盂积水。晚期可有贫血、消瘦等全身衰竭等恶病质症状。

2. 体征

早期无明显体征，随着病情发展可出现不同体征。外生型子宫颈可见息肉状、菜花状赘生物，质脆易出血，常伴感染；内生型表现为子宫颈肥大、质硬、子宫颈管膨大；晚期癌组织坏死脱落，形成溃疡或空洞，伴恶臭。癌灶侵犯阴道壁时，可见阴道壁有赘生物生长或阴道壁变硬。

（三）心理状况

病人会感到震惊，常表现为发呆或出现一些令人费解的自发性行为，会产生恐惧感，会害怕疼痛、被遗弃和死亡等。当确诊时，病人一般会经历否认、愤怒、妥协、忧郁、接受的心理反应过程。另外，子宫颈癌病人手术切除范围大、留置导尿管时间长，使病人长期不能正常生活、工作，不能胜任原有的各种角色，导致病人出现自我形象紊乱及角色功能缺陷。

（四）辅助检查

1. 子宫颈刮片细胞学检查

子宫颈刮片细胞学检查是子宫颈癌筛查的主要方法，在子宫颈移行区取样检查，涂片用巴氏染色，可采用 TBS（the Bethesda system）或巴氏 V 级分类法。巴氏Ⅲ、Ⅳ、Ⅴ级涂片者应行子宫颈活组织检查，Ⅱ级涂片者需按炎症处理后重复涂片进一步检查。

2. 碘试验

正常子宫颈、阴道上皮含有丰富的糖原，可被碘液染成棕色或深赤褐色。子宫颈瘢痕、囊肿、子宫颈炎症或子宫颈癌等鳞状上皮不含糖原或缺乏糖原，均不染色，故本试验对癌无特异性。碘试验主要是识别子宫颈病变危险区，以确定活检取材部位，提高阳性率。

3. 阴道镜检查

子宫颈刮片细胞学检查巴氏Ⅲ级或Ⅲ级以上、TBS 分类为鳞状上皮内瘤变，均应在阴道镜观察下，选择可疑癌变区行子宫颈活组织检查。

4. 子宫颈和子宫颈管活组织检查

子宫颈和子宫颈管活组织检查为确诊子宫颈癌及癌前病变最可靠依据。选择原始与生理鳞–柱状上皮交接部间所形成的移行带区，在 3 点、6 点、9 点、12 点四点取活体组织送检或在碘试验、阴道镜观察到的可疑区，取多处组织病理检查，所取组织应包括上皮及间质。子宫颈刮片阳性、子宫颈活检阴性者，应用小刮匙搔刮子宫颈管，刮出物送病理检查。

5. 子宫颈锥切术

子宫颈锥切术适用于子宫颈刮片检查多次阳性而子宫颈活检阴性者；或子宫颈活检为原位癌需进一步确诊者。

三、护理诊断

1. 恐惧

与子宫颈癌的确诊及癌症危及生命和不良的预后有关。

2. 营养失调

与阴道流血、癌症消耗有关。

3. 疼痛

与晚期癌症侵犯神经或广泛性子宫切除术创伤有关。

4. 排尿异常

与疾病及术后长期留置导尿管有关。

四、护理措施

（一）一般护理

1. 鼓励病人保持足够的营养

告知病人足够营养的重要性，纠正病人不良的饮食习惯，维持体重不继续下降。饮食应高蛋白质、高维生素、铁质丰富、易消化，少食或禁食辛辣刺激性食物。

2. 生活护理

病人注意个人卫生，协助病人勤擦身与更衣，保持外阴的清洁卫生。

（二）病情监测

手术病人观察排尿情况。放疗病人注意观察放疗的不良反应，近期反应为直肠炎和膀胱炎，晚期并发症出现于放疗后 1 ~ 3 年，形成直肠溃疡、狭窄、血尿，甚至出现瘘。腔外照射的病人观察有无食欲减退、厌食、尿频、尿急、便秘等症状。观察病人外阴部皮肤有无瘙痒和破损。

（三）心理护理

了解不同病人所处不同时期的心理特点，与病人共同讨论问题，寻找引起不良心理反应的原因，告知病人子宫颈癌相应的诊疗过程，可能出现的不适及有效的应对措施。与病人家属沟通，获取其支持与配合。同时教会病人用积极的应对方法缓解心理应激，如向家属、朋友倾诉内心感受，寻求别人的支持和帮助，以增强治疗信心。

（四）治疗护理

根据病人的临床分期、年龄、全身情况等综合分析确定治疗方案。以手术治疗为主，配合放疗和化疗。

1. 手术治疗的护理

手术治疗的护理适用于ⅠA ~ ⅡA期病人。多采用根治性子宫切除术及盆腔淋巴结清扫术。子宫颈癌转移至卵巢的机会较少，因此卵巢正常的病人应予以保留。

（1）术前准备：按腹部、会阴部手术病人的护理要求，认真执行术前护理准备，让病人了解各项操作的目的、时间，可能出现的不适症状等，以取得配合。术前3天需每天行阴道冲洗2次，菜花样赘生物病人应行阴道低压冲洗，冲洗时动作应轻柔，以免损伤子宫颈脆性癌组织引起大出血。手术前夜认真做好清洁灌肠，保证肠道呈清洁、空虚状态。

（2）协助术后康复：子宫颈癌根治术涉及范围广，病人术后反应也较一般腹部手术者大。为此，更要按腹部手术病人护理常规观察并记录病人的意识状态、生命体征、出入量。注意保持导尿管、腹腔引流管及阴道引流通畅，认真观察引流液性状及量。常规于术后 48 ~ 72 h 拔除引流管，术后 7 ~ 14 d 拔除导尿管。拔导尿管前3天开始夹管，每2h开放1次，定时间断放尿以训练膀胱功能，促使恢复正常排尿功能。督促病人于拔管后 1 ~ 2 h 排尿 1 次，如不能自解小便应及时处理，必要时重新留置导尿管。指导病人进行床上肢体活动，以预防长期卧床引发并发症的发生。

2. 放射治疗的护理

放射治疗的护理适用于各期病人，主要是年老、有严重并发症或Ⅲ期、Ⅳ期不能手术的病人，包括腔内照射及体外照射两种。腔内照射用于控制局部病灶，体外照射用于治疗盆腔淋巴结及子宫旁组织等处的病灶。早期以腔内照射为主，体外照射为辅。晚期则以体外照射为主，腔内照射为辅。

（1）腔内照射放置放射源前及放置放射源时的护理。告知病人放疗的注意事项，放置前核实放疗计划和"三查七对"，监测生命体征并记录。放置前1天用温肥皂水灌肠，剃掉阴毛并行阴道冲洗。药物放置后保留 1 ~ 3 d，需留置导尿管。放置放射源之日起停止一切口服药物，记录放置和取出的时间。

（2）腔内照射放射源放置后的护理。病人绝对仰卧位卧床休息，限制床上翻身等动作，以防放射源脱落移位。嘱病人常做深呼吸和腿部按摩、适度活动，注意观察病人有无腹痛、腹泻等症状。病人多饮水、进高热量或低渣饮食，减少排便次数。放射源取出后，为防止阴道粘连应每日冲洗阴道2次。大剂量的放射治疗时、治疗后应行阴道填充，减少阴道狭窄的发生，教会病人用阴道扩张器进行阴道扩张。

（3）腔外照射的护理。嘱病人严禁擦洗放射标记部位，禁晒太阳。注意保持局部皮肤的清洁干燥，禁用刺激性药物，禁做热敷和理疗。发现皮肤瘙痒和破溃者及时向医生报告。

3. 手术及放射治疗的护理

手术及放射治疗的护理适用于病灶较大者。术前放疗，待病灶缩小后再行手术。或术后证实淋巴结或子宫旁组织有转移或切除残端有癌细胞残留者，放疗作为术后的补充治疗。

4. 化疗的护理

化疗的护理主要用于晚期或复发转移的病人。

五、健康教育

（1）提供预防保健知识，宣传与子宫颈癌发病有关的高危因素，以便早发现、早诊断、早治疗。积极治疗子宫颈炎，及时诊治CIN，以阻断子宫颈癌的发生。一般妇女每1～2年普查1次，有异常者应进一步检查。已婚妇女，尤其是绝经前后有月经异常或有接触性阴道出血者，应及时就诊。

（2）出院指导：护士应鼓励病人、家属参与制订切实可行的院外康复计划，说明随访的重要性。出院第1年内，一般每个月随访病人1次，连续3次后改每3个月1次；第2年3个月1次；第3～5年，每6个月1次。随访期间如出现症状及时到医院检查。另外，对出院时尚未拔导尿管的病人，教会病人保留导尿管的护理，如多饮水、清洁外阴，勿将尿袋高于膀胱口，避免尿液倒流。继续进行盆底肌肉及膀胱功能锻炼，按医嘱到医院拔导尿管，导残余尿。鼓励病人康复后逐渐增加活动强度，适当参加社会活动，以逐步恢复正常生活和工作。

第三节 子宫肌瘤

一、疾病概要

子宫肌瘤（uterine myoma）是女性生殖系统最常见的良性肿瘤，是由子宫平滑肌组织增生而形成的，多见于育龄期妇女。子宫肌瘤确切的病因尚不清楚，一般认为其发生和生长与雌激素长期刺激有关。雌激素能使子宫肌细胞增生肥大，肌层变厚，子宫增大。近年来发现，孕激素也可以刺激子宫肌瘤细胞核分裂，促进肌瘤的生长。

（一）病理

1. 巨检

肌瘤为实质性球形包块，单个或多个，大小不一，表面光滑。肌瘤压迫周围肌壁纤维形成假包膜，肌瘤与假包膜间有一层疏松网状间隙，故易剥离。肌瘤切面呈灰白色，质硬，可见漩涡状或编织状结构。肌瘤的颜色和硬度与纤维组织的多少有关。

2. 显微镜检

显微镜检示肌瘤主要由梭形平滑肌细胞和不等量的纤维结缔组织构成。肌细胞大小均匀，排列成漩涡状或栅状，核为杆状。

肌瘤的血运来自肌瘤的假包膜，当肌瘤生长快时，血运不足，会发生中心性缺血，造成一系列的变性。肌瘤生长越快，缺血越严重，可引起急性或慢性退行性变，常见的变性有玻璃样变、囊性变、红色样变（多见于妊娠期或产褥期）、肉瘤样变、钙化。

（二）分类

按肌瘤生长的部位子宫肌瘤可分为子宫体肌瘤和子宫颈肌瘤，按肌瘤与子宫壁的关系，又可分为以下三类（图 6-2）。

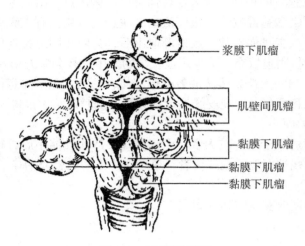

图 6-2 各型子宫肿瘤

1. 肌壁间肌瘤

肌壁间肌瘤占所有子宫肿瘤的 60%～70%，为最常见的类型。肌瘤位于子宫肌层内，周围被肌层包绕。

2. 浆膜下肌瘤

浆膜下肌瘤约占 20%，肌瘤向子宫浆膜面生长，并突出于子宫表面，肌瘤表面仅由子宫浆膜覆盖。若瘤体继续向浆膜面生长，仅有一蒂与子宫相连，称带蒂浆膜下肌瘤，营养由蒂部血管供应。

3. 黏膜下肌瘤

黏膜下肌瘤占 10%～15%，肌瘤向子宫腔生长，突出于子宫腔，表面仅由黏膜层覆盖。黏膜下肌瘤易形成蒂，在子宫腔内生长犹如异物，可引起子宫收缩，肌瘤可堵塞子宫颈口或突出于阴道内。各种类型的肌瘤发生在同一子宫上称为多发性子宫肌瘤。

二、护理

（一）护理评估

1. 健康史

（1）病因评估

子宫肌瘤的病因不清，目前研究表明其发生可能与女性性激素有关。

（2）病史评估

了解病人的年龄、月经情况、婚育史及是否有不孕、流产史；询问有无长期使用雌激素类药物；发病后月经变化情况及伴随症状；曾接受的治疗经过、疗效及用药后的机体反应。同时，应排除妊娠、内分泌失调及恶性肿瘤所致的子宫出血的情况。

2. 身体状况

1）症状

（1）月经改变：子宫肌瘤最常见的症状，多见于大的肌壁间肌瘤及黏膜下肌瘤，肌瘤使子宫腔增大，子宫内膜面积增加并影响子宫收缩。黏膜下肌瘤伴有坏死感染时，可有不规则阴道流血或血样脓性排液。

（2）下腹部包块：随着肌瘤长大，于下腹部正中可扪及包块，尤其是清晨膀胱充盈将子宫推向上方时更易扪及。

（3）白带增多：肌壁间肌瘤使子宫腔面积增大，内膜腺体分泌增多，并伴有盆腔充血致白带增多；脱出阴道内的黏膜下肌瘤感染、溃烂、坏死时，产生大量脓血性排液。

（4）压迫症状：肌瘤增大时可压迫邻近器官，出现相应的压迫症状。子宫前壁下段肌瘤可压迫膀胱引起尿频、尿急；子宫颈肌瘤可引起排尿困难、尿潴留；子宫后壁下段肌瘤可引起下腹坠胀、便秘等。

（5）腹痛、腰酸、下腹坠胀：病人一般无腹痛。当浆膜下肌瘤蒂扭转、黏膜下肌瘤脱出子宫颈口刺激子宫收缩、肌瘤红色样变时可发生腹痛。

（6）不孕或流产：肌瘤压迫输卵管使之扭曲、子宫腔变形、子宫内膜充血等妨碍受精、受精卵着床，造成不孕或流产。

（7）继发贫血：长期月经过多导致不同程度的贫血。

2）体征

病人体征与肌瘤的大小、数目、位置及有无变性有关。较大的浆膜下肌瘤可在腹部扪及质硬、不规则、结节状突起包块；妇科检查发现子宫成不规则或均匀增大，表面呈结节状，质硬，无压痛；黏膜下肌瘤突出于子宫颈口时，可见红色、表面光滑的包块，若伴有感染，表面有渗出物覆盖或形成溃疡，排出物有臭味。

3. 心理状况

评估病人对疾病的反应，当病人得知患了子宫肌瘤时，首先担心是否为恶性肿瘤，随后会为如何选择治疗方案而显得无助或因要接受手术治疗而感到不安；评估夫妻双方对疾病的共同反应，是否影响夫妻性生活；评估病人在家庭中的角色功能是否发生了改变。

4. 辅助检查

（1）妇科检查

行双合诊或三合诊检查。

（2）辅助检查

目前常用 B 超检查，还可采用探针探测子宫腔深度及方向、宫腔镜等检查以协助诊断。

三、护理诊断

1. 知识缺乏

缺乏子宫肌瘤疾病的发生、发展、治疗及护理的相关知识。

2. 营养失调

与月经的改变如经量增多、经期延长有关。

3. 潜在并发症

贫血。

四、护理措施

（一）一般护理

为病人提供舒适清洁的环境，保证充足的睡眠。加强营养，进食高蛋白质、高热量、高维生素、含铁丰富的饮食。禁止摄入含雌激素的食物和药物。注意外阴卫生，黏膜下肌瘤脱出者每日行外阴冲洗 1～2 次，并为经阴道行肌瘤切除术者做好准备。指导手术病人进行卧床时生活习惯改变的练习。

（二）病情监测

对经量增多者，在观察病人面色、生命体征时，还应记录出血量，并遵医嘱止血；对贫血严重者应按医嘱给予输血。黏膜下肌瘤脱出者，应注意观察阴道分泌物的量、性质、颜色。浆膜下肌瘤者应注意观察病人有无腹痛，腹痛部位、程度、性质，若出现剧烈腹痛，应考虑肌瘤蒂扭转，立即通知医生，做好急诊手术准备。

（三）心理护理

建立良好的护患关系，讲解疾病的相关知识，纠正病人对子宫肌瘤的错误认识，让病人及其家属确信子宫肌瘤为良性肿瘤，为病人提供表达内心顾虑、恐惧、感受和期望的机会。对症状需要重新手术者，让病人及其家属了解手术的必要性，纠正子宫切除后会影响性生活、失去女性特征的错误认识。

（四）治疗护理

子宫肌瘤的治疗应根据病人的年龄，有无生育要求，症状及肌瘤生长的部位、大小、数目来综合考虑。

1. 随访观察的护理

随访观察适用于肌瘤小、症状不明显者，特别是近绝经期的妇女。绝经后肌瘤多可萎缩或逐渐消失。每 3 ~ 6 个月随访一次，观察肌瘤的生长情况。随访过程中出现病情变化应到医院就诊。

2. 药物治疗的护理

药物治疗适用于症状轻、近绝经年龄或全身情况不能耐受手术者。

（1）雄激素：可对抗雌激素作用，使子宫内膜萎缩，增强子宫平滑肌收缩，减少出血，并使近绝经期的妇女提前绝经。临床上常用丙酸睾酮，每月总量不超过 300 mg。

（2）促性腺激素释放激素：可抑制垂体、卵巢的功能，降低雌激素水平，以缓解症状并抑制肌瘤生长，临床上常用亮丙瑞林或戈舍瑞林，长期使用可引起病人出现围绝经期综合征、骨质疏松等副作用。

（3）抗孕激素药物：与孕激素竞争受体，起拮抗孕激素作用。临床上常用米非司酮。

3. 手术治疗的护理

手术适应证：症状明显，导致继发贫血者；药物治疗无效者；肌瘤生长快，怀疑有恶变者；急性腹痛，怀疑有蒂扭转者；有膀胱、直肠压迫症状者。手术可经腹或经阴道，手术方式有肌瘤切除术、次全子宫切除术、子宫全切除术。

（1）术前饮食的护理：术前 1 天进流质饮食，术前 8 ~ 12 h 禁食、禁水。经腹子宫次全切的病人，术前 1 天灌肠 2 次；经腹子宫全切的病人，术前 3 天进无渣半流质饮食，术前 1 天清洁灌肠。

（2）阴道护理：经腹子宫次全切的病人，术前 1 天阴道灌洗；经腹子宫全切的病人，术前 3 天每日阴道灌洗 1 次，手术日用消毒液进行阴道、子宫颈、阴道穹窿部的消毒，并用大棉签蘸干，全子宫切除术者用 1% 甲紫溶液涂子宫颈及阴道穹窿部。

（3）遵医嘱给予输血、抗感染、止血等。

五、健康教育

（1）加强营养，纠正贫血，手术病人出院 1 个月后到门诊复查，以了解病人术后康复情况，并给予术后性生活、自我保健等健康指导。

（2）采取随访观察的病人告知其随访观察的重要性及时间，病人不可因无自觉症状而忽视定期随访。向接受药物治疗者说明药物名称、用药目的、剂量、方法，可能出现的副反应及应对措施，并告知病人定期到医院检查以了解肌瘤的生长情况及药物疗效。

（3）做好术后护理和出院指导。经阴道行黏膜下肌瘤切除术的病人按阴道手术病人护理，若蒂部留置止血钳，通常于术后 24 ~ 48 h 取出。全子宫切除术或肌瘤切除术的病人，术后除按妇科腹部手术病人的护理外，还应特别注意观察病人阴道有无出血、出血的量及性质。一般手术病人出院 1 个月后到门诊复查，了解病人术后恢复情况，并给予病人自我保健知识的指导。

微信扫码
◆临床科研
◆医学前沿
◆临床资讯
◆临床笔记

第七章
产科常见症状和体征的评估与护理

第一节　腹痛

一、概述

腹痛多数由腹部脏器疾病引起，是产科常见的症状之一。在妊娠早期，腹痛的常见病因是流产和异位妊娠；妊娠中晚期和分娩期常见病因是晚期流产、早产、胎盘早剥及子宫破裂；产后则多见于产褥期感染。

由于腹痛的性质和程度既受病变性质和刺激程度的影响，也受神经和心理因素的影响，在妊娠晚期又容易与正常分娩时子宫收缩引起的腹痛相混淆，因此要根据腹痛的起病缓急、部位、性质、时间，以及伴随症状、病程的进展来进行全面、准确的评估。

二、病因与临床表现

1. 妊娠早期腹痛伴阴道出血

（1）流产：早期流产通常先有阴道出血，再出现腹痛；晚期流产经过阵发性子宫收缩，排出胎儿及胎盘，同时出现阴道出血。

（2）异位妊娠：95% 以上输卵管妊娠孕妇以腹痛为主诉就诊。输卵管妊娠未破裂时，常为患侧出现隐痛或胀痛。破裂时突感患侧下腹撕裂样剧痛，疼痛为持续性或阵发性，当血液积聚在直肠子宫凹陷时出现肛门坠胀感（里急后重），异位妊娠破裂处出血多时可引起全腹疼痛。

（3）妊娠滋养细胞疾病：葡萄胎增长迅速和子宫快速扩张常表现为阵发性下腹痛，一般疼痛不剧烈可以忍受，常发生在阴道出血之前。妊娠滋养细胞肿瘤大多数继发于葡萄胎后，一般无腹痛，但当子宫病灶穿破浆膜层时可引起急性腹痛及腹腔内出血症状。

2. 妊娠中晚期腹痛伴阴道出血

（1）早产：妊娠 28 周至不满 37 足周者，出现较规则宫缩，间隔时间 5 ~ 6 min，持续时间达 30 s 以上，肛门或阴道检查发现宫颈管消失，宫口扩张，部分孕妇可伴有少量阴道出血或流液。

（2）胎盘早剥：Ⅰ度胎盘早剥多见于分娩期，胎盘剥离面积小，患者常无腹痛或腹痛轻微；Ⅱ度胎盘早剥主要症状为突然发生持续性腹痛、腰酸或腰背痛，疼痛程度与胎盘后积血量成正比，无阴道出血或出血量不多；Ⅲ度胎盘早剥临床表现较Ⅱ度严重，患者可出现恶心、呕吐、面色苍白、四肢湿冷、脉搏细数、血压下降等休克症状，且休克程度大多与阴道出血量不成正比。

（3）子宫破裂：先兆子宫破裂时子宫下段膨隆、压痛明显，可见病理性缩复环，孕妇表现为烦躁不安，下腹剧痛难忍伴排尿困难，血尿；完全性子宫破裂常发生于瞬间，孕妇突感腹部撕裂样剧痛，子宫收缩骤然停止，腹痛可暂时缓解，但随着血液、羊水进入腹腔，腹痛又呈持续性加重，同时可以出现休克症状；不完全性子宫破裂多见于子宫下段剖宫产切口瘢痕裂开，此时腹痛等症状和体征不明显，仅在不全破裂处有明显压痛。

三、辅助检查

1. 血 β–hCG 动态测定

有助于了解妊娠预后、异位妊娠及妊娠滋养细胞疾病的判断。

（1）流产：妊娠 6 ~ 8 周时，血 β–hCG 是以每天 66% 的速度增加。若 β–hCG 每 48 h 增加不到 66%，提示妊娠预后不良。

（2）异位妊娠：β–hCG 低于正常宫内妊娠，48 h 内倍增不足 66%。值得注意的是 β–hCG 阴性并不能完全排除异位妊娠。

2. 血尿常规检查

了解有无感染及贫血。

3. 肝肾功能检查

了解有无妊娠合并内、外科疾病。妊娠期高血压疾病与 HELLP 综合征都可有肝功能异常。

4. 血栓和止血检测

了解凝血功能；HELLP 综合征、重度子痫前期可出现血小板减少。

5. B 超检查

有助于对流产、异位妊娠、葡萄胎、胎盘早剥的诊断。要注意的是 B 超检查阴性不能排除胎盘早剥，因为当胎盘边缘剥离血液外流时或后壁胎盘受胎儿遮挡时 B 超检查难以看到胎盘后血肿。

6. 经腹壁与经阴道后穹隆穿刺

抽出暗红色不凝血，有助于对腹腔内出血的诊断。

四、护理评估

1. 月经史

包括末次月经时间、月经周期，有无停经史等。

2. 生育史

有无不良妊娠史。

3. 既往史

有无子宫肌瘤、卵巢肿瘤以及其他内外科疾病。

4. 评估一般体征

评估生命体征，注意有无贫血貌和休克体征等。

5. 评估腹部体征

①有无压痛、肌紧张及反跳痛。②腹痛的部位、范围、持续时间及腹痛的特点。③腹部有无包块及包块的大小、形态和活动度，肠鸣音亢进还是减弱，腹部有无移动性浊音等。

6. 评估要点

（1）妊娠早期：首先，要根据孕妇的月经史和腹痛程度、起病急缓及结合其他临床表现来进行评估和判断。在很多时候这个时期的腹痛都伴有阴道出血现象，但也有些患者的临床表现并不典型，尤其须注意在输卵管妊娠未发生流产或破裂前，有时患者仅仅表现为一侧下腹部的隐痛和酸胀感。因此，必须根据病情的进展和辅助检查进行随时的评估。妊娠早期还要注意区别早孕反应和妊娠期病毒性肝炎。

（2）妊娠中晚期：要结合患者以往的病史、此次妊娠的经过、出现腹痛的时间等进行评估，对于妊娠期高血压疾病孕妇更要结合其血压、尿蛋白、水肿、中枢神经系统症状及实验室检查，以判断病情的发展。

①妊娠期高血压疾病并发胎盘早剥：并非一定发生在重症子痫前期，在轻症亦可发生，也有少数病例，仅有轻微腹痛及少量阴道出血，或子宫较紧张而不易放松，胎心一开始正常或轻度异常。

② HELLP综合征：患者通常并无特异性临床表现，因此对有右上腹或上腹部疼痛、恶心、呕吐的妊娠期高血压疾病孕妇要保持高度警惕。

（3）分娩期：要注意评估宫缩的节律性、对称性、极性、强度与频率及宫口扩张和先露下降的情况；腹部疼痛程度、性质，以及有无排尿困难；临产后孕妇的精神状态，休息、进食和排泄情况等。值得注意的是，有些子宫破裂产妇不一定出现典型的撕裂样剧痛，如子宫体部瘢痕破裂，由于瘢痕逐渐扩大，疼痛等症状为进行性加重。因此，必须结合其生命体征和实验室检查进一步判断，还要避免与重型胎盘早剥相混淆。

（4）重视突然发生的腹部剧痛：妊娠晚期或临产时突然发生腹部剧痛，有急性贫血或休克，应引起高度重视。通常重型胎盘早剥孕妇出现典型临床表现时容易被发现，而当临床表现不典型时容易被忽略，或与正常分娩的宫缩相混淆，所以还应掌握相关的辅助检查，并与晚期妊娠出血性疾病进行鉴别。因此，应重点评估腹痛的程度、性质，孕妇的生命体征和一般情况，以及时、正确地了解孕妇的身体状况，同时结合有无妊娠期高血压疾病、胎盘早剥史、慢性肾炎史、仰卧位低血压综合征史及外伤史等。

（5）重视伴随症状：妊娠合并内外科疾病并不多见，临床表现也不典型，因此容易在观察过程中被忽视。如妊娠合并急性阑尾炎在妊娠中晚期时因增大的子宫使阑尾的解剖位置发生改变，因此腹痛症状常常并不明显，也无明显的转移性右下腹痛。另外，阑尾位于子宫背面时，疼痛可能位于右侧腰部；如阑尾位置较高，故而压痛点也较高；同时增大的子宫撑起腹壁腹膜，腹部压痛、反跳痛和肌紧张常不明显。因此，在护理过程中要结合腹痛的伴随症状和辅助检查，以免延误病情。

五、护理措施

1. 准确评估

由于每位孕产妇对疼痛部位的描述以及对疼痛的敏感性和耐受性不同，因此在评估过程中一定要注意其伴随的其他症状，并结合辅助检查，以便能够及时发现异常的情况，从而保证母婴安全。

2. 密切监测病情

严密监测孕产妇的生命体征，观察其面色、腹痛、阴道出血及与休克有关的征象，必要时给予心电监护。

3. 密切监测胎儿变化

在妊娠中晚期，腹痛可能导致胎儿窘迫，因此需要严密观察有无胎儿缺氧的征象，必要时给予连续胎儿电子监护。

4. 重视孕妇的主诉

注意孕产妇有无头痛、目眩、恶心呕吐等主诉症状，告知孕产妇病情发展的一些表现，以便在病情发展时能够及时发现和处理。

5. 做好抢救和终止妊娠的准备

建立静脉通路，积极补充血容量，纠正休克，改善孕产妇的一般情况。迅速完成手术准备，必要时备血，备好新生儿抢救物品并通知儿科医生到场。

6. 心理支持

无论是哪种病因，疼痛对于孕产妇来说，都是痛苦的经历，都会感到恐惧和焦虑，讲解有关知识可以帮助其顺利度过这个时期。

六、健康教育

1. 加强围产期保健

指导孕产妇定期产科检查，指导孕产妇学会自我监护。

2. 指导健康的生活方式

合理饮食、注意休息，保持大便通畅。

3. 保持良好的情绪

避免过度的情绪波动。

第二节　阴道出血

一、概述

阴道出血是产科患者常见的症状之一，很多时候直接关系到母婴的安全，因此一旦发现必须积极查找原因，及时给予相应的治疗和护理。

二、病因与临床表现

1. 妊娠早期阴道出血

（1）流产：早期流产先有阴道出血，而后出现腹痛；晚期流产经过阵发性子宫收缩，排出胎儿和胎盘，同时出现阴道出血。

（2）异位妊娠：不规则阴道出血，可伴腹痛。有时量少，点滴状，色暗红或深褐色。但也可阴道出血量多，似月经量。休克程度取决于腹腔内出血的量与速度，与阴道出血量不成比例。

（3）妊娠滋养细胞疾病：完全性葡萄胎最常见的症状是停经后阴道出血，停经 8 ~ 12 周开始有不规则阴道出血，时多时少，反复发作。若葡萄胎组织从蜕膜剥离，母体大血管破裂，可导致大出血、休克。在葡萄胎排空、流产或足月产后，有持续的不规则阴道出血，时多时少。有时可在正常月经后再停经，然后出现阴道出血。

2. 妊娠中晚期阴道出血

（1）早产：部分患者可有少量阴道出血。

（2）前置胎盘：完全性前置胎盘初次出血时间早，在 28 周左右，反复出血，量较多；边缘性前置胎盘初次出血发生较晚，在 37 ~ 40 周或临产后，量也较少；部分性前置胎盘出血情况介于前两者之间。

（3）胎盘早剥：Ⅰ度以外出血为主，多见于分娩期，贫血体征不明显；Ⅱ度无阴道出血或出血量不多，贫血程度与阴道出血量不相符合；Ⅲ度可出现休克症状，且休克程度与失血量成比例。

3. 分娩期及产后阴道出血

（1）产后出血：子宫收缩乏力时按摩子宫或用宫缩剂后子宫变硬，阴道出血量减少；软产道撕裂时胎儿娩出后立即出现阴道出血，色鲜红；胎盘因素引起的产后出血在胎儿娩出后几分钟开始出血，色较暗；阴道出血呈持续性且血液不凝时，应考虑凝血功能障碍。

（2）晚期产后出血：为持续或间断阴道出血，有时为突然大量出血，可导致休克，多伴有寒战、发热。

三、辅助检查

1. 血常规检查

有助于了解失血的程度。

2. 血 β-hCG 的动态测定

有助于了解流产、异位妊娠及妊娠滋养细胞疾病的判断。

（1）葡萄胎：血 β-hCG 高于相应孕周的正常妊娠值，在停经 8 ~ 10 周以后，随着子宫增大仍继续上升。少数葡萄胎增高不明显，有时也难以与正常妊娠时血 β-hCG 处于峰值时相鉴别。

（2）妊娠滋养细胞肿瘤：流产、足月产、异位妊娠 4 周以上，血 β-hCG 持续高水平或一度下降后又上升，排除妊娠物或再次妊娠后应考虑滋养细胞肿瘤。

3. 血栓和止血检测

了解凝血功能，有助于早期诊断弥散性血管内凝血（DIC）。

4．B超检查

有助于对流产、异位妊娠、前置胎盘及妊娠滋养细胞疾病的判断。

四、护理评估

1．妊娠早期

（1）月经史：评估月经周期情况，包括经量、经期、末次月经时间。

（2）既往史：有无性生活史及外伤史。

（3）出血时间、量及颜色：有无组织物排出，值得重视的还有持续出血时间。

（4）伴随症状：早孕反应及程度，有无腹痛等。

2．妊娠中晚期及产后

（1）孕周：妊娠晚期出血除先兆临产外，多为病理性。

（2）出血的部位：评估是阴道出血、尿血还是便血。

（3）血液的颜色及性质：评估血液是鲜红、暗红还是淡红色，是否混有羊水。

（4）出血次数与出血量：有时阴道出血量虽少，但持续时间长同样会导致孕产妇出现休克。

（5）子宫收缩：评估子宫收缩的频率、强度，找出导致阴道出血的原因。

3．评估要点

（1）准确评估患者的生命体征：注意有无贫血貌和休克体征。

（2）停经史：大部分的自然流产孕妇均有明显的停经史，结合早孕反应、子宫增大以及B超检查发现胚囊等表现能够确诊。但如在妊娠早期发生的流产，其阴道出血很难与月经异常鉴别，很多时候无明显的停经史。

（3）警惕内科出血性疾病：如再生障碍性贫血、严重的肝功能损害等。

（4）诱因和伴随症状：诱因包括剧烈的运动或腹部、外阴部外伤史、性生活史等。伴随症状包括出血时有无腹痛，有无全身出血倾向（如鼻出血、牙龈出血），有无黄疸等。

五、护理措施

1．准确评估

准确判断阴道出血的原因以及出血量、颜色及性质。

2．密切监测病情

严密监测孕产妇的生命体征，观察其面色、阴道出血情况及有无休克征象，必要时给予心电监护，记录出入液量。

3．密切监测胎儿变化

妊娠中晚期孕妇出血量多可导致胎儿窘迫，甚至缺氧死亡，必要时行连续胎儿电子监护。

4．做好抢救和终止妊娠的准备

建立静脉通路，积极补充血容量，纠正休克，迅速完成手术准备，必要时备血，备好新生儿抢救物品并通知儿科医生到场。

5．促进舒适

注意保暖，勤换衣裤，保持床单位清洁、干燥，及时更换会阴垫，预防感染。

6．心理支持

阴道出血往往造成孕产妇严重的紧张和焦虑心理，因此要主动关心和安慰孕妇，耐心解答问题，帮助孕产妇稳定情绪以主动配合治疗。

六、健康教育

1．指导合理饮食

加强营养，纠正贫血。

2. 指导健康生活方式

保持个人卫生，合理安排休息和运动，保持乐观态度。

3. 宣教相关知识

指导孕产妇及家属掌握相关知识。

4. 建立支持系统

指导家属给予孕产妇情感上的支持，使孕产妇能充分享受到家庭的温暖，树立康复的信心。

第三节 阴道流液

一、概述

产科患者的阴道流液多为羊水，也有患者在妊娠期有滴虫性阴道炎，表现为异常的白带，颜色灰黄或黄白色泡沫状稀薄分泌物。这里主要介绍的是羊水。

二、病因与临床表现

1. 胎膜早破

90% 患者突感较多液体从阴道流出，无腹痛等其他症状，可少量间断性排出。

2. 阴道炎性溢液

外阴瘙痒伴阴道分泌物增多，可有鱼腥味，呈灰白色。

三、辅助检查

1. 阴道液酸碱度检查

pH ≥ 6.5 提示胎膜已破，准确率 90%。

2. 阴道液涂片检查

见羊齿植物叶状结晶提示胎膜早破，准确率 95%。

3. B 超检查

羊水量减少可协助诊断胎膜早破。

4. 白细胞计数及 C 反应蛋白检测

了解患者有无明显的感染征兆。

四、护理评估

（1）评估孕周。胎膜早破的妊娠结局与破膜时的孕周有关，孕周越小、围产儿预后越差。

（2）评估阴道流液的液体量、颜色、性质、气味。

（3）评估患者有无不良孕产史。

（4）评估患者孕前或孕期有无反复性阴道炎症病史。

（5）评估要点：①孕妇的生命体征，有无感染和胎儿窘迫的征象。正常阴道液 pH 为 4.5 ～ 5.5，羊水 pH 为 7.0 ～ 7.5。若阴道液 pH > 6.5，提示胎膜早破可能性大，但有时阴道液也可能被血、尿、精液、细菌性阴道病所致的大量白带等污染而呈假阳性。正常羊水颜色清，如果出现羊水污染说明胎儿在宫内缺氧。②有无阴道流液的诱因，流液时是否伴腹痛或腰骶部不适。

五、护理措施

（1）指导患者左侧卧位，预防脐带脱垂。

（2）监测胎心的变化和羊水的色、质、量。

（3）监测患者的生命体征，保持外阴清洁，积极预防感染。

（4）做好急救准备。发现羊水污染立即联系医生，遵医嘱做好手术准备，同时通知儿科医生，做好新生儿急救的准备。

六、健康教育

1. 指导合理饮食

适量补充微量元素铜、维生素 C。

2. 避免腹压突然增加

对于先露高浮、子宫膨胀过度者，指导避免突然腹压增加的情况，如预防感冒、保持大便通畅。

3. 治疗宫颈口松弛

对于宫颈口松弛孕妇，妊娠 14 ~ 16 周时行宫颈环扎术。

第四节　恶心与呕吐

一、概述

恶心是指上腹部不适和紧迫欲吐的感觉。呕吐是指通过胃的强烈收缩迫使胃或部分小肠的内容物经食管、口腔排出体外的现象。一般恶心之后随之呕吐，但也可只有恶心无呕吐，或只有呕吐无恶心。频繁而剧烈的呕吐可引起脱水、电解质紊乱、酸碱平衡失调、营养障碍等。恶心、呕吐是产科患者常见的症状，但很多时候并不仅仅单独出现，还常伴随着其他症状。

二、病因与临床表现

1. 妊娠早期恶心、呕吐

（1）早孕反应：停经 6 周左右出现头晕、倦怠、食欲缺乏，轻度恶心、呕吐。

（2）妊娠剧吐：随着病情发展，呕吐频繁不再局限于晨间，由于不能进食可导致脱水、电解质紊乱、负氮平衡及代谢性酸中毒。

2. 恶心、呕吐伴阴道出血

（1）完全性葡萄胎：多发生于子宫异常增大和 hCG 水平异常升高者，出现时间一般较正常妊娠早，症状严重且持续时间长。

（2）部分性葡萄胎：可有完全性葡萄胎的大多数症状，但妊娠呕吐较轻。

3. 恶心、呕吐伴腹痛

（1）妊娠期高血压疾病：严重者会出现恶心、呕吐、头痛、目眩、持续性上腹部疼痛等。

（2）HELLP 综合征：右上腹或上腹部疼痛，恶心、呕吐，出现此症状并有妊娠期高血压疾病患者必须高度警惕。

（3）妊娠合并急性阑尾炎：有腹痛、伴恶心、呕吐，发热，右下腹压痛或肌紧张，血白细胞计数增高。

（4）妊娠合并急性胆囊炎和胆石症：临床表现基本与非孕期相同，多数为上腹部阵发性绞痛，并可向右肩放射，常伴有恶心、呕吐、发热，常有夜间发病并有进食油腻的诱因。

（5）妊娠合并急性肠梗阻：腹部检查可见肠型、肠蠕动波，有腹部振水声，叩诊鼓音，肠鸣音亢进，有气过水声等。

（6）妊娠期急性胰腺炎：中上腹疼痛，向腰背部放射，伴阵发性加剧，逐步蔓延至全腹，同时伴有恶心、呕吐。体检见腹部肌肉紧张，有压痛、反跳痛，上腹部最明显。

（7）妊娠期病毒性肝炎：肝区疼痛，不明原因的食欲减退、恶心、呕吐、腹胀、乏力、畏寒、发热等；部分患者有皮肤、巩膜黄染，尿色深黄，妊娠早中期可触及肝大并有叩击痛。

（8）妊娠期急性脂肪肝：常发生在妊娠晚期，起病急，病情重，病死率高。起病时常有上腹部疼痛、恶心、呕吐等消化系统症状，可进一步发展为急性肝功能衰竭，表现为凝血功能障碍、出血倾向、低血糖、黄疸、肝性脑病等。

三、 辅助检查

1. 血常规检查

判断有无血液浓缩，有无感染。

2. 血生化检查

了解有无水、电解质失衡。

3. 尿常规检查

通过尿酮体、尿比重可判断妊娠剧吐的严重程度。

4. 肝肾功能检查

判断有无妊娠合并内外科疾病。重度子痫前期和 HELLP 综合征也有肝功能的异常。

5. 眼底检查

有助于判断妊娠期高血压疾病患者病情的严重程度。

6. B 超检查

了解有无腹腔内出血。

7. 头颅 CT 或 MRI 检查

可用于妊娠合并颅内占位性病变的诊断。

四、护理评估

1. 月经史

了解月经周期情况，经量、经期、末次月经时间等。

2. 呕吐情况

了解出现的时间、程度、持续时间。

3. 其他表现

了解是否伴有发热、头痛、头晕、耳鸣、眩晕。

4. 评估要点

（1）评估恶心呕吐的程度、次数，呕吐物的量、性质及其他特征，对于呕吐程度剧烈或有妊娠期高血压疾病以及还伴随阴道出血、腹痛等其他症状者要仔细鉴别。

（2）评估患者的基本生命体征、神志、营养状况等，判断有无脱水表现。

（3）警惕由于颅内高压而发生的呕吐。此类呕吐呈喷射性，呕吐前多无恶心，但伴有剧烈头痛，可有不同程度的意识障碍，可能为妊娠合并脑膜炎、脑炎、脑水肿、颅内占位性病变等。

五、护理措施

1. 严密观察病情

注意有无生命体征、意识状态、脱水及电解质紊乱的表现。

2. 采取正确体位

呕吐时应协助孕妇将头偏向一侧，以免呕吐物误吸入气管而造成窒息或发生吸入性肺炎。

3. 促进舒适

（1）保持环境清洁，空气新鲜，及时清理呕吐物。

（2）及时更换被呕吐物污染的床单、被褥，做好口腔护理。

（3）呕吐后，协助孕妇用温水漱口。

4. 维持体液平衡

对严重水、电解质紊乱的孕妇应遵医嘱给予输液以补充必需的营养、水分和电解质，详细记录 24 h 出入液量。

5. 心理支持

给予孕妇精神安慰，分散其对恶心、呕吐的注意力，鼓励家属积极配合，共同帮助孕妇树立战胜疾病的信心。

六、健康教育

1. 介绍相关知识

向孕妇和家属介绍抑制呕吐的相关知识，指导家属在孕妇呕吐时协助采取正确的体位。

2. 指导饮食

饮食需营养丰富、清淡，避免刺激性食物，少量多餐，逐步增进食欲。

第五节　便秘

一、概述

便秘是指大便次数减少，一般每周 < 3 次，伴排便困难、粪便干结。便秘也是产科患者的常见症状之一。

二、病因与临床表现

1. 功能性便秘

（1）妊娠：因体内黄体酮的分泌增加使平滑肌松弛，胃肠蠕动减缓，腹肌张力缺乏，加上增大的子宫压迫直肠，出现便秘。另外，在产科有些孕妇由于流产、早产、前置胎盘等原因需要卧床休息，保胎治疗，加上孕妇精神紧张也容易出现便秘。

（2）产后：由于手术切口或会阴切口的疼痛，长时间的卧床，以及分娩后腹壁松弛肠蠕动减弱而出现便秘。

2. 器质性便秘

（1）急性便秘：腹痛、腹胀甚至恶心、呕吐，多见于各种原因的肠梗阻。

（2）慢性便秘：食欲减退、腹胀、下腹部不适或有头晕、头痛等神经系统症状。

三、辅助检查

1. 甲状腺激素检测

了解有无甲状腺功能减退症。

2. 腹部 X 线检查

有助于诊断肠梗阻。

四、护理评估

（1）评估孕产妇大便的性状、排便频度、排便量、排便是否费力等。

（2）了解孕产妇的生活及饮食习惯。

（3）评估要点：①注意便秘发生的时间，妊娠期最常发生急性肠梗阻的时期为：妊娠中期子宫增大时；足月胎头下降时；产后子宫大小骤然改变时。②剖宫产术后也要警惕手术引起的肠梗阻。

五、护理措施

1. 指导合理饮食

指导孕产妇及家属在病情允许的情况下增加液体和饮食中纤维素的摄入。

2. 改善排便环境

对需要卧床的孕产妇，排便时给予幕帘遮挡，排便后协助清洁会阴和肛门。

3. 做好病情观察

对于先兆流产、先兆早产、妊娠期高血压疾病及前置胎盘等孕妇，指导其避免排便时过度用力而造成腹压剧增，如有便后头痛、腹痛、阴道出血等不适应及时联系医护人员。

4. 做好记录

认真记录孕产妇每天的排便情况。

六、健康教育

1. 培养良好的生活方式

指导孕产妇养成定期排便的习惯，注意补充水分和纤维素。

2. 合理运动

指导卧床患者在床上进行适量的运动。

3. 保持精神愉快

提供良好的社会支持，减轻孕产妇紧张和焦虑的情绪。

微信扫码
- 临床科研
- 医学前沿
- 临床资讯
- 临床笔记

第八章
正常妊娠与分娩

第一节　妊娠期妇女的护理

妊娠是胚胎和胎儿在母体内发育成长的过程。妊娠开始于卵子的受精，终止于胎儿及其附属物自母体排出。妊娠全过程平均约为 40 周（280 天），是变化极复杂又非常协调的生理过程。

一、受精及受精卵发育

1. 受精

成熟的精子与卵子的结合过程称为受精（fertilization）。当获能的精子与卵子相遇于输卵管时，精子头部顶体膜与精细胞膜破裂，释放出顶体酶，溶解卵子外围的放射冠和透明带，精子穿过放射冠和透明带进入卵子后，卵原核与精原核融合，形成受精卵或称孕卵。

2. 受精卵的发育与输送

受精卵借助输卵管的蠕动和输卵管上皮纤毛的推动向宫腔移行，大约在受精后 72 h 分裂为 16 个细胞的实心细胞团，称为桑葚胚。受精后第 4 天早期胚泡进入宫腔，继续分裂发育，形成晚期胚泡。

3. 着床

晚期胚泡逐渐埋入子宫内膜的过程，称为受精卵着床或受精卵植入。着床部位多在子宫体上部的前壁、后壁、侧壁，需经过定位、黏附和穿透 3 个过程（图 8-1）。

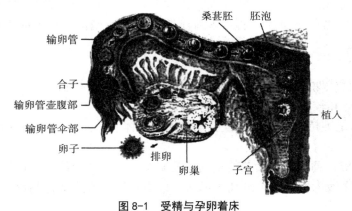

图 8-1　受精与孕卵着床

4. 蜕膜的形成

受精卵着床后，子宫内膜迅速增大变成蜕膜细胞，产生蜕膜样变化。依其与孕卵的关系分为 3 部分：

（1）底蜕膜：底蜕膜即与囊胚及滋养层接触的蜕膜，将发育成胎盘的母体部分。

（2）包蜕膜：包蜕膜是指覆盖在胚泡上面的蜕膜，随着囊胚的发育成长逐渐凸向宫腔，在 12 周左右与真蜕膜贴近并融合，子宫腔消失，分娩时这两层已无法分开。

（3）真蜕膜：除底蜕膜、包蜕膜以外覆盖子宫腔表面的蜕膜，称为真蜕膜（又称壁蜕膜）。

二、胎儿附属物的形成与功能

胎儿附属物是指除胎儿以外的组织，包括胎盘、胎膜、脐带和羊水（图8-2）。

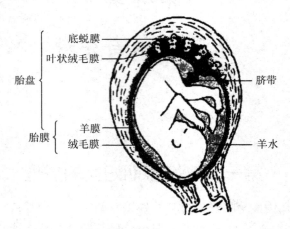

图8-2 胎儿及其附属物

（一）胎盘

1. 胎盘的构成

胎盘是由羊膜、叶状绒毛膜和底蜕膜是构成的。胎盘是母体与胎儿间进行物质交换的重要器官。

（1）羊膜：羊膜是胎盘的最内层，构成胎盘的胎儿部分，具有一定的弹性，形成羊膜腔，包绕着羊水和胎儿。

（2）叶状绒毛膜：叶状绒毛膜构成胎盘的胎儿部分，是胎盘的主要部分。在受精卵着床后，滋养层细胞迅速增殖，滋养层增厚并形成许多不规则的突起，称为绒毛。滋养层改称为绒毛膜。

（3）底蜕膜：底蜕膜来自胎盘附着部位的子宫内膜，占胎盘很小部分。固定绒毛的滋养层细胞与底蜕膜共同形成绒毛间隙的底部，称为蜕膜板。从此板向绒毛膜伸出蜕膜间隔，不超过胎盘厚度的2/3，将胎盘母体面分成肉眼可见的20个左右母体叶。

2. 胎盘的结构

胎盘介于胎儿与母体之间，是维持胎儿在宫内营养、发育的重要器官。胎盘分为母面和子面。子面光滑，呈灰白色，表面由羊膜覆盖，脐带附着于胎盘中央或稍偏处；母面表面粗糙，呈暗红色，由18 ~ 20个胎盘小叶构成。

3. 胎盘的功能

胎盘的主要功能包括代谢、防御、合成及免疫等。通过胎盘进行物质交换及转运的方式有：简单扩散、易化扩散、主动转运和较大物质向细胞内移动。

（1）气体交换：O_2是维持胎儿生命最重要的物质。母体和胎儿之间O_2及CO_2在胎盘以简单扩散的方式进行交换。

（2）营养物质的供应：葡萄糖是胎儿能量的主要来源，胎儿体内的葡萄糖均来自母体，以易化扩散的方式通过胎盘。胎儿血液内氨基酸浓度高于母血，以主动转运方式通过胎盘。电解质及维生素多以主动转运方式通过胎盘。

（3）排出胎儿代谢物：胎儿的代谢产物如尿酸、尿素、肌酸等，经过胎盘进入母血，由母体排出体外。

（4）防御功能：胎盘具有屏障作用。胎盘能阻止母体血液中某些有害物质进入胎儿血液内，起到一定的保护作用。

（5）合成功能：胎盘能合成多种激素、酶及细胞因子，对维持正常妊娠有重要作用。①人绒毛膜促性腺激素（hCG）：在受精后 10 天左右即可用放射免疫法自母体血清中测出，是诊断早孕的敏感方法之一。hCG 的作用是维持妊娠、营养黄体，使子宫内膜变为蜕膜，维持受精卵的生长发育。②人胎盘生乳素（hPL）：主要功能是与胰岛素、肾上腺皮质激素协同作用，促进乳腺腺泡发育，为产后泌乳做准备；促胰岛素生成作用，促进蛋白质合成；通过脂肪降解作用，抑制母体对葡萄糖的摄取和利用，促进葡萄糖运转给胎儿。③雌激素和孕激素：为类固醇激素。妊娠早期由卵巢妊娠黄体产生，自妊娠第 10 周起由胎盘合成。雌、孕激素的主要生理作用为共同参与妊娠期母体各系统的生理变化。④酶：胎盘能合成多种酶，包括缩宫素酶和耐热性碱性磷酸酶等。

（二）胎膜

胎膜由绒毛膜和羊膜组成。胎膜外层为绒毛膜，在发育的过程中逐渐退化成平滑绒毛膜，妊娠晚期与羊膜紧贴。胎膜内层为羊膜，与覆盖胎盘和脐带的羊膜层相连接。

（三）脐带

脐带是连于胎儿脐部与胎盘间的条索状结构。足月胎儿的脐带长 30 ~ 100 cm，平均约 55 cm。脐带内有 1 条脐静脉和 2 条脐动脉。胎儿通过脐带血液循环与母体进行气体交换、从母体获取营养物质和排泄代谢物质。

（四）羊水

羊水为充满羊膜腔内的液体，正常足月妊娠羊水量为 1 000 ~ 1 500 mL。妊娠早期的羊水，主要是由母体血清经胎膜进入羊膜腔的透析液。妊娠中期以后，胎儿尿液是羊水的重要来源。羊水的吸收约 50% 由胎膜完成，羊水在羊膜腔内不断进行液体交换以保持羊水量的动态平衡。母儿间的液体交换主要通过胎盘，每小时约 3 600 mL；母体与羊水的交换主要通过胎膜，每小时约 400 mL。羊水与胎儿的交换量较少，主要通过胎儿的消化道、呼吸道、泌尿道等途径进行，故羊水不断更新并保持母体、胎儿、羊水三者间液体平衡。足月妊娠时羊水外观略混浊，不透明，呈中性或弱碱性，pH7.20。羊水中含有上皮细胞及胎儿的一些代谢产物。

三、胎儿发育与生理特点

（一）胎儿发育

受精后 8 周（妊娠 10 周）内的人胚称为胚胎（embryo），为主要器官分化发育的时期。从第 9 周起称为胎儿，为各器官进一步发育成熟的时期。胎儿发育的特征大致如下：

妊娠 8 周末：胚胎初具人形，头的大小约占整个胎体的一半。可分辨出眼、耳、口、鼻，四肢已具雏形，超声显像检查可见胎心搏动。

妊娠 12 周末：胎儿身长约 9 cm，体重约 20 g。胎儿外生殖器已发育，部分胎儿可分辨出性别。

妊娠 16 周末：胎儿身长约 16 cm，体重约 100 g。从外生殖器可确定性别，头皮已长毛发，胎儿已开始有呼吸运动。部分孕妇自觉有胎动，X 线检查可见到胎儿脊柱阴影。

妊娠 20 周末：胎儿身长约 25 cm，体重约 300 g。临床听诊时可听到胎心音，胎儿全身有毳毛，出生后有心跳、呼吸、排尿及吞咽运动。自妊娠 20 周至满 28 周前娩出的胎儿，称为有生机儿。

妊娠 24 周末：胎儿身长约 30 cm，体重约 700 g。各脏器均已发育，皮下脂肪开始沉积，但皮肤仍呈皱缩状。

妊娠 28 周末：胎儿身长约 35 cm，体重约 1 000 g。皮下脂肪薄，皮肤呈粉红色，可有呼吸运动，但肺泡 II 型细胞中表面活性物质含量低，此期如胎儿出生易患特发性呼吸窘迫综合征。

妊娠 32 周末：胎儿身长约 40 cm，体重约 1 700 g。面部毳毛已脱落，生存能力尚可。若胎儿此期出生，注意加强护理可存活。

妊娠 36 周末：胎儿身长约 45 cm，体重约 2 500 g。皮下脂肪发育良好，毳毛明显减少，指甲已超过指、趾端。若胎儿此期出生能啼哭，有吸吮能力，基本可以存活。

妊娠 40 周末：胎儿已发育成熟，身长约 50 cm，体重约 3 000 g 或以上。体形外观丰满，皮肤呈粉红色，男性睾丸已下降至阴囊，女性大、小阴唇发育良好。出生时哭声响亮，吸吮能力强，能很好存活。

（二）胎儿的生理特点

1. 循环系统

（1）解剖学特点：①脐静脉：脐带中的脐静脉带有来自胎盘含氧量较高和丰富营养的血液进入胎儿体内。②脐动脉：脐带中其余的 2 条血管为脐动脉，带有来自胎儿的氧含量低的混合血，注入胎盘与母体进行物质交换。③动脉导管：位于肺动脉与主动脉弓之间，出生后动脉导管闭锁成动脉韧带。④卵圆孔：位于左、右心房之间，出生后数分钟开始关闭。

（2）血液循环特点：来自胎盘的血液经胎儿腹前壁分 3 支进入体内，1 支直接入肝，1 支与门静脉汇合入肝，此 2 支最后由肝静脉入下腔静脉；还有 1 支由静脉导管直接注入下腔静脉。胎儿出生后开始自主呼吸，肺循环建立，胎盘循环终止。脐静脉闭锁为肝圆韧带，脐动脉与相连闭锁的腹下动脉成为腹下韧带。

2. 血液系统

（1）红细胞：红细胞的生成在妊娠早期主要是来自卵黄囊，妊娠 10 周时在肝脏，以后在脾脏、骨髓，妊娠足月时至少 90% 的红细胞产生于骨髓。

（2）血红蛋白：胎儿血红蛋白从其结构和生理功能上可分为 3 种：原始血红蛋白、胎儿血红蛋白和成人血红蛋白。随着妊娠的进展，血红蛋白的合成从数量上增加，从种类上也从原始型向成人型过渡。

（3）白细胞：妊娠 8 周后，胎儿血液循环中即出现白细胞，形成防御细菌感染的第一道防线。白细胞出现后不久，胸腺及脾脏发育，两者均产生淋巴细胞，成为机体内抗体的主要来源，构成对外来抗原的第二道防线。

3. 呼吸系统

胎儿期的呼吸功能是由母儿血液在胎盘内进行气体交换完成的。妊娠 16 周时可见胎儿的呼吸运动，其强度能使羊水进入呼吸道，使肺泡扩张及生长。

4. 消化系统

妊娠 11 周时小肠开始有蠕动，16 周时胃肠功能已基本建立。胎儿可吞咽羊水，吸收水分、葡萄糖等可溶性物质。

5. 泌尿系统

胎儿肾脏在妊娠 11 ~ 14 周时有排泄功能，妊娠 14 周的胎儿膀胱内已有尿液。胎儿能排出尿液以控制羊水量。妊娠后半期胎儿尿液成为羊水的重要来源之一。

四、妊娠期母体变化

（一）生理变化

妊娠是正常生理过程，母体各器官系统将发生一系列改变，并调节其功能，以满足胎儿生长发育和分娩的需要，同时为产后哺乳做好准备。

1. 生殖系统

（1）子宫：①子宫体：子宫明显增大变软，妊娠早期子宫呈球形且不对称，妊娠 12 周时，子宫增大均匀并超出盆腔。妊娠晚期子宫多呈不同程度的右旋，与盆腔左侧被乙状结肠占据有关。子宫大小由非妊娠时的 7 cm × 5 cm × 3 cm 增大至妊娠足月时的 35 cm × 22 cm × 25 cm。子宫壁厚度在非妊娠时约 1 cm，妊娠中期逐渐增厚，妊娠末期又渐薄，妊娠足月时厚度为 0.5 cm ~ 1.0 cm。②子宫峡部：此部分是子宫体与子宫颈之间最狭窄的部分。非妊娠期长约 1 cm，随着妊娠的进展，峡部逐渐被拉长变薄，成为子宫腔的一部分，形成子宫下段，临产时长 7 ~ 10 cm。③子宫颈：妊娠早期因充血、组织水肿，宫颈外观肥大、着色，质地软。宫颈管内腺体肥大，宫颈黏液分泌增多，形成黏稠的黏液栓，保护宫腔不受感染。

（2）卵巢：妊娠期略增大，并停止排卵。形成妊娠黄体，合成雌激素与孕激以维持妊娠。妊娠 10 周后，黄体功能由胎盘取代。妊娠 12 ~ 16 周时，黄体开始萎缩。

（3）输卵管：妊娠期输卵管伸长，黏膜上皮细胞变扁平，在肌质中可见蜕膜细胞，有时黏膜可见蜕膜反应。

（4）阴道：妊娠期黏膜着色、增厚、皱襞增多，结缔组织变松软，伸展性增加。阴道脱落细胞增多，分泌物增多呈糊状。阴道上皮细胞中糖原和乳酸含量增加，使阴道的 pH 降低，有利于防止感染。

（5）外阴：妊娠时，大、小阴唇色素沉着加深，局部充血，皮肤增厚；大阴唇结缔组织疏松，伸展性增加。

2. 乳房

妊娠期，乳腺管和腺泡增生，脂肪沉积。妊娠早期乳房开始增大，充血明显，孕妇自觉乳房发胀，有触痛和麻刺感。乳头增大、着色、易勃起，乳晕着色。在妊娠后期，尤其是近分娩期，挤压乳房时可能有少量乳汁溢出。分娩后乳汁大量分泌，在哺喂婴儿时期乳房能够维持泌乳相当长一段时间。

3. 循环系统及血液系统

（1）心脏：妊娠期增大的子宫将横膈上推，心脏向左、向上、向前移位，心尖冲动左移 1 ~ 2 cm，心浊音界稍扩大。

（2）心排血量和血容量：心排血量约自妊娠 10 周开始增加，至妊娠 32 ~ 34 周达高峰，维持此水平直至分娩。临产后，特别在第二产程阶段，心排血量显著增加。循环血容量于妊娠 6 周起开始增加，至妊娠 32 ~ 34 周达高峰，约增加 35%，平均约增加 1 500 mL，维持此水平直至分娩。血浆的增加多于红细胞的增加，致血液稀释，孕妇可出现生理性贫血。

（3）静脉压：妊娠期右旋增大的子宫压迫下腔静脉使血液回流受阻，孕妇下肢、外阴及直肠的静脉压增高，加之妊娠期静脉壁扩张，孕妇容易发生下肢、外阴静脉曲张和痔疮。孕妇若长时间处于仰卧位姿势，可引起回心血量减少，心排血量降低，血压下降，称为仰卧位低血压综合征。

（4）血液成分：妊娠期骨髓不断产生红细胞，网织红细胞轻度增多，血细胞比容下降，白细胞计数稍增多，主要为中性粒细胞增多。妊娠期血液处于高凝状态，对预防产后出血有利。

4. 泌尿系统

由于孕妇及胎儿代谢产物增多，肾脏负担过重。肾血浆流量（RPF）及肾小球滤过率（GFR）于妊娠早期均增加，并在整个妊娠期间维持高水平，而肾小管对葡萄糖再吸收能力不能相应增加，约 15% 孕妇饭后可出现生理性糖尿，应注意与真性糖尿病相鉴别。受孕激素影响，泌尿系统平滑肌张力降低，输尿管有尿液逆流现象，孕妇易患急性肾盂肾炎，以右侧多见。

5. 呼吸系统

妊娠早期孕妇的胸廓即发生改变，横膈上升，呼吸时膈肌活动幅度增加。孕妇妊娠中期肺通气量增加大于耗氧量，呼吸深大。妊娠后期子宫增大，膈肌活动幅度减少，孕妇以胸式呼吸为主。

6. 消化系统

妊娠早期约 50% 的孕妇出现不同程度的早孕反应，一般于妊娠 12 周左右自行消失。妊娠期受大量雌激素影响，孕妇可出现牙龈充血、水肿、增生，刷牙时易出血。牙齿易松动及出现龋齿。孕妇常有唾液增多，有时流涎。

7. 内分泌系统

妊娠期垂体增大。嗜酸性粒细胞肥大、增多，形成"妊娠细胞"，约于产后 10 天恢复。产后有出血性休克者，可使增生、肥大的垂体缺血、坏死，导致席汉综合征。

8. 其他

（1）体重：妊娠早期孕妇体重增加不明显。从妊娠 13 周至妊娠足月，平均每周增加约 350 g，妊娠足月时体重平均增加约 12.5 kg。

（2）皮肤：妊娠期垂体分泌促黑激素增加，加之雌、孕激素大量增多，使黑色素增加，导致孕妇面颊、乳头、乳晕、腹白线、外阴等处出现色素沉着。随妊娠子宫增大，孕妇腹壁皮肤弹力纤维过度伸展而断裂，使腹壁皮肤出现紫色或淡红色不规则平行的裂纹，称为妊娠纹。产后妊娠纹变为银白色，持久不退。

（二）心理 - 社会调适

妊娠不仅会造成孕妇身体各系统的生理改变，心理也会随着妊娠而发生变化。妊娠期的心理评估是产前护理极为重要的一部分。对于妇女来说，妊娠和分娩是人生中的重要事件，一般会经历以下几个心理阶段：①惊讶和震惊。②矛盾。③接受。④情绪波动。⑤内省。

五、妊娠诊断

（一）妊娠诊断

妊娠是胚胎和胎儿在母体内发育成熟的过程。卵子受精是妊娠的开始，胎儿及其附属物自母体排出是妊娠的终止，共约 40 周。在临床上将其分为 3 个时期：妊娠 12 周末以前称为早期妊娠，13 ~ 27 周末称为中期妊娠，28 周及其以后称为晚期妊娠。

1. 早期妊娠诊断

1）病史

（1）停经：停经是妊娠最早、最重要的症状。在育龄阶段的妇女，曾有过性生活史，平时月经周期规律，一旦月经停经 10 天或以上应考虑早期妊娠的可能。

（2）早孕反应：据估计有 50% ~ 70% 的妇女在停经 6 周左右出现畏寒、头晕、乏力、嗜睡、食欲缺乏、喜食酸性食物或厌恶油腻食物、恶心、晨起呕吐等一系列症状，称为早孕反应。

（3）尿频：在妊娠前 3 个月，逐渐增大的子宫在盆腔内压迫膀胱造成孕妇尿频。

2）临床表现

（1）乳房：妊娠早期，雌激素促进乳腺管发育及脂肪沉淀，孕激素促进乳腺腺泡发育；妊娠时乳晕的颜色变深，乳晕周围也可看到皮脂腺，分泌油性物质，以保护乳房皮肤，并在哺乳时起润滑作用。

（2）妇科检查：随着妊娠周数的增加，子宫的大小、形状均发生变化，至妊娠 8 周时子宫体约相当于非妊娠子宫的 2 倍，妊娠 12 周时子宫体约相当于非妊娠子宫的 3 倍。在妊娠 6 ~ 8 周时阴道壁及子宫颈充血，呈紫蓝色。双合诊时可发现子宫颈变软，子宫颈与子宫体似不相连称为黑加征，是早期妊娠特有的表现。妊娠 12 周时增大的子宫可在耻骨联合上方触及。

3）诊断检查

（1）妊娠试验：根据受精卵着床后滋养细胞分泌 hCG 并从尿中排出的原理，用免疫学方法测定受检者血、尿中 hCG 水平可以协助诊断早期妊娠。

（2）超声检查：这是目前诊断早期妊娠快速准确的方法。在增大的子宫轮廓内见到圆形或椭圆形光环，最早在妊娠 6 周可见到胚芽和原始心管搏动。

（3）宫颈黏液检查：早孕者的宫颈黏液量少、质稠，拉丝度差，涂片干燥后镜检见排列成行的椭圆体，而无羊齿结晶。

（4）黄体酮试验：此试验是利用孕激素在体内突然撤退能引起子宫出血的原理，对疑为早孕的妇女，每天肌肉注射黄体酮 20 mg，连续 3 ~ 5 d。如停药后 7 d 仍没有出现阴道流血，则早孕可能性大；如停药后 3 ~ 7 d 出现阴道流血，则排除早孕的可能。

（5）基础体温测定：每天清晨（夜班工作者于休息 6 ~ 8 h 后），在未起床且无进食及谈话等任何活动之前，测体温 5 min，并记录，将一个月的测量结果连成曲线。具有双相型体温的妇女，停经后高温相持续 18 天不见下降者，早孕可能性大。

2. 中晚期妊娠诊断

1）病史

有早期妊娠的经过，且子宫明显增大，孕妇可感觉到胎动，检查时可触及胎体，听诊时听到胎心音，此期容易确诊。

2）临床表现

（1）子宫增大：随着妊娠周数增大，子宫逐渐增大，宫底升高，可以根据手测宫底高度和用尺测量耻上子宫高度来判断子宫大小与妊娠周数是否相符（表 8-1）。

表 8-1　不同妊娠周数的子宫底高度及子宫长度

妊娠周数	妊娠月份	手测子宫底高度	尺测耻上子宫底高度
满 12 周	3 个月末	耻骨联合上 2～3 横指	
满 16 周	4 个月末	脐耻之间	
满 20 周	5 个月末	脐下 1 横指	18（15.3～21.4）cm
满 24 周	6 个月末	脐上 1 横指	24（22.0～25.1）cm
满 28 周	7 个月末	脐上 3 横指	26（22.4～29.0）cm
满 32 周	8 个月末	脐与剑突之间	29（25.3～32.0）cm
满 36 周	9 个月末	剑突下 2 横指	32（29.8～34.5）cm
满 40 周	10 个月末	脐与剑突之间或略高	33（30.0～35.3）cm

（2）胎动：胎动是指胎儿在子宫腔内冲击子宫壁的活动。孕妇于妊娠 18～20 周开始自觉胎动，每小时 3～5 次。随妊娠周数的增加，胎动越显活跃，至妊娠 38 周后胎动逐渐减少。

（3）胎心音：妊娠 18 周以后用一般听筒就可以在孕妇腹壁听到胎心音。胎心率每分钟 110～160 次，应与子宫杂音、腹主动脉音和脐带杂音区别。

（4）胎体：妊娠 24 周后，应用四步触诊法，检查者在腹部可通过触摸胎儿的轮廓、头、臀、四肢帮助判断胎方位。

3）辅助检查

B 型超声检查不仅能显示胎儿数目、胎方位、胎心搏动和胎盘位置，且能测定胎头双顶径、股骨长度、胎盘位置、羊水量等，观察胎儿体表有无畸形。

（二）胎产式、胎先露、胎方位

胎儿在子宫内的姿势，称为胎姿势。正常为胎头朝下并俯屈，颏部贴近胸壁，脊柱略前弯，四肢屈曲交叉弯曲于胸腹部前方。妊娠 32 周后，胎儿姿势和位置相对恒定，也有极少数在妊娠晚期发生改变的。

1. 胎产式

胎儿身体纵轴与母体身体纵轴之间的关系称为胎产式。两轴平行者称为纵产式，此产式占妊娠足月分娩总数的 99.75%。两轴垂直者称为横产式，仅占妊娠足月分娩总数的 0.25%。两轴交叉者称为斜产式，多属于暂时的，在分娩过程中会转为纵产式，偶尔转为横产式。

2. 胎先露

胎儿最先进入骨盆的部分称为胎先露。纵产式有头先露、臀先露，横产式有肩先露。头先露可因胎头屈伸程度不同分为枕先露、前囟先露、额先露和面先露（图 8-3）。臀先露可因入盆先露的不同分为混合臀先露、单臀先露和足先露。偶见头先露或臀先露与胎儿手部同时入盆，称之为复合先露。

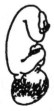 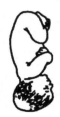 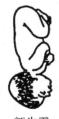 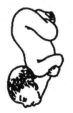

枕先露　　　前囟先露　　　额先露　　　面先露

图 8-3　头先露的种类

3. 胎方位

胎儿先露部指示点与母体骨盆之间的关系称为胎方位。枕先露以枕骨、面先露以颏骨、肩先露以肩胛骨为指示点。根据指示点与母体骨盆左、右、前、后、横的关系而有不同的胎方位（表 8-2）。

表 8-2　胎产式、胎先露和胎方位的关系及种类

胎产式	先露部		胎方位
纵产式	头先露	枕先露	枕左前（LOA）、枕左横（LOT）、枕左后（LOP） 枕右前（ROA）、枕右横（ROT）、枕右后（ROP）
		面先露	颏左前（LMA）、颏左横（LMT）、颏左后（LMP） 颏右前（RMA）、颏右横（RMT）、颏右后（RMP）
	臀先露		骶左前（LSA）、骶左横（LST）、骶左后（LSP） 骶右前（RSA）、骶右横（RST）、骶右后（RSP）
横产式	肩先露		肩左前（LScA）、肩左后（LScP） 肩右前（RScA）、肩右后（RScP）

第二节　妊娠期妇女的保健与评估

一、概述

定期产前检查的目的是明确孕妇和胎儿的健康状况，及早发现及治疗妊娠合并症和并发症，及时纠正胎位异常，尽早发现胎儿发育异常。产前护理评估主要是通过定期产前检查来实现，收集完整的病史资料，体格检查，为孕妇提供连续的整体护理。从确诊早孕开始，妊娠 28 周前每 4 周检查一次，妊娠 28 周后每 2 周检查一次，妊娠 36 周后每周检查一次。属于高危妊娠的孕妇，应酌情增加产前检查次数。

二、护理评估

（一）病史

1. 健康史

1）个人资料

（1）年龄：妊娠年龄过小者容易发生难产；年龄过大，> 35 岁的初产妇，妊娠时容易出现妊娠期高血压等疾病，分娩时易出现产力异常和产道异常。

（2）职业：妊娠早期接触放射线、铅、汞及有机磷农药等均可能引起胎儿畸形。

（3）其他：询问孕妇的家庭住址、联系电话、受教育程度及宗教信仰等情况。

2）目前健康状况

询问孕妇的饮食习惯、早孕反应、休息睡眠、排泄情况及自理能力等。

3）过去史

重点了解有无高血压、心脏病、糖尿病、肝肾疾病、血液病、传染病（如结核病）、甲状腺功能亢进症或甲状腺功能低下症、代谢性疾病、遗传病、精神病等，注意发病时间和治疗情况，有无手术史及手术名称，有无过敏史等。

4）月经史

询问月经初潮年龄、月经周期和月经持续时间。月经周期的长短有个体差异，了解月经周期情况有助于推算预产期。

5）家族史

询问家族中有无人患高血压、精神病、肾炎、妊娠高血压综合征、遗传性疾病及多胎、胎儿畸形等。

6）配偶健康状况

了解孕妇配偶有无烟酒嗜好及遗传性疾病等。

2. 孕产史

（1）既往孕产史：有无流产史（包括自然流产、人工流产），有无早产、死胎、死产史等。

（2）本次妊娠经过：了解本次妊娠早孕反应情况、胎动开始时间，以及有无阴道出血、头痛、心

悸、气短、下肢水肿等。询问孕早期有无用药史、有害物及致畸因素接触史等。

3. 预产期的推算

预产期的计算方法：末次月经第 1 天起，月份减 3 或加 9，日期加 7。如为农历（阴历），月份减 3 或加 9，日期加 15。在孕 37 周以后分娩为足月分娩。如孕妇记不清末次月经时间，可根据孕妇早孕反应出现的时间、胎动开始时间以及子宫底高度等加以估计。

（二）身体评估

1. 全身检查

观察孕妇发育、营养、精神状态、身高及步态。身材矮小者（140 cm 以下）常伴有骨盆狭窄。检查心、肺功能有无异常，乳房发育情况，脊柱及下肢有无畸形。测量血压和体重。正常孕妇血压不应超过 140/90 mmHg，或与基础血压相比，升高不超过 30/15 mmHg，超过者属于病理状态。孕妇体重在妊娠晚期每周增加不应超过 500 g，超过者应注意水肿或隐性水肿的发生。

2. 产科检查

产科检查包括腹部检查、骨盆测量、阴道检查、肛门检查和绘制妊娠图。检查前告知孕妇检查目的、步骤，检查时动作尽可能轻柔，以取得合作。检查者如为男医生，则应有护士陪同，注意保护被检查者的隐私。

1）腹部检查

孕妇排尿后，仰卧于检查床上，暴露腹部，双腿屈曲分开，放松腹肌，检查者站在孕妇右侧进行操作。

（1）视诊：注意孕妇腹形及大小，腹部有无妊娠纹、手术瘢痕和水肿。对腹部过大者，应考虑多胎、羊水过多、巨大儿的可能；对腹部过小、宫底高度过低者，应考虑胎儿生长受限、孕周推算错误等。如孕妇站立时腹部向前突出或向下悬垂应考虑有骨盆狭窄的可能，尖腹常见于初产妇，悬垂腹常见于经产妇。

（2）触诊：注意腹部肌肉紧张度，有无腹直肌分离，注意羊水量的多少及子宫敏感度。用产科腹部四步触诊法分别查清子宫宫底、大小、形态和胎方位、胎先露及先露入盆情况。用皮尺测量耻骨联合上缘至宫底的高度及过脐测量腹围并记录。四步触诊法前 3 步检查操作时，检查者站在孕妇右侧并面向孕妇，第 4 步检查操作时，检查者应面向孕妇足端。

四步触诊法检查方法如下（图 8-4）。

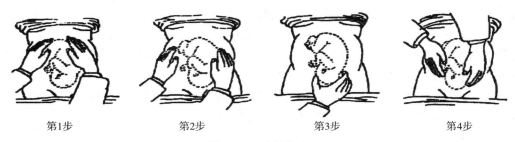

第1步　　　　第2步　　　　第3步　　　　第4步

图 8-4　四步触诊法

第 1 步手法：检查者两手放置在宫底部，测量宫底高度，估计胎儿大小是否与妊娠周数相符。用两手相对在宫底处轻轻触摸，判断在宫底部的胎儿部分。若为胎头则硬而圆，有浮球感；若为胎儿臀部则软而宽，呈现不规则的形状。

第 2 步手法：检查者两手分别放置于孕妇腹部两侧，一只手固定，另一只手轻轻深按检查，两手交替进行，触到平坦部分为胎儿背部，并确定胎背的方向。触到高低不平可变形的部分为胎儿肢体，有时触摸时可感到胎动。

第 3 步手法：检查者右手拇指与其余手指分开，放在耻骨联合上方握住胎先露部分，进一步查清是胎头或胎臀，并向左右推动以确定先露部是否与骨盆衔接。若胎儿先露部仍可左右移动，表示尚未衔接入盆。若不能移动，则表明先露部已衔接。

第4步手法：检查者面向孕妇足端，左右手分别放置在胎先露部的两侧，沿骨盆入口向下轻轻深按，进一步核实胎先露部分与第1步手法判断是否相符，并确定胎先露部入盆程度。

（3）听诊：听取胎心音并测数1分钟的胎心数，注意胎心最响亮的部位、是否规律及有无杂音。胎心音可在靠近胎背侧上方的孕妇腹壁上听到，根据妊娠周数不同、胎儿大小不同，听胎心音的部位也不同。妊娠中期胎心音在耻骨联合到肚脐之间，随妊娠周数增大，移至脐周。妊娠末期测量胎心音部位则因胎产式、胎位不同而不同。

2）骨盆测量

进行检查前应先向孕妇解释施行此项检查的目的，请孕妇将内裤脱下并躺在检查床上，双腿分开，两脚放在脚蹬上取膀胱截石位，并注意保护孕妇隐私。于妊娠34周时进行骨盆内测量，测量骶耻内径、坐骨棘间径及坐骨切迹宽度等，了解骨盆形态、有无骨盆狭窄等。

（1）骨盆外测量：能间接判断骨盆大小及形状，操作简便。常用的骨盆外测量径线如下：

髂棘间径：测量时，孕妇取仰卧位，双腿伸直，测量骨盆两侧髂前上棘外缘的距离，正常值为23～26 cm。

髂嵴间径：测量时，孕妇取仰卧位，双腿伸直，测量骨盆两侧髂嵴外缘最宽的距离，正常值为25～28 cm。以上两径线值可间接推测骨盆入口横径的长度。

骶耻外径：测量时，孕妇取左侧卧位，右腿伸直，左腿屈曲，测量第5腰椎棘突下凹处（米氏菱形窝的上角）至耻骨联合上缘中点的距离，正常值为18～20 cm，骶耻外径可间接推测骨盆入口前后径长短，是骨盆外测量中最重要的径线（图8-5）。

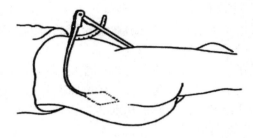

图8-5　测量骶耻外径

坐骨结节间径：测量时，孕妇取仰卧位，两腿屈曲，双手抱膝。测量两侧坐骨结节内侧缘之间的距离，正常值为8.5～9.5 cm，平均值9 cm。坐骨结节间径又称出口横径。如出口横径＜8 cm，应测量出口后矢状径（坐骨结节间径中点至骶骨尖），正常值为9 cm。出口横径与出口后矢状径之和＞15 cm者，一般胎儿可以正常娩出。

耻骨弓角度：测量时，孕妇体位同测量坐骨结节间径。测量者用两拇指尖斜着对拢，放在耻骨联合下缘，左右两拇指平放在耻骨弓降支的上面，测量两拇指之间的角度即为耻骨弓角度。正常为90°角，＜80°角者为异常。

（2）骨盆内测量：骨盆内测量适用于骨盆外测量有狭窄者。测量时，孕妇取膀胱截石位，外阴消毒，检查者戴手套并涂润滑剂。常用的骨盆内测量径线如下：

骶耻内径：也称对角径，是自耻骨联合下缘至骶岬上缘中点的距离。检查者一手示指、中指伸入阴道，用中指指尖触及骶岬上缘中点，示指紧贴耻骨联合下缘，并标记示指与耻骨联合下缘的接触点。中指尖至此接触点的距离即为对角间径。正常值为12.5～13 cm，此值减去1.5～2 cm，即为真结合径值，正常值为11 cm。如触不到骶岬，说明此径线＞12 cm。选择妊娠后期阴道松软时进行测量为宜，36周以后测量应在消毒情况下进行，以免发生感染。

坐骨棘间径：测量时，取上述体位。测量两侧坐骨棘间的距离。正常值约10 cm。检查者一手的示指、中指伸入阴道内，分别触及两侧坐骨棘，估计其间的距离（图8-6）。

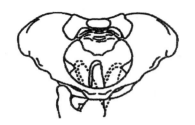

图 8-6　测量坐骨棘间径

坐骨切迹宽度：为坐骨棘与骶骨下部间的距离，即骶骨韧带的宽度，代表骨盆后矢状径。检查者将伸入阴道内的示指、中指并排放置于韧带上，如能容纳 3 横指（5 ~ 5.5 cm）为正常，否则预示中骨盆狭窄。

3）阴道检查

早期妊娠时进行盆腔双合诊检查。妊娠后期及临产后，应避免不必要的检查。必须检查时，应消毒外阴及戴无菌手套，以防止感染。

4）肛门检查

通过肛门检查可以了解胎先露部、骶骨前面弯曲度、坐骨棘和坐骨切迹宽度及骶骨关节活动度。

（三）心理－社会评估

妊娠早期重点评估孕妇对妊娠的态度，妊娠中、晚期评估孕妇对妊娠有无不良的情绪反应，对即将为人母或分娩有无焦虑和恐惧心理。

（四）护理措施

1. 一般护理

告知孕妇产前检查的意义和重要性，预约下次产前检查的时间和告知产前检查的内容。凡属高危妊娠者，应酌情增加产前检查次数。

2. 心理护理

在每次孕妇产前检查时，了解孕妇对妊娠的心理适应程度。鼓励孕妇说出内心感受和想法，满足其需要。给孕妇提供心理支持，帮助孕妇去除不良情绪。

3. 症状护理

（1）恶心、呕吐：孕吐是妊娠早期的不适症状之一。在此期间应避免空腹，起床时宜缓慢，少食多餐，进食清淡饮食。

（2）尿频、尿急：妊娠早期，骨盆血流供应增加，刺激膀胱排空次数增多，同时，子宫慢慢增大，膀胱承受的压力增加，容量减少；妊娠晚期，增大的子宫压迫膀胱使膀胱的容量减少，尿频的情况再次出现。孕妇可采取下列措施减轻尿频：①确定这是妊娠的正常反应，不要紧张和忧虑。②减少睡前液体摄入量，但每天液体的总摄入量不能减少。

（3）阴道分泌物增多：妊娠后阴道黏膜和子宫颈腺体受激素的影响，血流增加，黏膜变软、增生变厚，子宫颈分泌物增多。应鼓励孕妇做好外阴部清洁卫生，每天沐浴，勤换内裤。

（4）便秘：孕期黄体激素浓度上升，肠道平滑肌松弛，导致肠蠕动变慢，大肠内容物的水分被重吸收增多，日渐增大的子宫也影响排便，易造成便秘。应对措施包括：①养成每天定时排便的习惯以建立适当的胃－结肠反射。②注意摄取足够的水分、蔬菜、水果及富含纤维质的食物，忌食辛辣食物。③一有便意就应去厕所排便。④适当运动以促进胃肠蠕动。⑤不要自行服用（或使用）泻剂，避免造成依赖或诱发宫缩。

（5）下肢水肿：增大的子宫压迫下腔静脉使下肢静脉血液回流受阻是导致下肢水肿的主要原因。妊娠后期孕妇常发现踝部、小腿下部轻度水肿，经休息后消退，属于正常现象；若下肢水肿明显，休息后不消退，应警惕妊娠期高血压疾病、妊娠并发肾脏疾病等。孕妇应避免长时间站或坐，休息时取左侧卧位，将下肢适当垫高能促进下肢血液回流，饮食应适当限制食盐的摄入，水分不必限制。

（6）下肢痉挛：常因孕妇缺钙引起，小腿腓肠肌肌肉痉挛多见，常在夜间发作。指导孕妇多活动、晒太阳，饮食中增加含钙食物的摄入，必要时在医生的指导下服用钙剂。

（7）腰背痛：妊娠期间子宫向前隆起，孕妇背部肌肉处于持续紧张状态。另外妊娠期间关节韧带松弛，导致孕妇腰背部疼痛。指导孕妇穿平跟鞋，少抬举重物；休息时，腰背部可用枕头、靠垫等支撑。

（8）失眠：加强心理护理，减轻孕妇的焦虑、紧张情绪，嘱其每天坚持户外散步，睡前饮用热牛奶、用温水泡脚等以助睡眠。

（9）贫血：孕妇于妊娠后期对铁的需求量增多，易患缺铁性贫血，故应多食富含铁的食物。

4. 健康指导

（1）异常症状的判断：妊娠期间孕妇出现下列症状为异常情况：腹部疼痛、阴道出血、妊娠 3 个月以后仍出现持续的呕吐、发热、头痛、目眩、视物不清、心悸、气短、液体突然从阴道流出及胎动次数突然减少等。发生上述情况应及时到医院就诊。

（2）营养指导：孕妇需注意自身的营养，保证胎儿的生长发育；但也要注意避免营养过剩引起胎儿过大，或孕妇体重增加过多造成对自身和分娩不利的影响。

（3）清洁和舒适：孕妇应注意个人的清洁卫生，进食后均应漱口、刷牙（使用软毛刷），以保证口腔健康；怀孕后排汗增多，要勤洗浴，勤换贴身内衣。孕妇衣服穿着应宽松、柔软、舒适、冷暖适宜。

（4）活动与休息：妊娠 28 周以后宜适当减少工作量，避免长时间站立或进行重体力劳动。每天应保证 8 h 的睡眠，卧床时宜左侧卧位，以增加胎盘血液供应。孕期应保证适量的运动。

（5）孕期自我监护：妊娠后期，孕妇可以自己数胎动数，每天早、中、晚各计数 1 h，每小时胎动数应不少于 3 次，< 10 次或胎动次数突然减少应及时到医院就诊。临近预产期的孕妇，如出现阴道分泌物中混有血液或出现规律腹痛，则为临产先兆。如阴道突然有大量液体流出（胎膜早破），应使孕妇平卧，并立即前往医院。

第三节　分娩期妇女的护理

分娩是指妊娠满 28 周（196 天）及以上，胎儿及其附属物自临产开始到由母体娩出的全过程。妊娠满 28 周至不满 37 周（196 ~ 258 天）期间分娩，为早产；妊娠满 37 周至不满 42 周（259 ~ 293 天）期间分娩，为足月产；妊娠满 42 周（294 天）及以上分娩，为过期产。

一、决定分娩的因素

决定分娩的因素有 4 个，分别是产力、产道、胎儿及产妇的精神心理因素。只有这 4 个因素均正常并能相互适应和相互协调，胎儿才能顺利经阴道自然娩出，称为正常分娩。

（一）产力因素

产力是指将胎儿及其附属物从宫腔内逼出的力量，是分娩的动力。产力主要包括子宫收缩力、腹肌及膈肌收缩力和肛提肌收缩力。

1. 子宫收缩力

临产后的产力主要是子宫收缩力，贯穿于分娩的全过程。临产后子宫有规律的收缩，使得子宫颈管逐渐缩短，最后消失，宫颈口扩张，胎儿先露部下降，最终胎儿及胎儿附属物（胎盘、脐带）经阴道娩出母体外。正常子宫收缩力有以下 3 个特点：节律性、对称性和极性、缩复作用。

（1）节律性：子宫收缩的节律性是临产的重要标志。正常子宫收缩为子宫体肌肉有节律的、不随意的阵发性收缩并伴有痛感。每次宫缩由弱变强，到达最强时维持一段时间后，随之由强逐渐变弱，直至消失。间歇期子宫肌肉恢复松弛状态。间歇一段时间以后，下一次宫缩开始出现。如此反复直至分娩结束。

临产初期，每次宫缩持续时间约为 30 s，间歇期为 5 ~ 6 min。随着产程进展，宫缩持续时间逐渐延长，间歇时间逐渐缩短。当到达第二产程宫口开全时，每次宫缩持续时间可达 60 s，间歇期可缩短至

1 ～ 2 min。宫缩强度也会随着产程进展而逐渐增强。子宫收缩时，宫腔压力升高。宫腔压力临产初期为25 ～ 30 mmHg，至第一产程末时为40 ～ 60 mmHg，到了第二产程宫缩时可达100 ～ 150 mmHg，宫缩间歇期宫腔压力又回落至6 ～ 12 mmHg。子宫收缩引起的疼痛感随宫腔压力的升高而增加。

（2）对称性和极性：正常宫缩起自两侧子宫角部，以微波形式迅速向宫底中线集中，左右对称，然后向子宫下段扩散，约需要15 s均匀协调地遍布整个子宫，此为子宫收缩的对称性（图 8 –7）。子宫收缩时以子宫底部收缩最强、最持久，向下逐渐减弱，宫底部的收缩强度几乎达到子宫下段的2倍，此为子宫收缩的极性。此特点有利于胎儿向宫口方向移动，最终使胎儿和附属物排出母体外。

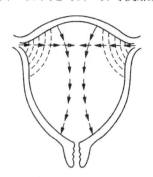

图 8-7　子宫收缩的对称性

（3）缩复作用：正常子宫收缩时肌纤维缩短变宽，宫缩间歇是肌纤维松弛但不能完全恢复到原来的长度。如此反复收缩，子宫肌纤维变得越来越短，子宫上部的肌肉变得越来越厚，宫腔容积逐渐缩小，子宫下段被逐渐拉长、扩张，迫使胎先露下降及宫颈管逐渐缩短直至消失。这种现象称为子宫收缩力的缩复作用。

2. 腹肌及膈肌收缩力

腹肌及膈肌收缩力（简称腹压）是第二产程娩出胎儿时的重要辅助力量。当子宫在子宫收缩力的作用下宫口开全，胎先露部已经下降至盆底时，每次宫缩，前羊膜囊（未破膜时）、胎先露压迫盆底组织及直肠，产妇此时产生强烈排便感，反射性地引起排便动作。宫缩来临时产妇主动屏气向下用力，腹肌及膈肌收缩使腹腔内压增高，促使（向下推胎儿）胎儿娩出。腹肌及膈肌收缩力在第三产程也可协助已剥离的胎盘娩出，减少产后出血的发生。

3. 肛提肌收缩力

产程中，肛提肌收缩力可以协助胎先露在骨产道内旋转（适应骨盆形态）。当胎头枕部到达耻骨弓下时，肛提肌收缩力协助胎头仰伸。第三产程胎盘剥离降至阴道时，可以协助胎盘娩出。

（二）产道因素

产道是胎儿娩出的通道，分为2部分：骨产道（真骨盆）和软产道。

1. 骨产道

骨产道在分娩过程中几乎没有变化，但其形状、大小与能否顺利分娩有十分密切的关系。

1）骨盆各平面及其径线

详见骨盆的平面及径线（图 8-8）。

2）骨盆轴与骨盆倾斜度

（1）骨盆轴：骨盆轴是指连接骨盆各平面中点的假想曲线。此轴上段向下向后，中段向下，下端向下向前。分娩时，胎儿即沿此轴完成一系列分娩机制后娩出。

（2）骨盆倾斜度：骨盆倾斜度是指妇女站立时，骨盆入口平面与地平面所形成的角度，一般为60°。如果骨盆倾斜度过大，会影响胎头与骨盆的衔接和娩出。

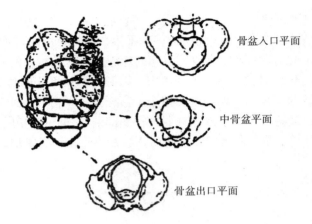

骨盆入口平面

中骨盆平面

骨盆出口平面

图 8-8　骨产道

2. 软产道

软产道是指由子宫下段、宫颈、阴道及骨盆底软组织构成的弯曲管道。

1）子宫下段

子宫下段由子宫峡部伸展而成。妊娠 12 周后子宫峡部逐渐扩展成宫腔的一部分，至妊娠末期被逐渐拉长形成子宫下段。临产后进一步拉长至 7 ~ 10 cm，该部分肌壁变薄成为软产道的一部分。由于子宫肌纤维的缩复作用，子宫上、下段肌壁厚薄不同，在两者交界处的子宫腔内面形成一环状隆起，称为生理缩复环。

2）宫颈

（1）宫颈管消失：临产前宫颈管变软，长度为 2 ~ 3 cm。临产后，宫缩使宫颈内口的子宫肌纤维向上向外扩张，宫颈管形成漏斗形，随后宫颈管逐渐缩短、展平，直至消失。初产妇临产后宫颈管的变化特点是先缩短消失，之后宫口扩张开大；经产妇宫颈管的变化则是宫颈管缩短消失与宫口扩张同时进行。

（2）宫口扩张：未临产时，初产妇的宫颈外口仅能容纳一个手指尖。经产妇可容纳一个手指。临产后，子宫收缩及缩复作用向上牵拉使得宫口逐渐扩张，加之子宫下段处的蜕膜发育不良，胎膜容易与该处的蜕膜分离而向宫颈管内突出形成前羊水囊（又称前羊膜囊）。当宫缩来临时，胎先露部推动前羊水囊协助扩张宫口。胎膜多在宫口近开全时自然破裂。

（3）骨盆底、阴道及会阴

临产后，前羊膜囊及下降的胎先露部压迫骨盆底，使软产道下段扩张呈现一个向前弯曲的管状结构。分娩时，会阴体虽然有一定的弹性，但如果产妇用力过猛，致胎头娩出过快，可造成严重的会阴裂伤。因此，接产者应指导产妇正确用力，并适当控制胎头娩出速度，适时保护会阴，减轻会阴撕裂程度。

（三）胎儿因素

胎儿能否顺利通过产道娩出，也取决于胎儿的大小、胎位及胎儿有无发育异常等因素。

1. 胎儿大小

胎儿大小是决定能否顺利分娩的重要因素之一。胎儿过大时，胎头各径线过大；胎儿过度成熟时，胎儿颅骨过硬胎头不易变形。如存在上述情况，即使产妇骨盆大小正常，也可以因为相对头盆不称造成分娩困难。

1）胎儿颅骨

胎儿头部由 2 块顶骨、额骨、颞骨及 1 块枕骨组成。颅骨之间膜状缝隙为颅缝。颅缝与囟门处有软组织覆盖，使骨板有一定的活动余地，胎头具有可塑性。在分娩时，相邻的颅骨可轻度移位重叠使头颅变形，体积缩小，有利于胎头娩出。

2）胎头径线

胎儿径线主要有 4 条，即双顶径、枕额径、枕下前囟径、枕颏径（图 8-9）。

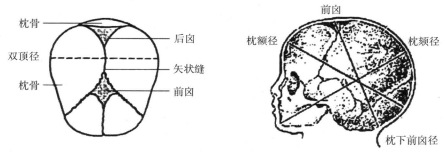

图 8-9　胎头径线

（1）双顶径：双顶径是指两侧顶骨隆突间的距离，是胎头最大横径，临床常用 B 超检查测量双顶径来帮助判断胎儿大小。足月胎儿此径线平均值约为 9.3 cm。

（2）枕额径：枕额径是指从鼻根上方到枕骨隆突的距离，胎头入盆时多以此径线衔接。足月胎儿此径线平均值约为 11.3 cm。

（3）枕下前囟径（小斜径）：枕下前囟径是指从前囟中点到枕骨隆突下方之间的距离，胎儿头部俯屈后以此径线通过产道。足月胎儿此径线的平均值约为 9.5 cm。

（4）枕颏径（大斜径）：枕颏径是指颏骨下方中央至后囟顶部之间的距离。足月胎儿此径线平均值约为 13.3 cm。

2. 胎位

产道为一纵行管道，若胎体纵轴与骨盆轴一致为纵产式。胎头先露时，胎儿较易通过产道。因为胎头周径最大，如果分娩过程中，胎头能够顺利通过产道，胎儿肩部、臀部娩出一般没有困难。当胎儿臀先露时，因小而软的臀部不能将软产道充分扩张。当胎头娩出时，胎头颅骨没有充分的时间变形适应产道，导致胎头娩出困难。横产式时，胎体纵轴与骨盆轴垂直，足月的活胎不可能以此种产式通过产道，分娩时对母儿生命安全威胁极大。

3. 胎儿发育异常

若胎儿身体某一部分发育异常，如脑积水、连体双胎，使胎头或胎体过大，通过产道时常发生困难。

（四）精神心理因素

分娩虽然是正常的生理现象，但对于每一名产妇来说，特别是初产妇，分娩是一种强烈的应激源，对分娩充满焦虑和恐惧，这种情绪随着预产期的临近而加剧。紧张焦虑的情绪有时会表现为躯体症状，尤其是在临产后，过度的焦虑紧张会导致产妇病理生理反应，如呼吸急促、心率加快、气体交换不足或过度换气，导致子宫缺氧而致收缩乏力、宫口扩张缓慢、胎先露下降受阻、产程延长、体力过度消耗；同时可使神经、内分泌发生变化，交感神经兴奋，释放儿茶酚胺，血压升高，导致胎儿缺血缺氧，出现胎儿窘迫。因此，产科工作人员应为产妇和家属提供妊娠期分娩知识的健康教育，让其了解正常分娩过程、注意事项及缓解产痛的方法等。鼓励孕妇及家属一同听课，使孕妇获得家庭成员的支持，在临产前尽可能消除孕妇对分娩的焦虑、紧张情绪，树立正常分娩的信心。同时分娩室应提供家庭式产房、非药物镇痛措施、允许产妇家属陪伴等服务，使产妇在分娩时得到全方位的支持，顺利完成分娩。

二、枕先露的分娩机制

分娩机制是指胎儿先露部随着骨盆各平面的不同形态，被动进行的一连串适应性转动，最终以其最小径线通过产道的过程。临床上，枕先露衔接占 95.55% ~ 97.55%，其中以枕左前（LOA）最多见，故以枕左前位的分娩机制为例进行说明。

1. 衔接

胎头双顶径进入骨盆入口平面，胎头颅骨最低点接近或达到坐骨棘水平，称为衔接（图8-10）。胎头呈半俯屈状态以枕额径进入骨盆入口，胎头的矢状缝与骨盆入口的右斜径一致，这时胎头枕骨位于母体骨盆的左前方（因此，称为胎先露枕左前）。初产妇多在预产期前 1～2 周内胎头衔接。若初产妇临产后胎头仍没有与骨盆衔接，应警惕可能存在头盆不称，需密切观察。

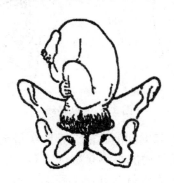

图 8-10　胎头衔接

2. 下降

胎头沿着骨盆轴前进的动作称为下降。下降动作贯穿于整个分娩过程中，与其他动作相伴随。下降动作呈间歇性，胎头在宫缩的推动下下降，宫缩间歇时胎头又稍回缩。临床上，通过观察胎头下降程度作为判断产程进展的重要标志。

3. 俯屈

当胎头以枕额径进入骨盆腔至骨盆底时，处于半俯屈状态的胎头枕部遇到盆底阻力（肛提肌），借助杠杆作用胎头进一步俯屈，使下颏向胸部贴近，使枕额径变为枕下前囟径，以适应产道，有利于胎头进一步下降。

4. 内旋转

胎头围绕骨盆纵轴向前旋转，使胎头矢状缝与中骨盆及出口前后径相一致的动作称为内旋转。内旋转从中骨盆平面开始至出口平面完成，以适应中骨盆及出口平面横径短、前后径长的特点。枕先露时，胎头枕部到达骨盆底最低位置时，肛提肌收缩力将胎头枕部推向阻力小的前方，枕左前位的胎头向骨盆前方旋转45°角，通过俯屈和旋转，胎头后囟转至耻骨弓下方。胎头于第一产程末完成内旋转动作。

5. 仰伸

胎头完成内旋转后，当充分俯屈的胎头下降到达阴道外口时，宫缩和腹压继续使胎头下降，而肛提肌收缩则将胎头向前推进，两者的合力使胎头沿骨盆轴下段向下向前的方向行进。当胎头枕骨达耻骨联合下缘时，以耻骨弓为支点，胎头逐渐仰伸，胎头的顶部、额、鼻、口、颏依次由会阴前缘娩出。在胎头仰伸的同时，胎儿双肩径沿左斜径进入骨盆入口。

6. 复位及外旋转

胎头娩出时，胎儿双肩径沿骨盆入口左斜径下降。胎头与双肩呈扭曲状态。胎头娩出后，作用于胎头的阻力消失，胎头与胎肩恢复正常关系。因此，胎头枕部再向左旋转45°角，该动作称为复位。胎肩在骨盆内继续下降，前（右）肩向前向骨盆中线方向旋转45°角，胎儿双肩径与骨盆出口前后径一致，胎头枕部随之在外继续向左旋转45°角，以恢复胎头与胎肩径的垂直关系，称为外旋转。

7. 胎儿娩出

胎头完成外旋转后，随之胎儿前（右）肩在耻骨弓下先娩出，后（左）肩从会阴前缘娩出，胎儿躯干、臀部及下肢随之娩出。

为了方便理解胎儿娩出的过程，上述分 7 点进行讲解，但是分娩机制是一个连续的过程，各动作之间不是截然分开进行的，下降动作始终贯穿于整个分娩过程中，胎头的各种适应性转动都伴随着下降进行。

三、临产先兆症状及临产诊断

1. 临产先兆症状

孕妇出现一些症状预示不久即将临产，这些症状称为临产先兆症状。

（1）不规律宫缩：在真正临产之前，孕妇常出现不规律宫缩，痛感不强烈，为逐渐的宫缩规律。也有一部分孕妇会出现"假临产"现象，表现为宫缩没有规律，宫缩持续时间短，间歇时间长，宫缩的强度不增加，经常在夜间出现，白天消失。临床上，通过给予孕妇镇静剂观察宫缩是否能被抑制，如果使用镇静剂后宫缩消失，说明是"假临产"。

（2）见红：大多数孕妇在临产前出现见红症状，预示将在之后的 24 ～ 48 h（少数 1 周内）临产。如果阴道出血量超出月经量应与阴道出血鉴别。

2. 临产诊断

临产开始的标志为有规律的子宫收缩且逐渐增强，宫缩持续时间约 30 秒，间歇时间约 5 分钟，同时伴有进行性宫颈管消失、宫口扩张和胎先露下降。

四、产程的划分和临床表现

总产程即为分娩的全过程，是指从出现规律宫缩开始至胎儿及其附属物娩出的全过程。产程共分为 4 个阶段或称为 4 个产程。

1. 第一产程（宫颈扩张期）

第一产程是指从临产开始至宫口完全扩张（宫口扩张至 10 cm）。初产妇宫口较紧，宫口扩张需要的时间较长，需 11 ～ 12 h；经产妇宫颈较松，宫口扩张较快，需 6 ～ 8 h。

2. 第二产程（胎儿娩出期）

第二产程是指从宫口开全至胎儿娩出的过程。初产妇需 1 ～ 2 h，不超过 2 h，如果使用了硬膜外阻滞镇痛可延长至 3 h；经产妇常数分钟内即可完成，一般不超过 1 h，如果使用硬膜外阻滞镇痛可延长至 2 h。

3. 第三产程（胎盘娩出期）

第三产程是指从胎儿娩出到胎盘、胎膜娩出，需 5 ～ 15 min，不超过 30 min。

4. 第四产程（分娩后初期）

临床上将胎盘娩出后 2 h 内称为第四产程。此时产妇和新生儿情况尚不稳定，需要严密观察，因此第四产程需在产房内进行。

（一）第一产程产妇的护理

1. 临床表现

（1）规律宫缩

随着产程进展子宫收缩持续时间会逐级延长，间隔时间会逐渐缩短，且收缩的强度越来越强。当宫口近开全时，宫缩持续时间可达 60 s，间歇时间缩短至每 1 ～ 2 min 一次。

（2）宫口扩张

临产后，宫颈管逐渐缩短至消失，宫口逐渐扩张。宫口扩张分为潜伏期和活跃期。目前研究表明，应以宫口扩张 6 cm 作为潜伏期的标志。潜伏期时宫口扩张缓慢，进入活跃期之后宫口扩张速度明显加快。当宫口开全时，宫口边缘消失，子宫下段及阴道形成一个管腔，有利于胎儿通过。当产妇存在宫缩乏力、骨产道异常、胎位异常、头盆不称等因素时，会导致产程时限异常。

（3）胎头下降

随着宫缩和宫颈扩张，胎儿先露部逐渐下降。胎头下降程度是决定胎儿能否经阴道分娩的重要观察指标。

（4）胎膜破裂（破膜）

胎膜破裂大多发生在宫口近开全时。如果临产前发生胎膜破裂称为胎膜早破。此时胎头与骨盆衔接不紧密容易发生脐带脱垂。胎膜破裂时间过长，细菌容易逆行感染至宫腔，会威胁到母儿的健康。

2. 护理评估

1）健康史

根据产前记录了解产妇的一般情况。询问并查阅产妇妊娠期产前检查记录，了解本次妊娠经过，包括末次月经，孕产期，妊娠是否有阴道出血、高血压、水肿等异常情况。了解临产后是否有宫缩、见红、阴道流液等情况。询问以往妊娠次数，如为经产妇应询问以往分娩是否顺利、有无妊娠并发症、新生儿出生情况及体重等。

2）身体状况

（1）一般情况：评估产妇的生命体征、观察下肢有无水肿等。

（2）胎儿宫内情况：听诊胎心或实施电子胎心监护仪监测。

（3）产程进展情况

①体格检查：通过四步触诊法判断胎儿产式和胎位，测量宫底高度、腹围，估计胎儿大小，复查测量骨盆各径线值，综合评估胎儿是否能通过阴道分娩。

②观察宫缩：观察者可将手掌放在产妇的近宫底处观察宫缩强度、持续时间、间隔时间，每 1 ~ 2 h 观察宫缩 1 次，每次至少观察 3 次以上宫缩，并予记录。

③宫口检查：检查宫颈扩张及胎先露下降程度以评估产程进展。护士可通过阴道检查来了解宫颈扩张、胎先露、胎膜是否破裂、羊水性状及骨盆径线，了解有无头盆不称情况。

3）疼痛程度

观察产妇对宫缩的反应，并认真倾听产妇对疼痛的主诉。对正常或低危妊娠的产妇，可以针对具体情况尽早采取非药物镇痛措施，并定时评价镇痛效果。对上述产妇不主张使用硬膜外麻醉镇痛，研究表明硬膜外麻醉镇痛仅对高危妊娠分娩的产妇有益。

4）心理 - 社会支持状况

（1）心理状况：初产妇没有分娩经历，产痛容易造成其不舒适和精神紧张。第一产程宫口扩张时间比较长，产妇往往感觉身心疲惫。不良的情绪容易导致神经内分泌功能紊乱，造成产妇宫缩乏力等情况，导致产程异常。因此，护士应对产妇进行陪伴和安抚，采取促进舒适的措施，缓解产妇不适。

（2）支持系统：了解和观察产妇家庭成员对产妇的支持情况，特别是产妇的配偶。工作人员应该鼓励和允许家属进入产房对产妇进行陪伴，并指导陪伴家属对产妇进行帮助和给予情感上的安慰和支持。

5）辅助检查

通过血、尿常规，血型及交叉配血试验，肝、肾功能，心电图等各项检查进行监测。

3. 常见护理诊断 / 合作性问题

（1）疼痛

与子宫收缩、胎儿下降对组织牵拉有关。

（2）舒适度改变

与子宫收缩、环境改变、体位受限、周围是陌生的医务人员等有关。

（3）紧张、焦虑

与担心自身和胎儿安危有关。

4. 护理目标

（1）产妇表示疼痛程度减轻。

（2）产妇感觉舒适度增加。

（3）产妇情绪稳定放松，焦虑程度减轻。

5. 护理措施

1）一般护理

（1）监测生命体征：每天 2 次测量产妇体温、脉搏、呼吸。产程中每 4 ~ 6 h 测量血压一次。若产妇血压升高或有妊娠高血压疾病，应增加测量次数，并给予相应的处理。

（2）活动和休息：产程中工作人员可以根据产妇的情况指导产妇活动和休息。如第一产程初期，产妇没有破水、血压升高等情况不应限制其活动，应鼓励产妇采取其认为舒适的体位，最好采取上身直立的体位，如坐、站、跪、蹲等。上身直立位可加速宫口扩张和胎先露下降，促进产程进展，同时能够使产妇分散注意力，缓解痛感。随着产程进展，当产妇感到疲劳或胎膜破裂时，应安排产妇卧床休息，尽可能取左侧或右侧卧位，避免子宫压迫腹腔血管造成血压低，影响胎盘灌注。

（3）产程中入量和出量管理：鼓励产妇适量进食易消化、清淡、高热量的流质或半流质，保证体力消耗能得到及时的补充。产妇也要注意饮水，以补充排汗等消耗。注意提醒产妇定时排尿、排便，以免影响胎儿下降。灌肠对于分娩的产妇属于无效措施，现在已经取消。

（4）清洁与舒适：护士应及时给予产妇擦汗、更换衣服和被服等。产妇胎膜破裂后还要及时帮助其采取更换卫生巾、擦洗会阴等以保持会阴清洁，在促进舒适的同时预防感染。

2）观察产程

（1）子宫收缩：每1～2h观察宫缩1次，每次观察至少3次以上宫缩。观察内容：宫缩强度、持续时间和间隔时间。

（2）胎心监测：产妇进入分娩室可以先做胎心监护，如果正常，以后可以每小时听诊胎心1次进行胎心情况的观察。

（3）宫口扩张和胎先露下降：通过阴道检查来了解。潜伏期每4h检查1次；活跃期每2h检查1次。由于以往的肛门检查误差大，容易造成会阴部污染，目前已经被阴道检查替代。

胎头下降程度以颅骨最低点与坐骨棘平面的关系为标志。胎头颅骨最低点在坐骨棘平面时，以"0"表示；在坐骨棘平面上1cm时，以"–1"表示；在坐骨棘平面下1cm时，以"＋1"表示（图8-11）。

临床上，为了细致观察产程，及时记录检查结果，多绘制产程图。产程图的横坐标为临产时间（h），纵坐标左侧为宫口扩张速度（cm），右侧为先露下降程度（cm）。

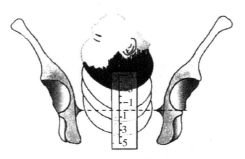

图8-11 胎头高低的判断

（4）胎膜破裂及羊水观察：胎膜多在宫口近开全时自然破裂，前羊水流出。一旦胎膜破裂，应立即听胎心，观察羊水颜色、性状和流出量，并记录破膜时间。

3）分娩镇痛与心理护理

妊娠期时应使产妇和家属（最好是参与陪伴的家属）能够了解分娩的相关知识，并教会减轻和缓解产痛的方法和技巧，如变换体位、按摩、热敷、压迫、水中待产、听音乐等方法。护士应给予产妇建议，并帮助产妇寻找适合的减痛体位，鼓励使用非药物镇痛方法，帮助产妇树立分娩信心，达到最终完成阴道分娩的目的。

6. 护理评价

（1）产妇不适程度减轻。

（2）产妇能积极参与和配合分娩过程，合理安排活动与休息、饮食与排泄。

（3）产妇情绪松弛和放松，有阴道分娩的信心。

（二）第二产程产妇的护理

第二产程又称胎儿娩出期，指从宫口开全至胎儿娩出的过程。

1．临床表现

子宫颈口开全后宫缩强度增强，宫缩持续时间达 60 s 左右，间歇时间为 1 ~ 2 min。此阶段产妇在宫缩时会出现排便的感觉而向下屏气用力，这是因为胎先露部已经降至骨盆底压迫直肠引起排便反射。随着产程进展，胎先露下降到达骨盆出口，宫缩时可见会阴体逐渐膨隆和变薄，肛门松弛。胎头在宫缩时显露于阴道口，宫缩间歇时胎头又回缩至阴道内，这种现象称为胎头拨露。当胎头双顶径越过骨盆出口时，宫缩间歇时胎头不再回缩，称为胎头着冠。产程继续进展，胎头枕骨到达耻骨弓下，并以耻骨弓下缘为支点开始仰伸，随之胎儿额部、鼻、口、颏部相继娩出，随后胎头发生复位旋转，前肩和后肩娩出，胎体很快娩出，后羊水随之从阴道涌出。在此过程中会阴体会被极度扩张变薄，如果胎头娩出速度过快或保护会阴不当可造成会阴不同程度的裂伤，甚至出现严重裂伤。

2．护理评估

（1）健康史

了解产程进展和胎儿宫内情况，同时了解第一产程的经过及处理。

（2）身心状况

了解子宫收缩的持续时间、间歇时间、强度和胎心情况，询问产妇有无便意感，观察胎头拨露和着冠情况，观察是否有宫缩乏力或宫缩过强。宫缩乏力时需加强宫缩；宫缩过强时需警惕胎儿是否出现宫内窘迫，应及时查找原因给予处理，必要时缩短产程结束分娩。

（3）评估产妇屏气用力情况

评估产妇体力情况，可补充适量的食物和水。观察和指导产妇正确用力，并给予耐心的指导。产妇用力正确时应及时给予反馈并表扬产妇，使产妇对分娩充满信心。

（4）评估胎儿情况

宫缩间歇时听胎心，如有异常可使用胎心监护仪进行监测。胎心正常时仅胎心听诊即可，避免因使用监护仪造成胎儿娩出缓慢和胎心监护类型诊断不清而提早增加干预。

3．常见护理诊断 / 合作性问题

（1）疼痛

与子宫收缩、胎儿下降扩张产道、会阴体扩张受压有关。

（2）有受伤的危险

与可能发生会阴裂伤和新生儿产伤有关。

（3）焦虑 / 恐惧

与担心分娩是否顺利和胎儿是否健康有关。

4．护理目标

（1）产妇和新生儿安全。

（2）产妇情绪稳定，配合分娩，分娩顺利。

5．护理措施

1）严密观察产程进展

此阶段宫缩频繁，持续时间长，强度增强，护士要密切注意胎头下降速度，同时监测胎心变化。每 5 ~ 10 min 听诊胎心 1 次，如出现胎心异常，给予产妇吸氧，寻找原因对症处理，必要时缩短第二产程，结束分娩。

2）指导产妇用力

宫缩时嘱产妇向下用力，宫缩间歇时抓紧时间休息。指导产妇用力时应向下均匀用力，不要用猛力，否则容易出现阴道壁血肿或会阴撕裂。每次屏气时间不宜过长，避免产妇长时间屏气导致血氧饱和度下降，影响胎儿供氧。胎头着冠后，叮嘱产妇宫缩时做哈气动作，不要向下用力，使胎头缓慢娩出阴道，减少会阴裂伤或减轻裂伤程度。

3）做好接产前准备

当胎头拨露时给予产妇会阴清洁和消毒，并适时铺产台、刷手，做好接产准备。准备接产物品包括：产包、宫缩剂、新生儿辐射台、新生儿复苏物品及药品等；对于危重患者，同时应将抢救的物品、药品、设备等准备至分娩现场。

4）接产

（1）接产要领：适时和适度保护产妇的会阴，胎头着冠后应在宫缩时帮助胎头俯屈，以使胎头以最小径线（枕下前囟径）通过阴道口。娩出胎头时应控制胎头娩出速度，以减少会阴裂伤。

（2）接产步骤：护士调节产床至产妇舒适的分娩体位。当胎头拨露时，做好保护会阴的准备，不要过早将手抵在会阴体上，避免因影响会阴体组织的血液循环造成水肿，当胎头双顶径即将娩出阴道口时，适度保护会阴，控制胎头娩出速度，并挤出胎儿的口、鼻黏液，协助胎头复位及外旋转。当宫缩出现时，指导产妇稍用力，接产者协同产妇用力和宫缩力量，向外向下轻轻牵拉胎颈娩出前肩，随后托胎儿颈部向上娩出后肩。双肩娩出后接产者双手协助胎体及下肢娩出。

5）陪伴产妇

整个第二产程护士应陪伴产妇，指导产妇正确屏气用力。第二产程产妇情绪容易变得烦躁和紧张，护士应不断鼓励和表扬产妇，告诉产妇产程进展和胎儿情况。产妇用力不正确时应耐心指导，不要批评和指责产妇，以免产妇丧失信心。

6）护理评价

（1）产妇会阴完整或没有严重的裂伤。新生儿没有产伤。

（2）产妇情绪稳定，能理解工作人员的指导并正确用力，分娩顺利。

（三）第三产程产妇的护理

第三产程又称胎盘娩出期，是指从胎儿娩出到胎盘、胎膜娩出的过程。

1. 临床表现

胎儿娩出后，子宫底降至脐平，产妇略感轻松，子宫暂停收缩，停顿几分钟后再次出现。由于宫腔容积突然变小，胎盘与子宫壁发生错位而剥离。随着子宫收缩，剥离面不断扩大，最后胎盘完全剥离娩出阴道。

（1）胎盘剥离征象

包括：①子宫体收缩变硬呈球形，子宫下段被扩张，子宫体被上推，宫底升高达脐部以上。②剥离的胎盘下降至子宫下段，外露于阴道外的脐带自行延长。③阴道出现少量流血。④用手掌尺侧在产妇耻骨联合上方轻压子宫下段时，子宫体上升而外露的脐带不再回缩。

（2）胎盘娩出方式

包括胎儿面娩出方式和母体面娩出方式。

2. 护理评估

（1）评估产妇一般情况

继续监测产妇生命体征。

（2）评估宫缩情况

是否有阴道大量出血。

（3）评估胎盘剥离情况

判断胎盘是否有剥离征象，及时娩出胎盘。

（4）评估新生儿情况

进行 Apgar 评分、新生儿查体，检查有无畸形和产伤。

3. 常见护理诊断 / 合作性问题

（1）组织灌注量不足

与产后出血有关。

（2）疼痛

与产道裂伤有关。

4. 护理目标

（1）住院期间未发生产后出血及新生儿窒息情况。

（2）产妇情绪稳定，配合产道检查和会阴伤口缝合。

5. 护理措施

1）产妇护理

（1）胎盘剥离后协助胎盘娩出：在胎盘没有完全剥离前避免用力牵拉脐带或按揉宫底，以免造成胎盘部分剥离而发生产后出血或脐带断裂。当出现胎盘征象时应及时娩出胎盘。接产者应嘱咐产妇向下用力，并轻轻牵引脐带协助胎盘娩出。当胎盘娩出至阴道口时，接产者用双手捧住胎盘，向一个方向旋转并缓慢向外牵拉，协助胎膜完全剥离娩出。

（2）检查胎盘和胎膜：将胎盘母体面朝上平铺在产台上，检查胎盘小叶是否缺损或表面毛糙，检查胎膜是否完整，测量胎盘大小，查看胎膜破口距离胎盘边缘的距离、脐带长度及附着部位。检查胎盘胎儿面是否有断裂的血管，以便及时发现副胎盘。检查脐带血管，正常脐带有 2 条脐动脉和 1 条脐静脉。

（3）检查软产道：胎盘娩出后，应仔细检查宫颈、阴道壁、会阴、大小阴唇内侧、尿道口周围有无裂伤或血肿，若有裂伤应给予缝合；血肿处应给予缝合、压迫等处理。

（4）观察子宫收缩：胎盘娩出后应检查宫缩和观察阴道出血情况。子宫收缩不佳时可以给予按摩子宫刺激收缩，必要时给予宫缩剂，减少出血。

2）新生儿护理

（1）清理呼吸道：护士可先用吸球或吸管将新生儿口鼻中的分泌物吸出，用手轻拍新生儿足底或按摩背部，以诱发自主呼吸。

（2）Apgar 评分：新生儿 Apgar 评分用于判断新生儿窒息及窒息的程度，以出生 1 分钟内的心率、呼吸、肌张力、喉反射及皮肤颜色 5 项体征为依据，满分为 10 分。除此以外，还要检查新生儿身体外观有无畸形，测量体重和身长。

（3）处理脐带：用 2 把血管钳钳夹脐带，两钳相隔 2 ~ 3 cm，在其中间剪断，可使用棉线双道结扎、脐带夹、气门芯等方法处理脐带。

（4）一般护理：擦尽新生儿足底胎脂，打足印及拇指印于新生儿病历上，经仔细体检后，系上表明母亲姓名、住院号、新生儿性别、体重和出生时间的手腕带。将新生儿抱给母亲进行早接触和早吸吮。

6. 护理评价

（1）产妇在分娩中和分娩后出血量 < 500 mL。

（2）产妇接受新生儿，并开始与新生儿皮肤接触和早吸吮。

（四）第四产程产妇的护理

临床上将胎盘娩出后 2 h 内称为第四产程。

1. 临床表现

胎盘娩出后，子宫继续收缩，以减少出血。这个阶段产妇和新生儿的情况不稳定，容易发生异常情况，应予严密观察。

2. 护理评估

据临床统计，约 80% 产后出血发生在产后 2 h 内，故应在此期间重点观察产妇血压、脉搏、子宫收缩情况、宫底高度、阴道出血量、会阴及阴道有无血肿等，同时注意新生儿肤色、精神状态以及母乳喂养情况。

3. 护理措施

（1）观察宫缩情况

每 15 min 检查一次子宫收缩情况，可在子宫底处按摩子宫并观察宫缩情况。按摩的同时轻轻挤压子宫底观察阴道出血情况，并记录。

（2）观察产妇生命体征

每小时测量血压、脉搏 1 次，观察有无异常。

（3）观察膀胱充盈情况

在每次按摩子宫的同时观察膀胱是否充盈，如果膀胱充盈应帮助产妇排尿，避免影响子宫收缩，造成出血增加。

（4）观察新生儿情况

观察新生儿肤色、精神状态。新生儿情况正常时，要帮助产妇和新生儿进行皮肤接触，观察新生儿反应。积极开始早吸吮和早开奶。第四产程中尽可能使母婴保持皮肤接触和满足新生儿吸吮乳房的需求，没有特殊情况母婴不应分开。

（5）健康宣教

对产妇进行会阴伤口护理、新生儿护理、母乳喂养等方面的健康知识宣教。

4. 护理评价

（1）产妇宫缩好，未发生产后出血。

（2）产妇未发生尿潴留。

（3）产妇开始母乳喂养新生儿。

微信扫码
◆临床科研
◆医学前沿
◆临床资讯
◆临床笔记

第九章

异常分娩妇女的护理

第一节　产力异常

决定分娩的因素包括产力、产道、胎儿及产妇的精神心理因素。其中任何一个或一个以上的因素发生异常，或这些因素之间不能协调、适应而使分娩进展受到阻碍，称为异常分娩，通常称为难产。

产力是分娩的动力，产力包括子宫收缩力、腹肌和膈肌收缩力以及肛提肌收缩力，其中以子宫收缩力为主。在无其他因素影响的作用下，有效的产力能使宫口扩张，胎先露下降，产程不断进展；相反，如果受到来自胎儿、产道或待产妇精神心理因素的影响，即可出现产力异常。

若子宫收缩的节律性、对称性及极性不正常或强度、频率改变，称为子宫收缩力异常，简称产力异常（abnormal uterine action）。临床上把子宫收缩力异常分为子宫收缩乏力和子宫收缩过强两类，每类又分为协调性和不协调性两种。

一、子宫收缩乏力

（一）病因

子宫收缩乏力（uterine inertia）多由几种因素综合作用引起，常见因素如下：

1. 头盆不称或胎位异常

头盆不称或胎位异常均可导致胎儿先露部下降受阻，胎先露部不能紧贴子宫下段及宫颈内口，不能有效刺激子宫阴道神经丛引起反射性子宫收缩，常导致继发性子宫收缩乏力。

2. 子宫局部因素

子宫壁过度膨胀（如多胎妊娠、巨大胎儿、羊水过多等），导致子宫肌纤维过度伸展，从而失去正常的收缩功能。经产妇（多次妊娠分娩）、子宫的急慢性炎症使子宫肌纤维变性、结缔组织增生，影响子宫收缩。子宫发育不良、子宫畸形（如双角子宫）、子宫肌瘤等，均可影响子宫收缩导致子宫收缩乏力。

3. 精神因素

尽管分娩是正常的生理过程，但对产妇尤其是初产妇来说，由于对分娩知识不甚了解，缺乏分娩经历，害怕分娩引起的剧烈疼痛和对分娩安全性不确定的顾虑，致使临产后精神紧张，处于焦虑、不安和恐惧的心理状态，使大脑皮质功能紊乱，引起机体产生一系列变化，如心率加快、呼吸急促、肺内气体交换不足，使子宫缺氧，导致子宫收缩乏力。

4. 内分泌失调

临产后，产妇体内雌激素、缩宫素、前列腺素的合成与释放减少，不仅使缩宫素受体量减少，还使肌细胞间隙连接蛋白数量减少，这些因素可直接影响子宫收缩。

5. 药物影响

临产后使用大剂量镇静药、镇痛药及麻醉药，如吗啡、哌替啶、氯丙嗪、硫酸镁、苯巴比妥钠等，均可不同程度地抑制子宫收缩。

6. 其他

产妇营养不良、贫血、因长期慢性疾病导致的体质虚弱、临产后进食不足及睡眠减少、过多的体力消耗、水电解质紊乱、过度疲劳、膀胱直肠充盈、前置胎盘等因素均可导致子宫收缩乏力。

（二）临床表现

临床子宫收缩乏力分为协调性与不协调性两种类型，根据发生时间又分为原发性和继发性。类型不同，其临床表现也不同。

1. 协调性子宫收缩乏力

其特点为子宫收缩具有正常的节律性、对称性和极性，但收缩力弱。宫缩时宫腔内压常 < 15 mmHg，持续时间短，间歇时间长且不规律，宫缩每 10 min < 2 次；宫缩高峰时，宫体隆起不明显，不变硬，用手指按压宫底部肌壁仍可出现凹陷，因此又称为低张性子宫收缩乏力。此种宫缩乏力多属继发性宫缩乏力，即产程开始时子宫收缩正常，产程进行到某一阶段（多在活跃期或第二产程时）宫缩减弱。此类子宫收缩乏力常见于中骨盆与骨盆出口平面狭窄、持续性枕横位或枕后位等，因使胎先露部下降受阻，表现为子宫收缩力较弱、产程进展缓慢，可使产程延长甚至停滞。

2. 不协调性子宫收缩乏力

多见于初产妇。其特点为子宫收缩的极性倒置，宫缩的兴奋点不是起自两侧子宫角部，而是来自子宫的一处或多处冲动；子宫收缩波由下向上扩散，收缩波小而不规律、频率高、节律不协调；宫腔内压力达 20 mmHg，宫缩时宫底压力不强，而是子宫下段强，宫缩间歇期子宫壁也不完全松弛，因此又称为高张性子宫收缩乏力。这种宫缩不能使宫口如期扩张，胎先露部不能如期下降，属于无效宫缩。此种宫缩乏力多属于原发性宫缩乏力，即产程开始即出现子宫收缩乏力，故需与假临产鉴别。假临产与原发性宫缩乏力的鉴别方法是给予产妇强镇静药哌替啶 100 mg 肌肉注射，能使宫缩停止者为假临产，不能使宫缩停止者为原发性宫缩乏力。

（三）处理原则

1. 协调性子宫收缩乏力

首先要寻找原因，不论是原发性还是继发性子宫收缩乏力，均要针对原因进行恰当处理。

2. 不协调性子宫收缩乏力

原则是首先恢复不协调性子宫收缩的正常节律性和极性，然后按协调性子宫收缩乏力处理。但在子宫收缩恢复协调性之前，严禁应用缩宫素。

（四）辅助检查

1. 胎心电子监护

胎儿监护仪不仅可以连续记录胎心率的变化，还可以同时观察胎动、宫缩对胎心率的影响，能较全面、客观地反映宫缩的节律性、强度及频率的变化。

根据宫缩变化的特点，胎心电子监护可区别是协调性还是不协调性子宫收缩乏力。

2. 产程图

根据描绘的产程曲线了解产程进展情况，对产程延长者及时查找原因并进行处理。

3. 多普勒胎心听诊仪

多普勒胎心听诊仪可及时发现胎心率的变化。协调性子宫收缩乏力者胎心率变化出现较晚，不协调性子宫收缩乏力者胎心率变化出现较早。

4. 实验室检查

血液生化检查可有血清钾、钠、氯等电解质的改变，甚至二氧化碳结合力降低。尿液检查可出现尿酮体阳性。

（五）护理评估

1. 健康史

通过产前检查评估产妇的一般情况，重点了解产妇的身体发育状况、身高与骨盆测量值、胎儿大小及头盆关系、既往史、妊娠史、分娩史及妊娠合并症。

2. 身心状况

（1）产力方面：评估子宫收缩的节律性（持续时间、间隔时间和强度）、对称性和极性、宫口开大及胎先露下降情况，从而了解产程的进展。

（2）产道方面：通过阴道检查评估宫颈条件、宫口扩张情况、尾骨活动度、骶尾关节、坐骨棘等，从而了解是否存在骨产道、软产道的异常。

（3）胎儿方面：评估胎儿的胎产式、胎先露、胎方位、胎儿的大小及数目。

（4）心理－社会方面：重点评估产妇精神状态及其影响因素，了解产妇是否对分娩高度焦虑、恐惧；家人和产妇的生育观念及对新生儿的看法；产妇对分娩相关知识的了解程度；产妇是否有良好的社会支持系统等。

（六）常见护理诊断／合作性问题

1. 焦虑

与产程延长、担心自身和胎儿安危有关。

2. 疲乏

与产程延长、体力消耗有关。

3. 有感染的危险

与产程延长、胎膜早破等有关。

（七）护理目标

（1）产妇情绪稳定，自诉焦虑减轻，安全度过分娩期。

（2）产妇能在产程中保持良好的体力和宫缩。

（3）产妇未发生感染等并发症。

（八）护理措施

1. 协调性子宫收缩乏力产妇的护理

一旦出现协调性子宫收缩乏力，首先应寻找原因。若有明显头盆不称或胎位异常，估计不能经阴道分娩者，应及时做好剖宫产的术前准备；估计可经阴道分娩者做好以下护理：

1）第一产程的护理

（1）一般护理：设置安静、舒适的待产及分娩环境。目前，国内部分医院设有康乐待产室和家庭式病房，给予产妇情感支持和促进舒适，以消除其精神紧张与恐惧心理。对产程长、产妇过度疲劳或烦躁不安者可遵医嘱给予镇静药，如地西泮 10 mg 缓慢静脉滴注或哌替啶 100 mg 肌肉注射，使其休息后体力有所恢复，子宫收缩力也得以恢复。

鼓励产妇多进食易消化、高热量饮食，对入量不足者遵医嘱静脉补充营养，防止发生电解质紊乱。对有酸中毒者应补充 5% 碳酸氢钠。对有低钾血症者应给予氯化钾缓慢静脉滴注。补充钙剂可提高子宫肌球蛋白及腺苷酶的活性，增加间隙连接蛋白数量，增强子宫收缩力。保持膀胱和直肠的空虚状态，自然排尿有困难者先行诱导法，必要时导尿排空膀胱。

（2）加强子宫收缩：经上述一般护理后子宫收缩力仍弱，在排除头盆不称、胎位异常和骨盆狭窄、无胎儿窘迫和剖宫产史后，可遵医嘱加强子宫收缩。常用的方法有以下几种：

①刺激乳头：可增强子宫收缩。

②针刺穴位：通常针刺合谷、三阴交、太冲、关元等穴位，强刺激留针 20 ~ 30 min，有增强子宫收缩的作用。

③人工破膜：宫口扩张 > 3 cm、无头盆不称、除外脐带先露、胎头已衔接者，可在宫缩间歇、下次宫缩将开始时进行人工破膜。破膜后胎头直接紧贴子宫下段及宫颈内口，可引起反射性子宫收缩，加速

产程进展。

④缩宫素静脉滴注：将缩宫素 2.5 U 加于 5% 葡萄糖液 500 mL 内静脉滴注（每滴含缩宫素 0.33 mU），从 4 ~ 5 滴 /min 开始（1 ~ 2 mU/min），根据宫缩强弱进行调整，通常不超过 30 ~ 45 滴 /min（10 ~ 15 mU/min），以子宫收缩达到持续 40 ~ 60 s、宫缩间歇 2 ~ 3 min 为宜。

在使用缩宫素静脉滴注时必须专人监护，每隔 15 min 监测 1 次子宫收缩、胎心率、血压和脉搏并记录；随时调节剂量、浓度和滴速，以免子宫收缩过强（持续 > 1 min，间歇 < 2 min）而发生子宫破裂或胎儿窘迫等严重并发症。若 10 min 内宫缩 > 5 次，宫缩持续 1 min 以上或胎心率有变化，应立即停止滴注。外源性缩宫素在母体血中的半衰期为 1 ~ 6 min，停药后能迅速好转，必要时遵医嘱使用镇静药。若发现血压升高，应减慢滴注速度；同时监测尿量，因缩宫素有抗利尿作用，水的重吸收增加可出现尿少现象，需警惕水中毒的发生。胎儿未分娩前禁止给产妇肌肉注射缩宫素。

（3）剖宫产准备：经上述处理，产程仍无进展或出现胎儿宫内窘迫征象时，应立即配合医生做好术前准备。

2）第二产程的护理

对于在第二产程期间出现子宫收缩乏力者，若无头盆不称，应加强宫缩，给予缩宫素静脉滴注促进产程进展；密切观察胎心、宫缩与胎先露下降情况，做好阴道助产和抢救新生儿的准备。

3）第三产程的护理

注意预防产后出血及感染。当胎儿前肩娩出时可遵医嘱给予产妇静脉注射麦角新碱 0.2 mg 或静脉注射（或肌肉注射）缩宫素 10 U，并同时静脉滴注缩宫素 10 ~ 20 U，以加强子宫收缩，促使胎盘剥离与娩出及子宫壁血窦关闭，预防产后出血。对破膜 > 12 h、总产程 > 24 h，直肠指检或阴道检查次数多者，应遵医嘱给予抗生素预防感染；同时密切监测子宫收缩、宫底高度、阴道出血情况及生命体征。注意产后保暖，及时补充易消化、高热量产妇饮食，使产妇得以休息和恢复。

2. 不协调性子宫收缩乏力产妇的护理

遵医嘱给予镇静药，地西泮 10 mg 缓慢静脉注射或哌替啶 100 mg 肌肉注射，产妇充分休息后，多能恢复为协调性子宫收缩，使产程得以顺利进展。若宫缩不能恢复为协调性或出现胎儿窘迫、头盆不称等，应及时通知医生并配合处理。

3. 提供心理支持，减少焦虑与恐惧

产妇的心理状态可直接影响子宫收缩，护士要重视产妇心理状况的评估，及时给予解释和支持，随时将产程进展情况和护理计划告知产妇及家属，解除其思想顾虑和恐惧心理，增强其对分娩的信心，并鼓励家属为产妇提供持续性心理支持。

（九）护理评价

（1）产妇在待产和分娩过程中获得了满意的支持，舒适度增加。

（2）产妇无水、电解质紊乱及酸中毒。

（3）母婴平安，无产后出血及感染。

二、子宫收缩过强

（一）病因

子宫收缩过强的病因尚不十分清楚，但可能与下列因素有关：

1. 缩宫素使用不当

如个体对缩宫素过于敏感或缩宫素使用方法不当，剂量过大等。

2. 分娩发生梗阻或胎盘早剥

血液浸润子宫肌层，使子宫强力收缩。

3. 阴道内操作过多或不当

粗暴或多次宫腔内操作均可引起子宫壁某部位肌肉痉挛性收缩，导致不协调性宫缩过强。

4. 其他

如产妇精神过度紧张、经产妇、遗传因素等。

（二）临床表现

子宫收缩过强分为协调性与不协调性两种类型。

1. 协调性子宫收缩过强

表现为子宫收缩的节律性、对称性和极性均正常，仅子宫收缩力过强（宫腔压力 > 50 mmHg）、过频。若产道无阻力，无头盆不称及胎位异常情况，宫口迅速开全，分娩在短时间结束，初产妇宫口扩张速度 > 5 cm/h，经产妇宫口扩张速度 > 10 cm/h，总产程 < 3 h 结束分娩称为急产，经产妇多见。产妇常有痛苦面容、大声喊叫，若有头盆不称、胎位异常或瘢痕子宫，有可能出现病理性缩复环或发生子宫破裂。

2. 不协调性子宫收缩过强

（1）强直性子宫收缩：其发生并非由于子宫肌组织功能异常所致，而几乎均由外界因素造成宫颈内口以上部分子宫肌层出现强直性痉挛性收缩。例如，临产后不适当的应用缩宫素或个体对缩宫素敏感、胎盘早剥血液浸润子宫肌层等使子宫强力收缩，宫缩间歇期短或无间歇。产妇持续性剧烈腹痛，腹部拒按，烦躁不安，大喊大叫，胎方位触诊不清，胎心音听不清；有时可出现病理性缩复环、肉眼血尿等先兆子宫破裂的征象。

（2）子宫痉挛性狭窄环：是指子宫壁局部肌肉呈痉挛性不协调性收缩形成的环形狭窄，持续不放松。狭窄环可发生在宫颈、宫体的任何部分，多在子宫上下段交界处，也可在胎体某一狭窄部，以胎颈、胎腰处常见（图9-1）。此环与病理性缩复环不同，其特点是不随宫缩上升。阴道检查时在宫腔内触及较硬而无弹性的狭窄环。产妇出现持续性腹痛，烦躁不安。因环紧扣胎体，导致宫颈扩张缓慢，胎先露下降停滞，胎心率时快时慢。

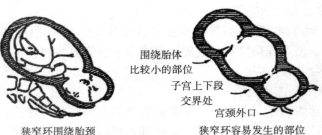

狭窄环围绕胎颈　　　　　围绕胎体
比较小的部位
子宫上下段
交界处
宫颈外口
狭窄环容易发生的部位

图 9-1　子宫痉挛性狭窄环

（三）处理原则

子宫收缩过强以预防为主，识别导致子宫收缩过强的原因，正确处理产程，预防并发症的发生。

（四）辅助检查

1. 一般检查

检查产妇的生命体征、身体发育情况、骨盆及胎儿大小和头盆关系等。

2. 产科检查

表现为子宫收缩持续时间长、宫内压高、宫体硬、间歇时间短、触诊胎方位不清、听诊胎心音不清。若产道无梗阻，则产程进展快，胎头下降迅速。若产程梗阻，腹部可出现病理性缩复环，子宫局部肌肉强直性收缩时围绕胎颈、胎腰可形成环状狭窄。子宫下段压痛明显，膀胱充盈或有血尿等先兆子宫破裂的征象。

（五）护理评估

1. 健康史

认真阅读产前检查记录，评估产妇的一般情况，包括骨盆测量值、胎儿情况及妊娠并发症等。重点了解家族或经产妇有无急产史。

2. 身心状况

重点评估临产时间、宫缩频率、强度及胎心、胎动情况。评估临产后是否使用过缩宫素，有无宫腔内操作史。产妇临产后持续性宫缩、剧烈腹痛，子宫收缩过频、过强，产程进展很快。产妇因急产无思想准备或胎先露下降受阻，产程进展缓慢，担心自己及胎儿的安危，情绪极度恐惧和无助。

（六）常见护理诊断／合作性问题

1. 恐惧

与疼痛及母儿安危受到威胁有关。

2. 疼痛

与子宫收缩过频、过强有关。

3. 有新生儿受伤的危险

与产程过速、急产或手术有关。

（七）护理目标

（1）产妇情绪稳定，自诉疼痛减轻，舒适感增加。

（2）产妇会使用减轻疼痛的常用技巧。

（3）母儿健康，无分娩期并发症发生。

（八）护理措施

1. 预防宫缩过强对母儿的损伤

有急产史的妊娠妇女，在预产期前 1 ～ 2 周应提前住院待产。加强巡视，嘱其勿远离病房。严格掌握缩宫素的使用指征及剂量，避免粗暴、多次宫腔内操作。有急产先兆时，如宫缩过强、过频及产程进展快等，要迅速做好接产及抢救新生儿的准备。临产后禁止灌肠，应卧床休息，取左侧卧位；待产妇有便意时，应先了解宫口大小及胎先露下降情况，以防紧急分娩造成意外伤害。

2. 临产期护理

密切观察产程进展及产妇情况，检测宫缩、胎心及产妇的生命体征变化，发现异常及时通知医生，迅速准确执行医嘱。鼓励产妇深呼吸，嘱其不要向下屏气，以减慢分娩过程。一旦确诊为强直性子宫收缩，应遵医嘱及时给予宫缩抑制剂，如 25% 硫酸镁 5 g（20 mL）加入 25% 葡萄糖液 20 mL 内缓慢静脉注射，注射时间不少于 5 min。若属梗阻性原因，应立即行剖宫产术。若出现子宫痉挛性狭窄环，应认真寻找原因，及时纠正，停止阴道内操作及注射缩宫素。若无胎儿窘迫征象，可遵医嘱给予镇静药如哌替啶 100 mg、吗啡 10 mg 肌肉注射，也可给予宫缩抑制剂如沙丁胺醇 4.8 mg 口服、静脉注射硫酸镁。当宫缩恢复正常时，可行阴道助产或等待自然分娩。若经处理子宫痉挛性狭窄环不能缓解，宫口未开全，胎先露部高，或伴有胎儿窘迫征象，应立即行剖宫产术。

3. 分娩期及新生儿的护理

对于分娩时急产来不及消毒及新生儿坠地者，应遵医嘱为新生儿肌肉注射维生素 K_1 10 mg 预防颅内出血，并尽早肌肉注射精制破伤风抗毒素 1 500 U。分娩时尽可能行会阴侧切术，以防止会阴撕裂。遇有软产道撕裂伤时，应及时发现并缝合。

4. 产后护理

认真观察产后宫缩情况、宫底高度、阴道出血量、会阴及阴道有无血肿及生命体征变化。如新生儿出现意外，需协助产妇及家属顺利度过悲伤期。向产妇进行健康教育及出院指导，并提供出院后的避孕指导。

（九）护理评价

（1）产妇能应用减轻疼痛的技巧，舒适度增加。

（2）产妇顺利分娩，母儿平安。

第二节　产程异常

一、概述

宫口扩张及胎头下降是产程进展的重要标志。分娩过程中，将动态监护宫口扩张和胎先露下降的记录连线所形成的曲线图称为产程曲线，观察产程曲线是产程监护和识别难产的重要手段。

二、产程曲线异常表现

产程曲线异常包括潜伏期延长、活跃期延长、活跃期停滞、第二产程延长、第二产程停滞等（图9-2）。

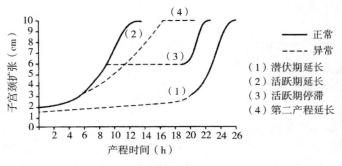

图 9-2　异常的宫颈扩张曲线

1. 潜伏期延长

从临产规律宫缩开始至宫口扩张 3 cm 称为潜伏期。初产妇潜伏期正常约需 8 h，最大时限为 16 h；> 16 h 者称为潜伏期延长。

2. 活跃期延长

从宫口扩张 3 cm 开始至宫口开全称为活跃期。初产妇活跃期正常约需 4 h，最大时限为 8 h；若 > 8 h，而宫口扩张速度初产妇 < 1.2 cm/h、经产妇 < 1.5 cm/h，称为活跃期延长。

3. 活跃期停滞

进入活跃期后，宫口不再扩张达 2 h 以上，称为活跃期停滞。

4. 第二产程延长

第二产程初产妇 > 2 h、经产妇 > 1 h 尚未分娩，称为第二产程延长。

5. 第二产程停滞

第二产程达 1 h 胎头下降无进展，称为第二产程停滞。

6. 胎头下降延缓

活跃期晚期及第二产程，胎头下降速度初产妇 < 1.0 cm/h、经产妇 < 2.0 cm/h，称为胎头下降延缓。

7. 胎头下降停滞

活跃期晚期胎头停留在原处不下降达 1 h 以上，称为胎头下降停滞。

8. 滞产

总产程 > 24 h。

以上 8 种产程进展异常情况可以单独存在，也可以合并存在。

三、处理原则

（1）第二产程进展缓慢或延长，应及时行阴道检查，胎先露在坐骨棘下 3 cm 以下，手转胎头至枕前位，自然分娩或阴道助产。

（2）胎先露位置较高，旋转阻滞，宫缩乏力，除外头盆不称后，慎用缩宫素点滴加强宫缩，严密监测产程进展，如无进展，需剖宫产结束分娩；胎先露高，产瘤大，胎头变形明显，摸不清胎儿，估计产钳助产有困难，应及时行剖宫产。

（3）产程一旦出现停滞，应积极寻找原因，不可盲目使用促宫缩药。寻找原因时应注意首先除外头盆不称，其次是产道有无异常。若产力异常可先行人工破膜，及时了解羊水性状和监测胎儿宫内安危，部分孕妇破膜后，产程进展较快，应避免使用药物促宫缩。人工破膜无明显效果时，可选择缩宫素小剂量静脉点滴。一般破膜后观察 1 h，若无有效宫缩可使用缩宫素。

四、护理要点

（1）认真绘制产程图，及时发现有无产程进展异常。若在第一产程甚至在潜伏期就出现了时间的延长，则要警惕可能会有第二产程的异常。

（2）注重心理护理，调整产妇的心理及改善体力状态，在第一产程要尽量活动，排空膀胱，纠正宫缩乏力。

（3）进入第二产程后护士要随时向产妇及家属传递有关分娩的动态信息，增加产妇及家属的信心，解释一切相关操作的内容和目的，如间断吸氧、胎心监护等，指导产妇配合用力及正确的屏气方法。不断给予产妇精神上的安慰和观察中的解释。

（4）持续胎心监护，随时观察胎心音的变化，根据胎心减速与宫缩的关系判断原因，晚期减速是胎儿宫内窘迫的征象，应及时汇报医生，以决定是否要采取相应的措施尽快结束分娩。

第三节　产道异常

一、概述

产道包括骨产道（骨盆腔）和软产道（子宫下段、宫颈、阴道、外阴），是胎儿经阴道娩出的通道。产道异常可使胎儿娩出受阻，临床上以骨产道异常多见。由于骨盆径线过短或形态异常，致使骨盆腔小于胎先露部可通过的限度，阻碍胎先露部下降，影响产程顺利进展，称为狭窄骨盆（contracted pelvis）。狭窄骨盆可以为一个径线过短或多个径线同时过短，也可以为一个平面狭窄或多个平面同时狭窄。临床上需要结合整个骨盆腔大小与形态进行综合分析，及时处理。

二、骨产道异常及临床表现

1. 骨盆入口平面狭窄

常见于扁平骨盆，以骨盆入口平面前后径狭窄为主，其形态呈横扁圆形。根据狭窄程度不同，骨盆入口平面狭窄分为 3 级：Ⅰ级为临界性狭窄，骶耻外径 18.0 cm，入口前后径 10.0 cm，绝大多数可以经阴道自然分娩；Ⅱ级为相对性狭窄，骶耻外径 16.5 ～ 17.5 cm，入口前后径 8.5 ～ 9.5 cm，需经试产后才能决定是否可以经阴道分娩；Ⅲ级为绝对性狭窄，骶耻外径 < 16.0 cm，入口前后径 < 8.0 cm，必须以剖宫产结束分娩。扁平骨盆常见的有单纯性扁平骨盆（图 9-3）和佝偻病性扁平骨盆（图 9-4）两种类型。

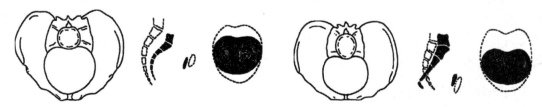

图 9-3　单纯性扁平骨盆　　　　　　　　　　图 9-4　佝偻病性扁平骨盆

若骨盆入口平面狭窄，于妊娠末期胎头衔接受阻，即使已经临产胎头仍不能入盆，检查示胎头入盆不均或胎头跨耻征阳性（胎头骑跨在耻骨联合上方）。由于临产后前羊膜囊受力不均，常出现胎膜早破，其发生率为正常骨盆的 4 ～ 6 倍。若胎头迟迟不入盆，不能紧贴宫颈内口诱发反射性宫缩，常出现继发性宫缩乏力、潜伏期及活跃期延长、宫颈扩张缓慢，甚至导致梗阻性难产，强行经阴道分娩可致子宫破裂。

2. 中骨盆及骨盆出口平面狭窄

骨盆出口平面狭窄常与中骨盆平面狭窄相伴行，分为3级：Ⅰ级为临界性狭窄，坐骨棘间径10.0 cm，坐骨结节间径7.5 cm；Ⅱ级为相对性狭窄，坐骨棘间径8.5～9.5 cm，坐骨结节间径6.0～7.0 cm；Ⅲ级为绝对性狭窄，坐骨棘间径< 8.0 cm，坐骨结节间径< 5.5，常见于漏斗骨盆和横径狭窄骨盆。

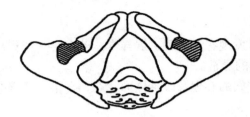

图9-5　漏斗骨盆

（1）漏斗骨盆（男型骨盆）：骨盆入口平面各径线正常，两侧骨盆壁向内倾斜，状似漏斗（图9-5）。其特点是中骨盆及骨盆出口平面均明显狭窄，使坐骨棘间径、坐骨结节间径缩短，耻骨弓角度< 90°。坐骨结节间径与出口后矢状径之和< 15 cm。

（2）横径狭窄骨盆（类人猿型骨盆）：骨盆入口、中骨盆及骨盆出口横径均缩短，前后径长，坐骨切迹宽，骶耻外径正常，但髂棘间径及髂嵴间径均缩短。中骨盆及骨盆出口平面狭窄，临产后胎先露部入盆不困难，产程早期无头盆不称征象，潜伏期及活跃早期进展顺利。当胎头下降至中骨盆时，由于内旋转受阻，胎头双顶径被阻于中骨盆狭窄部位之上，形成持续性枕横位或枕后位，引起继发性宫缩乏力、活跃晚期及第二产程延长，甚至第二产程停滞。若单纯出口平面狭窄者，第一产程进展顺利，当胎头达盆底受阻时，常引起第二产程停滞，继发性宫缩乏力，胎头双顶径不能通过出口横径。强行阴道助产可导致软产道、骨盆底肌肉及会阴严重损伤，致使胎儿严重产伤，对产妇及胎儿危害较大。

3. 骨盆3个平面狭窄

骨盆外形属于女型骨盆，形态正常，但骨盆3个平面的各径线均小于正常值2 cm或更多，称为均小骨盆（图9-6）。此型多见于身材矮小、体形匀称的女性。若估计胎儿不大、胎位正常、头盆相称、产力好，可以试产。若估计胎儿在中等大小以上经阴道分娩有困难，应尽早行剖宫产术。

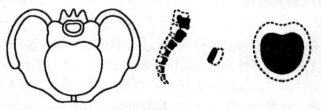

图9-6　均小骨盆

4. 畸形骨盆

畸形骨盆是指骨盆失去正常形态，见于骨软化症骨盆和偏斜骨盆两种。前者是因钙、磷、维生素D以及紫外线照射不足使骨质脱钙、疏松、软化所致，骨盆入口呈凹三角形，现已罕见。后者是一侧髂骨与髋骨发育不良所致，一般不能经阴道分娩。

三、软产道异常及临床表现

软产道是指由子宫下段、宫颈、阴道及骨盆底软组织构成的弯曲管道。软产道异常导致的难产少见，容易被忽视。因此，应在妊娠早期常规进行妇科检查，以了解软产道有无异常情况。

1. 外阴异常

可见产妇会阴坚韧、外阴水肿、外阴瘢痕等。由于组织缺乏弹性，伸展性差，可使外阴及阴道口狭小，临产后可影响胎先露部下降，使胎头娩出困难或造成严重的撕裂伤。

2. 阴道异常

临床上常见的阴道异常有阴道横膈、阴道纵隔、阴道尖锐湿疣、阴道囊肿及阴道肿瘤等。阴道横膈可阻碍胎先露部下降；阴道纵隔常伴有双子宫、双宫颈畸形，一般不影响分娩；阴道尖锐湿疣于妊娠期生长迅速，产妇于分娩时易发生阴道裂伤、血肿及感染；阴道囊肿和肿瘤可阻碍胎先露部下降。

3. 宫颈异常

宫颈外口黏合、宫颈水肿、宫颈坚韧、宫颈瘢痕、子宫颈癌及宫颈肌瘤等均可影响宫颈扩张，阻碍胎先露部下降，造成难产。

四、处理原则

首先应明确产道异常的类型和程度，分析头盆是否相称，了解胎位、胎儿大小、胎心、宫缩强弱、宫口扩张程度，综合待产妇的具体情况，选择合适的分娩方式。

五、辅助检查

1. 一般检查

应特别注意妊娠妇女的体形、身高、步态、有无脊柱弯曲及髋关节畸形、米氏菱形窝是否对称、有无尖腹及悬垂腹等。若待产妇身高在 145 cm 以下，应警惕均小骨盆；体形粗壮、颈部较短者，警惕男型漏斗骨盆；跛行者，警惕偏斜骨盆。

2. 腹部检查

（1）观察腹型：若初产妇呈尖腹、经产妇呈悬垂腹，提示可能为均小骨盆。尺测子宫底高度和腹围，估计胎儿大小。

（2）胎位检查：骨盆入口狭窄常导致臀先露、面先露或肩先露。中骨盆狭窄常导致持续性枕横位或枕后位。

（3）估计头盆关系：正常情况下，部分初产妇在预产期前 2 周，经产妇于临产后胎头入盆。若已临产而胎头仍未入盆，则应充分估计头盆关系，即跨耻征检查。方法：产妇排空膀胱，仰卧，两腿伸直，检查者将手放于耻骨联合上方，将浮动的胎头向骨盆方向推压。若胎头低于耻骨联合平面表示胎头可以入盆，头盆相称，称为跨耻征阴性；若胎头与耻骨联合在同一平面，表示可疑，为跨耻征可疑阳性；若胎头高于耻骨联合平面，则表示头盆明显不称，为跨耻征阳性（图 9-7）。

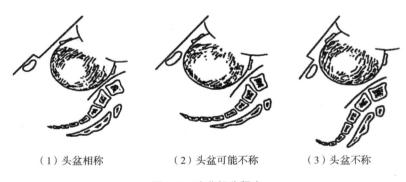

（1）头盆相称　　　　（2）头盆可能不称　　　　（3）头盆不称

图 9-7　头盆相称程度

（4）骨盆测量：包括骨盆外测量和骨盆内测量，可确定有无均小骨盆、单纯扁平骨盆及漏斗骨盆等以及是否存在中骨盆狭窄与骨盆出口平面狭窄。可通过测量出口后矢状径及检查骶尾关节活动度，估计出口平面的狭窄程度。

（5）检查软产道：了解软产道有无异常。

（6）B超检查：观察胎先露与骨盆的关系，通过测量胎头双顶径、腹径、胸径、股骨长度预测胎儿大小，从而判断能否顺利通过骨产道。

六、护理评估

1. 健康史

认真阅读产妇的产前检查记录，重点询问有无佝偻病、脊柱和髋关节结核及外伤史，评估骨盆各径线测量值，协助产妇决定分娩方式。若为经产妇，需重点了解既往分娩史及难产发生的原因。

2. 身心状况评估

评估本次妊娠过程是否顺利，是否有病理妊娠问题与妊娠并发症的发生，以及产妇的身体反应、心理状态及社会支持系统等情况。

七、常见护理诊断 / 合作性问题

1. 焦虑和恐惧

与知识缺乏，分娩过程的结果未知有关。

2. 有感染的危险

与胎膜早破、产程延长、手术操作有关。

3. 有新生儿窒息的危险

与胎膜早破、脐带脱垂、产程延长有关。

4. 潜在并发症

包括子宫破裂、产后出血、生殖道瘘等。

八、护理目标

（1）产妇恐惧、焦虑程度减轻，积极配合治疗。

（2）产妇及新生儿的感染征象得到预防和控制。

（3）新生儿出生状况良好，Apgar 评分 > 7 分。

（4）及时发现和处理难产，产妇能平安分娩，无并发症发生。

九、护理措施

1. 一般护理

在分娩过程中，应保证产妇的营养及水分的摄入，必要时遵医嘱静脉补充水、电解质、维生素 C。注意让产妇适当休息，以保持良好的体力。尽量减少直肠指检及阴道检查次数，胎膜破裂后慎行阴道检查，禁止灌肠。

2. 骨产道异常的护理

（1）骨盆入口平面狭窄

①有明显头盆不称、不能从阴道分娩者，遵医嘱做好剖宫产手术准备。

②轻度头盆不称者可以在严密监护下试产，试产过程中应注意：密切观察产程进展及胎儿情况，专人守护；监测胎心音；破膜后立即听胎心，并注意观察胎心、羊水的性质；若胎头未衔接，破膜后应抬高床尾；注意观察胎先露部下降及宫口扩张情况。试产过程一般不使用镇静药。监测子宫收缩情况：把手放在产妇腹部或用胎儿电子监护仪监测子宫收缩及胎心率变化，若有异常立即停止试产，同时通知医师及早处理，预防子宫破裂。若试产 2 ~ 4 h，胎头仍未入盆，或出现胎儿窘迫，则应停止试产，及时行剖宫产术结束分娩。

（2）中骨盆平面狭窄：中骨盆平面狭窄者，胎头俯屈及内旋转受阻，易发生持续性枕横位或枕后位。若宫口已开全，胎头双顶径已达坐骨棘水平或更低，可行阴道助产术；若胎先露在坐骨棘水平以上，或出现胎儿窘迫征象应尽快行剖宫产，配合医生做好相应的术前准备及抢救新生儿的准备。

（3）骨盆出口平面狭窄：骨盆出口平面狭窄者，不宜进行试产。若出口横径与出口后矢状径之和 > 15 cm 时，正常大小的胎儿多可经阴道分娩；两者之和为 13 ~ 15 cm 者，多数需阴道助产；两者之和 < 13 cm

者，足月胎儿不易经阴道分娩。

3. 软产道异常的护理

（1）对于会阴坚韧、有外阴瘢痕者，分娩时应行预防性会阴侧切术。对于外阴水肿者，在临产前，可局部用 50% 硫酸镁液湿热敷；临产后可在严格消毒下进行多点针刺皮肤放液，分娩时行会阴侧切术。

（2）阴道纵隔、阴道横膈阻碍分娩时可剪开，产后缝合。若横膈高且坚厚，阻碍胎先露部下降，则行剖宫产术结束分娩。

（3）对于宫颈水肿、坚韧者，可于宫颈两侧各注入 0.5% 利多卡因 5 ~ 10 mL 或地西泮 10 mg 静脉注射；宫颈瘢痕虽然于妊娠后软化，但若宫缩很强，宫口仍不扩张，需行剖宫产术结束分娩。

4. 预防产后出血及感染

胎儿娩出后遵医嘱准确、及时使用缩宫剂和抗生素；保持外阴清洁，每天冲（擦）洗外阴 2 次，使用消毒会阴垫。胎先露长时间压迫阴道或出现血尿时，应及时留置导尿管 8 ~ 12 d，以防生殖道瘘。对于留置导尿管者，必须保证导尿管通畅，定期更换一次性引流袋，防止感染。

5. 新生儿护理

分娩前做好抢救新生儿的准备。胎头在产道压迫时间长或手术助产的新生儿，护理时动作应轻柔，并尽可能减少被动活动，严密观察颅内出血或其他损伤的情况，遵医嘱使用预防颅内出血的药物。

6. 提供心理支持、信息支持

向产妇及家属解释当前的情况与产程进展，说明相关检查及治疗程序，使其解除对未知的焦虑和恐惧心理，积极合作，安全度过分娩。

十、护理评价

（1）产妇理解对分娩的处理，能配合实施处理方案，母亲与胎儿平安度过分娩过程。

（2）产妇产后体温、恶露、白细胞计数均正常，无感染征象。

（3）及时发现与处理新生儿窒息，新生儿 Apgar 评分 > 7 分。

第四节　胎位异常

一、临床表现

分娩时除枕前位（约占 90%）为正常胎位外，其余均为异常胎位。胎位异常（abnormal fetal position）包括胎头位置异常、臀先露及肩先露。其中胎头位置异常最多见，占妊娠足月分娩总数的 6% ~ 7%，有持续性枕后位、持续性枕横位、面先露、高直位、前不均倾位等。胎产式异常的臀先露占妊娠足月分娩总数的 3% ~ 4%。肩先露在临床上极少见，占妊娠足月分娩总数的 0.25%，但却是对母体与胎儿最不利的胎位。

1. 持续性枕后位、枕横位

在分娩过程中，胎头以枕后位或枕横位衔接。在下降过程中，胎头枕部因强有力的宫缩绝大多数能向前转 135° 或 90°，转成枕前位自然分娩。若胎头枕骨持续位于母体骨盆的后方或侧方，直至分娩后期仍不能转向前方，致使分娩发生困难者，称为持续性枕后位或持续性枕横位。国外报道，这两种异常胎位的发病率均为 5% 左右，多因骨盆异常（常发生于男型骨盆或类人猿型骨盆）、胎头俯屈不良、子宫收缩乏力影响胎头下降、俯屈及内旋转易造成持续性枕后位或枕横位。相反，持续性枕后位或枕横位可使胎头下降受阻，胎先露部不宜紧贴宫颈内口及子宫下段，也容易导致协调性宫缩乏力而致内旋转受阻，两者互为因果关系。另外，头盆不称、前置胎盘、膀胱充盈、子宫下段宫颈肌瘤等均可影响胎头内旋转，而形成持续性枕后位或枕横位。

持续性枕后位、枕横位的临床表现为临产后胎头衔接晚及俯屈不良，由于胎先露部不宜紧贴宫颈内口及子宫下段，常导致协调性宫缩乏力及宫口扩张缓慢而使产程延长。枕后位时，因胎儿枕骨持续性位于骨盆后方压迫直肠，产妇自觉肛门坠胀及排便感，致使宫口尚未开全时过早用力屏气使用腹压，容易导致宫颈前唇水肿和产妇疲劳，影响产程进展。持续性枕后位、枕横位常致使活跃晚期及第二产程延长。若在阴道口可见到胎发，但历经多次宫缩屏气却不见胎头继续顺利下降者，应考虑可能是持续性枕后位或枕横位。

2. 臀先露

臀先露是最常见的一种异常胎位，是以胎儿臀、足或膝为先露，以骶骨为指示点，在骨盆的前、侧、后构成骶左（右）前、骶左（右）横，骶左（右）后6种胎位。根据胎儿双下肢所取的姿势又可分：①单臀先露或腿直臀先露，是指胎儿双髋关节屈曲、双膝关节直伸，以臀部为先露，最多见。②完全臀先露或混合臀先露，是指胎儿双髋关节及双膝关节均屈曲呈盘膝坐，以臀部和双足先露，较多见。③不完全臀先露，是指以一足或双足、一膝或双膝或一足一膝为先露。膝先露是暂时的，产程开始后转为足先露，较少见。

臀先露的临床表现为妊娠妇女常感肋下或上腹部有圆而硬的胎头。由于胎臀不能紧贴子宫下段及宫颈内口，常导致子宫收缩乏力、宫口扩张缓慢、产程延长、剖宫产机会增多。先露部胎臀高低不平，对前羊膜囊压力不均匀，再加上臀围小于头围，胎头牵出困难，易发生胎膜早破、脐带脱垂、胎儿窘迫、新生儿产伤等并发症，致使围生儿病死率增高，是枕先露的3～8倍。

3. 肩先露

胎体横卧于骨盆入口之上，胎儿纵轴与母体纵轴相垂直，称为横产式。先露部为肩，称为肩先露。以肩胛骨为指示点，有肩左（右）前、肩左（右）后4种胎位，是对母体与胎儿最不利的胎位。足月活胎不可能经阴道娩出。若不及时处理，容易造成子宫破裂，威胁母体与胎儿生命。

4. 面先露

胎头以面部为先露时称为面先露，多于临产后发现，胎儿枕部与胎背部接触，胎头呈极度仰伸的姿势通过产道。面先露以颏骨为指示点，临床上以颏左前及颏右后位较多见。

5. 额先露

胎头持续以前额部为先露入盆并以枕额径通过产道时，称为额先露，发生率为0.6‰，常表现为产程延长，一般需行剖宫产结束分娩。

6. 复合先露

胎先露部（胎头或胎臀）伴有肢体（上肢或下肢）同时进入骨盆入口，称为复合先露。临床上以一手或一前臂沿胎头脱出最常见，若不及时处理可致梗阻性难产。胎儿可因脐带脱垂或产程延长、缺氧造成胎儿窘迫，甚至死亡。

二、处理原则

对于胎位异常者，应定期产前检查，妊娠30周以前顺其自然，妊娠30周以后胎位仍异常者及时给予矫治。若矫治失败，临产前提前1周住院待产。临产后应综合分析，以对产妇和胎儿损伤最少为原则选择适宜的分娩方式。

三、护理评估

1. 健康史

认真阅读孕妇产前检查的资料，如身高、体重、胎方位、骨盆测量值，并充分估计胎儿大小；了解孕妇既往分娩史，有无头盆不称、糖尿病史，有无分娩巨大儿、畸形儿等家族史，同时评估产程进展、子宫收缩、胎头下降等情况。

2. 身心状况

由于胎位异常或胎儿发育异常均可导致继发性宫缩乏力、产程延长、手术产率增加，或出现胎膜早破、脐带脱垂导致胎儿宫内窘迫、新生儿窒息甚至死亡，常会引起产妇身体疲惫、情绪急躁，因担心自己及胎儿的生命受到威胁而焦虑不安。

3. 辅助检查

可通过腹部检查、直肠检查、B超检查明确诊断。

四、常见护理诊断／合作性问题

1. 恐惧

与难产及胎儿发育异常有关。

2. 有感染的危险

与胎膜早破、脐带脱垂、手术助产有关。

3. 有新生儿窒息的危险、

与分娩因素异常有关。

五、护理目标

（1）产妇能正视现实，积极配合处理方案。

（2）产妇分娩过程顺利，无并发症。

（3）新生儿健康。

六、护理措施

1. 加强妊娠期保健

通过产前检查及时发现并处理异常情况。于妊娠30周前，胎位异常者多能自行转为头先露。若妊娠30周以后仍为臀先露或肩先露，应予以矫正。常用的矫正方法有：

（1）胸膝卧位：指导孕妇做胸膝卧位练习，每天2次，每次15 min，连续1周后复查。这种姿势可使胎臀退出盆腔，借助胎儿重心改变，使胎头与胎背所形成的弧形顺着宫底弧面滑动完成。

（2）激光照射或艾灸至阴穴：激光照射两侧至阴穴（足小趾外侧，距趾甲角0.1寸），也可用艾条灸，每天1次，每次15～20 min，5次为1个疗程。

2. 对选择阴道试产产妇的护理

（1）鼓励产妇进营养、易消化的食物，必要时给予补液；指导产妇合理用力，避免体力消耗。枕后位或枕横位时，不要过早屏气用力，以防宫颈水肿及疲乏。

（2）指导产妇在待产过程中少走动，尽量少做直肠指检，禁止灌肠，防止胎膜早破。

（3）指导产妇及时排尿，避免膀胱充盈阻碍胎先露的下降。

（4）协助医生做好阴道助产及新生儿抢救的准备。产后遵医嘱使用缩宫素和抗生素，预防产后出血与感染。

3. 剖宫产准备

对于有明显头盆不称、胎位异常或确诊为巨大胎儿者，遵医嘱做好剖宫产准备。

七、护理评价

（1）产妇能与医护人员配合，安全度过分娩期。

（2）无胎儿宫内窘迫、产后出血、感染等并发症。

（3）新生儿健康，母亲平安。

第十章

妊娠合并症妇女的护理

第一节　妊娠期高血压疾病

一、概述

妊娠期高血压疾病（hypertensive disorders complicating pregnancy）是妊娠期特有疾病，发生率为5%～12%。该疾病严重影响母儿健康，是孕产妇和围产儿病死率升高的主要原因，包括妊娠期高血压、子痫前期、子痫、慢性高血压并发子痫前期及妊娠合并慢性高血压，其主要症状为高血压、蛋白尿、水肿等。妊娠期高血压疾病的治疗目的是预防重度子痫前期和子痫的发生，降低母胎围生期发病率和病死率，改善母儿预后。

二、病因与发病机制

至今病因不明，因为该病在胎盘娩出后很快缓解或可自愈，有学者称之为"胎盘病"。该疾病可能涉及母体、胎盘和胎儿等多种因素，包括有滋养细胞侵袭异常、免疫调节功能异常、内皮细胞损伤、遗传因素和营养因素，但是没有任何一种单一因素能够解释所有子痫前期发病的病因和机制。目前认为病因主要有以下几种：

1. 子宫螺旋小动脉重铸不足

正常妊娠时固定绒毛滋养细胞沿螺旋动脉逆行浸润，逐渐取代血管内皮细胞，并使血管平滑肌弹性层为纤维样物质取代，使血管腔扩大、血流增加，以更好营养胎儿，这一过程称为血管重塑，入侵深度可达子宫肌层的内1/3。但妊娠期高血压患者的滋养细胞入侵过浅，仅达蜕膜血管，少数血管不发生重塑，这种现象称为"胎盘浅着床"，子宫螺旋小动脉重铸不足导致胎盘血流量减少，异常狭窄的螺旋动脉使得胎盘灌注减少和缺氧，最终导致子痫前期的发生。

2. 免疫学说

妊娠是成功的自然同种异体移植。妊娠维持有赖于母儿间的免疫平衡，一旦免疫平衡失调，即可引起免疫排斥反应而导致先兆子痫。

3. 血管内皮损伤

血管内皮细胞损伤是子痫前期的基本病理变化。氧化应激、抗血管生成和代谢性因素，以及其他炎症介质可导致血管内皮损伤而引发子痫前期。

4. 遗传因素

子痫前期是一种多因素多基因疾病，有家族遗传倾向。患子痫前期的母亲其女儿子痫前期的发病率为20%～40%，子痫前期的妇女其姐妹子痫前期发病率为11%～37%，双胞胎中患子痫前期的妇女其姐妹子痫前期发病率为22%～47%。但迄今，其遗传模式尚不清楚。

5. 营养因素

近年来认为钙缺乏可能与先兆子痫的发病有关。补钙的作用可能是补充调节了先兆子痫时肾对钙的吸收障碍。维生素 E 和维生素 C 均为抗氧化剂，可抑制磷脂过氧化作用，减轻内皮细胞的损伤。

三、高危因素

初产妇、孕妇年龄 < 18 岁或 > 35 岁、多胎妊娠、有妊娠期高血压疾病史及家族史、慢性高血压、慢性肾炎史、糖尿病、体型矮胖、营养不良、社会经济状况差等均可增加妊娠期高血压疾病的发病风险。

四、病理生理变化

本病的基本病理生理变化是全身小血管痉挛，全身各系统各脏器灌流减少。对孕产妇的影响可以发生胎盘早剥、肺水肿、凝血功能障碍、脑出血、急性肾衰竭、HELLP 综合征、产后出血及产后血液循环衰竭等并发症，严重者可致死亡。对胎儿的影响包括胎儿宫内窘迫、胎儿生长受限、死胎、死产或新生儿死亡。

五、疾病分类与临床表现

妊娠期高血压疾病分为 5 类，各类的临床表现见表 10-1。

表 10-1　妊娠期高血压疾病分类与临床表现

分类		临床表现
妊娠期高血压		妊娠期出现高血压，收缩压 ≥ 140 mmHg 或舒张压 ≥ 90 mmHg，并于产后 12 周恢复正常；尿蛋白（-）；少数患者可有上腹部不适或血小板计数减少
子痫前期	轻度	妊娠 20 周后出现收缩压 ≥ 140 mmHg 或舒张压 ≥ 90 mmHg，尿蛋白 ≥ 0.3 g/24 h 或随机尿蛋白（+）
	重度	血压和尿蛋白持续升高，发生母体脏器功能不全或胎儿并发症。出现下述任何 1 项不良情况可诊断为重度子痫前期：①收缩压 ≥ 160 mmHg 或舒张压 ≥ 110 mmHg；②蛋白尿 > 5.0 g/24 h 或随机尿蛋白（+++）；③持续性头痛或视觉障碍或其他脑神经症状；④持续性上腹部疼痛，肝包膜下血肿或肝破裂症状；⑤肝脏功能异常，肝酶 ALT 或 AST 水平升高；⑥肾脏功能异常，少尿（24 h 尿量 < 400 mL 或每小时尿量 < 17 mL）或肌酐 > 106 μmol/L；⑦低蛋白血症伴胸腔积液或腹水；⑧血液系统异常，血小板计数呈持续性下降而 < 100×10⁹/L；血管内溶血、贫血，黄疸或血乳酸脱氢酶（LDH）升高；⑨心力衰竭、肺水肿；⑩胎儿生长受限或羊水过少；⑪早发型，即妊娠 34 周以前发病
子痫		子痫前期基础上发生不能用其他原因解释的抽搐和昏迷，子痫发生前可有不断加重的重度子痫前期，但也可发生于血压升高不显著、无蛋白尿病例。通常产前子痫较多，发生于产后 48 h 的病例约占 25% 子痫抽搐发展迅速，前驱症状短暂，表现为抽搐、面部充血、口吐白沫、深昏迷；随之深部肌肉僵硬，很快发展成典型的全身高张性痉挛惊厥、有节奏的肌肉收缩和紧张，持续 1 ~ 1.5 min，期间患者无呼吸动作；此后抽搐停止，呼吸恢复，但患者仍处于昏迷，最后意识恢复，但表现为困惑、易激惹、烦躁
慢性高血压并发子痫前期		慢性高血压孕妇妊娠前无蛋白尿，妊娠后出现蛋白尿 ≥ 0.3 g/24 h；或妊娠前有蛋白尿，妊娠后蛋白尿明显增加或血压进一步升高或出现血小板计数减少（< 100×10⁹/L）
妊娠合并慢性高血压		妊娠 20 周前收缩压 ≥ 140 mmHg 和（或）舒张压 ≥ 90 mmHg（滋养细胞疾病除外），妊娠期无明显加重，或妊娠 20 周后首次诊断高血压并持续到产后 12 周后

六、治疗原则

妊娠期高血压疾病治疗的目的是控制病情、延长孕周、确保母儿安全。治疗基本原则是休息、镇静、解痉，有指征的降压、利尿，密切监测母儿情况，适时终止妊娠。根据病情轻重分类，进行相应的治疗。对妊娠期高血压患者，应嘱其休息、镇静、监测母胎情况；对子痫前期患者，应镇静、解痉，有指征的降压、利尿，密切监测母儿情况，适时终止妊娠；对子痫患者，应控制抽搐，病情稳定后终止妊娠。

常用的治疗方法有：①解痉：硫酸镁为首选药物，有预防和控制子痫发作的作用，适用于先兆子痫和子痫患者。②镇静：主要药物有地西泮和冬眠合剂，可以缓解孕产妇精神紧张、焦虑症状，改善睡眠，预防并控制子痫。③降压：仅适用于血压过高，特别是舒张压过高的患者，如舒张压 ≥ 110 mmHg者，可应用降压药物；选用的药物以不影响心排血量、肾血流量及子宫胎盘灌注量为宜。④扩容：应在解痉的基础上进行。扩容治疗时，应严密观察脉搏、呼吸、血压及尿量，防止肺水肿和心力衰竭的发生。⑤利尿：仅用于全身性水肿、急性心力衰竭、肺水肿、脑水肿、血容量过高且伴有潜在肺水肿者。用药过程中应严密监测患者的水、电解质平衡情况以及药物的毒副反应。

七、护理评估

1. 健康史

详细询问患者于孕前及妊娠 20 周前有无高血压、蛋白尿和（或）水肿及抽搐等征象；既往病史中有无原发性高血压、慢性肾炎及糖尿病等，有无家族史；此次妊娠经过，出现异常现象的时间及治疗经过。

2. 身心状况

重点评估患者的血压、尿蛋白、水肿、自觉症状以及有无抽搐、昏迷等情况。在评估过程中需注意以下几点：

（1）病史：有无本疾病的高危因素及相关临床表现，特别注意有无头痛、视力改变、上腹不适等主诉。

（2）血压：同一手臂至少 2 次测量，收缩压 ≥ 140 mmHg 和（或）舒张压 ≥ 90 mmHg 定义为高血压。若血压较基础血压升高 30/15 mmHg，但 < 140/90 mmHg 时，不作为诊断依据，但必须严密观察。对首次发现血压升高者，应间隔 4 h 或以上复测血压。对严重高血压患者［收缩压 ≥ 160 mmHg 和（或）舒张压 ≥ 90 mmHg］，应更严密观察血压。为确保测量的准确性，应选择型号合适的袖带（袖带长度应该是上臂围的 1.5 倍）。

（3）尿蛋白：高危孕妇每次产检均应检测尿蛋白。尿蛋白检查应选中段尿。对可疑子痫前期孕妇应测 24 h 尿蛋白定量。尿蛋白 ≥ 3.0 g/L 或尿蛋白定性 ≥（+）定义为蛋白尿。留取尿标本时应避免阴道分泌物或羊水污染尿液。

（4）辅助检查：妊娠期高血压患者应进行以下常规检查：①血常规。②尿常规。③肝功能、血脂。④肾功能、尿酸。⑤凝血功能。⑥心电图。⑦B 超检查胎儿、胎盘、羊水。

子痫前期、子痫患者视病情发展、诊治需要应酌情增加以下检查项目：①眼底检查，眼底检查是反映妊娠高血压综合征严重程度的一项重要标志。②凝血功能检查，如血浆凝血酶原时间、凝血酶时间、部分活化凝血活酶时间、血浆纤维蛋白原、凝血酶原国际标准化比率、纤维蛋白（原）降解产物、D-二聚体、3P 试验等。③B 超等影像学检查肝、肾、胆、胰、脾等脏器。④电解质。⑤动脉血气分析。⑥心脏彩超及心功能测定。⑦脐动脉血流指数、子宫动脉等血流动力学变化、头颅 CT 或 MRI 检查。

3. 心理 - 社会状况

病情无明显不适者，一般不会出现明显的心理反应。但随着病情的进展，血压明显升高，甚至出现头痛、视力障碍等症状时，患者和家属会感到紧张、焦虑，若发生子痫，患者家属更会感到恐惧，担心产妇的病情和胎儿安危。

4. 其他

当出现以下几种情况时需要注意判断是否为胎盘早剥：①子痫前期尚未临产就发生腹痛或阴道出血。②出现突发胎心及胎动异常。③子痫前期患者通过 B 超检查显示低位胎盘或胎盘增厚、胎盘下端液性暗区等。

子痫前期患者出现异常的血压下降或休克表现。一些并发胎盘早剥的子痫前期患者可随着出血而降低了血压，产生血压在正常范围的假象，因而易漏诊，并造成对失血量及休克程度估计错误而引起诊治失误。

八、常见护理诊断 / 合作性问题

1. 舒适的改变

与血压升高引起头痛和双下肢水肿有关。

2. 有受伤或窒息的危险

与意识丧失及抽搐有关。

3. 焦虑

与担心自身及胎儿安危有关。

4. 潜在并发症

有并发胎盘早剥、肾衰竭的可能。

九、护理目标

（1）妊娠期高血压疾病孕妇病情缓解，未发生子痫及并发症。

（2）妊娠期高血压疾病孕妇明确孕期保健的重要性，积极配合产前检查及治疗。

十、护理措施

1. 一般护理

（1）保证休息：多卧床休息，以左侧卧位为宜，可以解除妊娠子宫对下腔静脉的压迫。

（2）调整饮食：需摄入足够的蛋白质（每天 > 100 g）、蔬菜，补充维生素、铁和钙剂。食盐不必严格限制，但全身水肿的孕妇应限制食盐摄入量。

（3）加强产前保健：根据病情增加产前检查次数，每天数胎动、测体重，及时发现异常。

（4）密切监测母儿情况：监测患者血压变化，询问患者有无头痛、目眩、上腹不适等症状。注意胎心、胎动变化，必要时行胎心电子监护。

2. 药物治疗的护理

（1）使用解痉药物时的护理：迄今，硫酸镁是用于防止重度先兆子痫与先兆子痫发展成子痫、控制子痫抽搐与发作的首选药。用药方法：可采用静脉用药或肌肉注射。

①预防子痫发作：负荷和维持剂量同控制子痫处理。用药时间长短依病情而定，一般每天静滴 6 ~ 12 h，24 h 总量不超过 25 g。用药时必须每天评估病情变化，决定是否继续用药。

②控制子痫，静脉用药：负荷剂量硫酸镁 2.5 ~ 5 g，溶于 10% 葡萄糖 20 mL 静脉推注（15 ~ 20 min），或将 25% 硫酸镁 5 g 加入 5% 葡萄糖注射液 500 mL，以 1 ~ 2 g/h 的速度静脉点滴。肌肉注射：25% 硫酸镁 5 g（20 mL）加入 2% 利多卡因 2 mL，臀部深肌肉注射。每天总量为 25 ~ 30 g。

③注意事项：血清 Mg^{2+} 在 1.8 ~ 3.0 mmol/L 为有效治疗浓度，超过 3.5 mmol/L 浓度时膝腱反射消失，达 6 mmol/L 浓度时呼吸抑制，以后因缺氧而心搏停止，甚至死亡。故每次用药前应做以下检查：a. 膝腱反射必须存在；b. 呼吸每分钟不少于 16 次；c. 尿量每小时不少于 17 mL；d. 必须准备 10% 葡萄糖酸钙 10 mL，在出现 Mg^{2+} 中毒时应静脉推注 5 ~ 10 min 以解毒。静脉滴注时应注意观察患者情况，严格掌握药物用量及控制滴速，并教会患者自测 Mg^{2+} 中毒症状，如有异常及时报告医护人员。

（2）使用降压药物时的护理：注意观察药物效果，严密监测血压，根据血压调节用药滴速。目标血压：孕妇无并发脏器功能损伤，收缩压应控制在 130 ~ 155 mmHg，舒张压应控制在 80 ~ 105 mmHg；孕妇并发脏器功能损伤，则收缩压应控制在 130 ~ 139 mmHg，舒张压应控制在 80 ~ 89 mmHg。降压过程力求下降平稳，不可被动过大。为保证子宫胎盘血流灌注，血压不可低于 130/80 mmHg。

（3）使用扩容药物时的护理：观察孕妇的生命体征和尿量的变化，若出现不适，及时报告医生。

（4）使用利尿药物时的护理：严密监测孕妇的水电解质平衡情况，准确记录出入液量，注意有无低血钾的表现。

（5）妊娠合并原发性高血压患者：孕前已用降压药，血压控制好则继续应用；孕前未使用降压药，血压 150/100 mmHg，需口服降压药。

3. 子痫患者的护理

处理原则为控制抽搐，纠正缺氧和酸中毒，控制血压，抽搐控制后终止妊娠。

（1）首先控制抽搐：一旦发生抽搐，应尽量控制。硫酸镁为首选药物，必要时加用镇静剂。

（2）避免刺激：给予患者佩戴墨镜，避免声、光刺激。

（3）防止受伤：主要有以下措施：①专人特护，避免刺激。②使用床栏，防止坠床。③保持呼吸道通畅，立即给氧。④在上、下牙齿间放置压舌板，以防唇、舌咬伤；用舌钳固定舌头，防止舌后坠。⑤将患者的头偏向一侧，以防分泌物吸入呼吸道造成窒息，必要时用吸引器吸出喉部黏液或呕吐物。⑥在患者昏迷或未清醒时，禁止给予一切饮食和口服药，以防误入呼吸道而致吸入性肺炎。⑦严密观察病情，配合检查和药物治疗，做好皮肤护理、口腔护理、外阴护理。

（4）避免再次抽搐：有条件时将患者置于单人房间，减少刺激，保持环境安静，各类操作相对集中。

（5）严密监测、控制血压：当收缩压持续 ≥ 160 mmHg、舒张压 ≥ 110 mmHg 时要积极降压以预防心脑血管并发症。

（6）严密监护病情：密切观察生命体征、神志、尿量的变化，各类化验室监测结果，及早发现脑出血、肺水肿、急性肾衰竭、胎盘早剥等并发症；纠正缺氧和酸中毒。

（7）做好终止妊娠的准备：抽搐控制后 2 h 可考虑终止妊娠。配合医生做好术前准备，胎心连续监测了解胎儿宫内情况，和手术室护士做好交接班。

4. 产程处理

（1）第一产程：注意孕妇自觉症状、血压、尿量、胎心及宫缩情况，根据病情给予硫酸镁，血压升高至收缩压 ≥ 160 mmHg 或舒张压 ≥ 105 mmHg 时给予降压药。

（2）第二产程：尽量缩短产程，避免产妇用力，初产妇可行会阴切开术，并可用产钳或胎头吸引器助产。

（3）第三产程：预防产后出血，在胎儿前肩娩出后，立即静脉推注缩宫素，但应禁用麦角新碱，及时娩出胎盘并按摩子宫底，胎儿娩出后监测血压。

5. 产后及术后护理

（1）产后观察：产后或术后 24 ~ 48 h 内，仍是子痫高发期，故硫酸镁及镇静剂不宜中断，术后镇痛不能忽视，评估患者疼痛情况，遵医嘱给予镇静药物，避免产后子痫。

（2）一般护理：严密监测生命体征、神志、面色、子宫收缩及阴道出血情况等，必要时吸氧、心电监护。保持病室安静，所有操作集中，密切监测孕妇血压变化，遵医嘱及时准确用药，保持会阴清洁干燥，及时更换会阴垫。

（3）切口护理：常规腹部沙袋按压 6 h，观察腹部切口有无红肿、渗血、渗液等，观察子宫复旧的情况，注意阴道出血量。

（4）管道护理：保持输液管通畅，留置针妥善固定，保留尿管勿扭曲，及时观察和记录出入液量。

6. 心理护理

指导孕妇保持心情愉快；告知孕妇有关配合治疗和预后的知识，解除其思想顾虑、增强信心。

7. 健康教育

（1）加强孕期教育，使孕妇了解疾病相关知识，认识到定期接受产前检查的重要性，并坚持检查，以便发生异常及早发现，及时处理。

（2）指导孕妇合理饮食，增加富含蛋白质、维生素以及微量元素食物的摄入；对于有妊娠期高血压疾病高危因素者，应及早补钙。

（3）加强孕妇自我监护，加强母儿监护，指导孕妇自数胎动、监测体重，以便孕妇及时汇报病情变化。

8. 预防及随访

（1）避孕：顺产后避孕半年，剖宫产后避孕2年、母乳喂养者采取工具避孕。

（2）复查：出院后定期监测血压情况，如有异常及时去医院检查。

十一、护理评价

（1）患者病情平稳，顺利分娩。

（2）患者及新生儿各项生理指标维持在正常范围内。

（3）患者病情稳定，积极配合治疗和护理。

第二节　妊娠合并心脏病

一、概述

妊娠期、分娩期及产褥期均可能使心脏病患者的心脏负荷加重而诱发心力衰竭，是孕产妇死亡的重要原因之一。在我国孕产妇死因顺位中心脏病高居第2位，占非直接死亡的首位。该病在我国的发病率为1%，病死率为0.73%。在妊娠合并心脏病患者中，先天性心脏病占35%～50%，位居第一。

二、分类及对妊娠的影响

1. 先天性心脏病

（1）左向右分流型先天性心脏病：包括房间隔缺损、室间隔缺损以及动脉导管未闭，其中房间隔缺损为最常见的先天性心脏病。

（2）右向左分流型先天性心脏病：临床上最常见的有法洛四联征及艾森曼格综合征等。这类心脏病妇女不宜妊娠，若已妊娠也应尽早终止。经手术治疗后心功能为Ⅰ、Ⅱ级者，可在严密观察下继续妊娠。

（3）无分流型先天性心脏病：包括肺动脉口狭窄、主动脉缩窄以及马方综合征等。

2. 风湿性心脏病

以单纯性二尖瓣狭窄最多见。心功能Ⅰ～Ⅱ级、从未发生过心衰及并发症的轻度二尖瓣狭窄孕妇，无明显血流动力学改变，孕期进行严密监护，可耐受妊娠。病变严重伴有肺动脉高压的患者，应在妊娠前纠正二尖瓣狭窄，已妊娠者宜在孕早期终止。

3. 妊娠高血压性心脏病

妊娠高血压性心脏病是指以往无心脏病病史，在妊娠期高血压疾病的基础上，突然发生以左心衰竭为主的全心衰竭者。产后病因消除，病情会逐渐缓解，多不遗留器质性心脏病变。

4. 围生期心肌病

围生期心肌病是指以往无心血管系统疾病史，于妊娠期最后3个月至产后6个月内发生的扩张型心肌病。确切病因目前还不十分清楚。与非特异性扩张型心肌病的不同点在于患者较年轻，发病与妊娠有关，再次妊娠可复发。临床表现不尽相同，主要表现为呼吸困难、心悸、咳嗽、咯血、端坐呼吸、胸痛、肝大、水肿等心力衰竭的症状。

三、对母儿的影响

1. 对母体的影响

孕妇妊娠期血容量增加可达30%，致心率加快，心排血量增加，32～34周最为明显。分娩期子宫收缩，产妇屏气用力及胎儿娩出后子宫突然收缩，腹腔内压骤减，大量血液向内脏灌注，进一步加重心脏负担。产褥期组织间潴留的液体也开始回到体循环，发生一系列血流动力学急剧变化。因此，在妊娠32～34周、分娩期及产后3天内是全身血液循环变化最大、心脏负荷最严重的时期，有器质性心脏病的产妇在此时因心脏负荷加重，极易诱发心力衰竭，临床上应给予高度重视。

2. 对胎儿的影响

不宜妊娠的心脏病患者一旦妊娠，或妊娠后心功能恶化者，流产、早产、死胎、胎儿生长受限、胎儿窘迫及新生儿窒息的发生率均明显增高。心脏病孕妇心功能良好者，胎儿相对安全，但剖宫产概率增加。某些治疗心脏病的药物对胎儿也存在潜在的毒性反应。一部分先天性心脏病与遗传因素有关。

四、临床表现

由于妊娠期生理性血流动力学的改变、血容量及氧容量的增加，可以出现一系列酷似心脏病的症状和体征，如心悸、气短、踝部水肿、乏力、心动过速等。妊娠还可使原有心脏病的某些体征发生变化，如二尖瓣或主动脉瓣关闭不全的患者，妊娠期周围血管阻力降低，杂音可以减轻甚至不易听到；妊娠期血容量增加可使轻度二尖瓣狭窄或三尖瓣狭窄的杂音增强，以至过高估计病情的严重程度，增加明确诊断的难度。

五、心脏病孕妇心功能分级

纽约心脏病协会（NYHA）1994 年开始采用两种并行的心功能分级方法。一种是依据患者对一般体力活动的耐受程度，将心脏病患者心功能分为 Ⅰ~Ⅳ 级：

Ⅰ级：进行一般体力活动不受限制。

Ⅱ级：进行一般体力活动稍受限制，活动后心悸、轻度气短，休息时无症状。

Ⅲ级：一般体力活动显著受限制，休息时无不适，轻微日常活动即感不适、心悸、呼吸困难，或既往有心力衰竭史。

Ⅳ级：不能进行任何体力活动，休息时仍有心悸、呼吸困难等心力衰竭表现。

另一种是根据心电图、负荷试验、X线、超声心动图等客观检查结果评估心脏病的严重程度。此方案将心功能分为 A~D 级：

A级：无心血管病的客观依据。

B级：客观检查表明属于轻度心血管病患者。

C级：属于中度心血管病患者。

D级：属于重度心血管病患者。

六、主要并发症

1. 心力衰竭

原有心功能受损的心脏病患者，妊娠后可因不能耐受妊娠各期的血流动力学变化而发生心力衰竭。

2. 亚急性感染性心内膜炎

妊娠各时期发生菌血症的危险性增加，如泌尿道或生殖道感染，此时已有缺损的心脏则易发生亚急性感染性心内膜炎，是心脏病诱发心力衰竭的原因之一。

3. 缺氧和发绀

妊娠时外周血管阻力降低，发绀型先天性心脏病发绀加重，非发绀型先天性心脏病可因肺动脉高压及分娩失血发生暂时性缺氧和发绀。

4. 静脉栓塞和肺栓塞

妊娠时血液呈高凝状态，心脏病患者静脉压增高及静脉血液淤积，引起栓塞。

七、治疗原则

心脏病孕妇的主要死亡原因是心力衰竭和感染。

1. 非孕期

根据孕妇所患心脏病的类型、病情程度及心功能状态，确定患者是否可以妊娠。对不宜妊娠者，应指导其采取正确的避孕措施。

2. 妊娠期

（1）终止妊娠：凡不宜妊娠者，应在妊娠 12 周以前行人工流产术。妊娠 > 12 周者应严密监护，积极预防发心力衰竭在妊娠末期发生。对于顽固性心力衰竭孕妇应与心内科医生联系，在严密监护下终止妊娠。

（2）严密监护：应由内科医师及产科医师密切合作。定期产前检查，正确评估母亲和胎儿情况，积极预防和治疗各种引起心力衰竭的诱因，动态观察心脏功能，减轻心脏负荷，适时终止妊娠。

3. 分娩期

（1）心功能 Ⅰ~Ⅱ 级，胎儿不大，胎位正常，宫颈条件良好者，在严密监护下可经阴道分娩；第二产程时需给予阴道助产，防止心力衰竭和发生产后出血。

（2）心功能 Ⅲ~Ⅳ 级，胎儿偏大，宫颈条件不佳，合并有其他并发症者；因剖宫产可减少孕妇长时间子宫收缩而引起的血流动力学改变，减少心脏负担，可选择剖宫产终止妊娠。

4. 产褥期

产后 3 天内，尤其是产后 24 h 内，认识心力衰竭发生的危险期，产妇应充分休息，且需严密监护。按医嘱及时准确使用抗生素预防感染。心功能 Ⅲ 级或以上者不宜哺乳。

八、护理评估

1. 健康史

详细、全面了解既往健康史，询问有无与心脏病相关的病史，如有心脏病病史者则要掌握孕妇所患心脏病的类型、心功能状态、治疗过程、相关检查结果、药物治疗及治疗后效果。

询问本次妊娠经过及对孕妇的影响，如日常工作、生活、活动和休息等；了解有无诱发心力衰竭的潜在高危因素，如上呼吸道感染、心律失常、贫血、便秘等；家庭支持系统是否建立，孕妇是否存在焦虑情绪等。

2. 身体状况

（1）症状与体征

①症状：有无心悸、气急、劳力性呼吸困难、胸闷、胸痛、水肿等症状。

②体征：心脏是否扩大；是否有 Ⅱ 级以上、性质粗糙响亮而时限延长的收缩期或舒张期杂音；二尖瓣区是否有舒张期或舒张前期雷鸣样杂音；是否有严重的心律失常、心房颤动或扑动、Ⅲ 度房室传导阻滞等。

（2）判断心功能分级及有无早期心衰表现：如出现以下症状和体征，应考虑有早期心力衰竭：①轻微活动即有心慌、胸闷、气短。②休息时脉搏在 110 次 /min 以上，呼吸在 24 次 /min 以上。③夜间常因胸闷而坐起呼吸，或到窗口呼吸新鲜空气。④肺底部可听到少量持续性湿啰音，咳嗽后不消失。

3. 辅助检查

（1）心电图检查：有严重心律失常，如心房颤动、心房扑动、Ⅲ 度房室传导阻滞、ST 段及 T 波异常改变等。

（2）超声心动图检查：有显著的心界扩大及心脏结构异常。

（3）胎儿电子监护：了解胎儿宫内储备能力。

4. 心理 – 社会状况

孕妇因自身患病影响胎儿健康而有自责、自卑感；因不能承受妊娠及分娩的压力，担心自身和胎儿的安全而焦虑。家庭支持系统是否良好对孕妇的心理有重要影响。

九、常见护理诊断 / 合作性问题

1. 活动无耐力

与活动时血流加快、心脏负担加重有关。

2. 自理能力缺陷

与心功能Ⅲ级，须卧床休息及严格限制活动有关。

3. 知识缺乏

缺乏心脏病的保健知识。

4. 焦虑

与疾病对日常生活的干扰，对治疗、预后缺乏了解，害怕死亡，担心胎儿受伤，无法承受手术有关。

5. 母乳喂养中断

与疾病致新生儿窒息，新生儿转儿科治疗，以致母婴分离有关。

6. 有心力衰竭的危险

与心脏负荷过重有关。

7. 体液过多

与心脏功能不良有关。

十、护理措施

1. 非孕期

对不宜妊娠者，应指导其采取严格的避孕措施。

2. 妊娠期

（1）加强孕期保健：心脏病患者应从确定妊娠时即开始进行产前检查，检查的次数和间隔时间与普通孕妇有所不同。妊娠 < 20 周时每 2 周 1 次，> 20 周时每周 1 次，检查时除一般产科检查外，还应重点检查心脏功能情况，尤其是 32 周后。预产期前 2 周或心功能Ⅲ～Ⅳ级者，应提前住院待产。

（2）保证休息：保证孕妇每天至少 8 ～ 10 h 睡眠。保持生活规律，根据心脏功能情况，减轻工作量甚至停止工作，限制活动，避免过度劳累和精神压力，休息时宜取半卧位或左侧卧位。

（3）合理营养：摄入高蛋白、高维生素、低盐、低脂肪饮食，整个孕期体重增加不超过 12 kg。自妊娠 4 个月开始限盐，盐的摄入每天不超过 4 ～ 5 g。少食多餐，注意纤维素的摄入，防止便秘发生。

（4）积极预防和控制诱发心力衰竭的潜在因素：常见诱发心力衰竭的因素有情绪激动、上呼吸道感染、心律失常、贫血等。因此，合并心脏病的孕妇应努力保持良好的情绪，注意保暖，保持良好的卫生习惯，尽量避免出入公共场所，增强机体抵抗力，积极治疗贫血等。

（5）指导孕妇及家属掌握自我监护技巧：如每天测心率和呼吸、称体重、记出入液量及计数胎动等。向孕妇及家属介绍妊娠合并心脏病的相关知识及注意事项，识别早期心力衰竭的症状，以便及时就医；告之预防心力衰竭的方法以及发生心力衰竭后的急救措施，以减轻其紧张和恐惧心理。

（6）根据心脏功能情况住院治疗：心脏功能Ⅲ级及以上者应立即住院治疗，心功能Ⅰ～Ⅱ级者应提前 1 ～ 2 周住院待产。

3. 分娩期

1）第一产程

（1）安慰鼓励产妇进食，消除紧张情绪。必要时遵医嘱给予地西泮（安定）、哌替啶（度冷丁）等镇静剂，以保证情绪稳定。

（2）半卧位、高浓度面罩吸氧。

（3）预防感染，进行治疗护理操作时严格按无菌操作规程进行，防止医源性感染，按医嘱使用抗生素至产后 1 周。

（4）严密观察产妇和胎儿状况，心电监护，观察产妇的心率、脉搏、呼吸、血压等生命体征变化；询问产妇有无胸闷、气急等不适；观察产程进展情况。

2）第二产程

（1）密切观察母儿情况，严密观察产妇的生命体征、自觉症状以及胎心变化。

（2）宫口开全时避免屏气增加腹压，及时行会阴侧切术，必要时可用产钳助产，以缩短第二产程，减轻产妇心脏负担。

（3）胎儿娩出后，立即在产妇腹部放置 1 kg 重的沙袋持续 24 h，防止腹压骤减而诱发心力衰竭。做好新生儿抢救的准备工作。

3）第三产程

（1）防止产后出血，胎儿娩出后应立即给产妇肌肉注射或静脉滴注缩宫素，但禁用麦角新碱，以防静脉压增高而发生心力衰竭；及时娩出胎盘并按摩子宫以促进子宫收缩。输血、输液时应及时调整滴速，随时评估心脏功能。

（2）密切观察产妇的生命体征，测血压、脉搏。

（3）肌肉注射吗啡或哌替啶，保证产妇得到休息。

（4）产后 2 h 内尽量不要搬动产妇。心功能Ⅲ～Ⅳ级者在产房观察 6 h，待情况稳定后送休养室。

4. 产褥期

（1）产妇需充分休息，心电监护，密切观察心率、呼吸、血压、体温改变，取半卧位。

（2）在心脏功能允许的情况下，鼓励下床适度活动。

（3）饮食宜清淡，易消化，少食多餐，防止便秘，以免因用力排便引起心力衰竭或血栓脱落。

（4）注意避免发生洋地黄中毒。

（5）输液量不超过每天 1500 mL，滴速不超过 30 滴 /min 或遵医嘱。

（6）提供心理支持，稳定其情绪，必要时使用小剂量镇静剂，继续抗生素预防感染。

（7）心功能Ⅰ～Ⅱ级者及此次分娩未发生心力衰竭者，可以母乳喂养；Ⅲ级以上者应及时回奶。

（8）采取适宜的避孕方式。

（9）口服地高辛者服药前测脉搏 1 min，如脉搏在 60 次 /min 以下，应报告医生并停药。用药期间应注意有无恶心、呕吐、黄视等中毒症状。

5. 健康教育

1）孕前咨询是否适宜妊娠。对不宜妊娠者，指导其采取有效避孕措施。

2）孕期

（1）终止妊娠：对不宜妊娠的心脏病孕妇，劝导其在妊娠 12 周前行人工流产。

（2）孕期保健：定期产前检查，一般妊娠 20 周前每 2 周 1 次，妊娠 20 周后每周 1 次，或按病情随诊及家庭访视。出现早期心力衰竭及妊娠 36～38 周者应住院治疗及待产。告知孕妇要预防上呼吸道感染、口腔炎、泌尿生殖系统感染。介绍妊娠合并心脏病的相关知识，使产妇及家属配合治疗及护理。

（3）根据个体情况制订避免诱发心力衰竭的措施。

3）产褥期

（1）喂养方式：指导心功能Ⅰ～Ⅱ级产妇哺乳，但避免劳累。告诫心功能Ⅲ级或以上者不宜哺乳，并回乳。

（2）计划生育：告知不宜再妊娠且心功能良好者产后 1 周行绝育手术，若心力衰竭者，待控制后才可行手术。未做绝育手术者应严格避孕。

（3）复诊：建议产妇出院后遵医嘱复诊、治疗。

十一、护理评价

（1）孕产妇能描述增加心脏负荷的因素及预防措施。

（2）孕产妇顺利妊娠和分娩，围生儿未发现异常。

第三节　妊娠合并糖尿病

一、概述

妊娠期间的糖尿病包括两种情况：①妊娠前已有糖尿病的妇女妊娠，称为糖尿病合并妊娠。②妊娠后首次发现或发病的糖尿病，又称妊娠期糖尿病（gestational diabetes mellitus，GDM）。糖尿病孕妇中80%以上为GDM，糖尿病合并妊娠者不足20%。GDM发病率在世界各国报道为1%～14%，我国发病率为1%～5%，近年有明显增高趋势。GDM患者糖代谢多数能于产后恢复正常，但将来患2型糖尿病的机会增加。

二、对妊娠的影响

取决于血糖量、血糖控制情况、糖尿病的严重程度及有无并发症。

1. 对孕妇的影响

（1）妊娠早期自然流产发生率增加：高血糖可使胚胎发育异常甚至死亡，所以糖尿病妇女宜在血糖控制正常后再怀孕。

（2）易并发妊娠期高血压疾病：糖尿病患者可导致血管广泛病变，使小血管内皮细胞增厚及管腔变窄，组织供血不足。

（3）抵抗力下降：易合并感染，以泌尿系统感染最常见。

（4）羊水过多：发生率较非糖尿病孕妇高10倍。

（5）易发生糖尿病酮症酸中毒：糖尿病酮症酸中毒对母儿危害较大，不仅是糖尿病产妇死亡的主要原因，而且若酮症酸中毒发生在妊娠早期还有致畸作用，发生在妊娠中晚期易导致胎儿窘迫及胎死宫内。

（6）其他：因巨大儿发生率明显增高，难产、产道损伤、剖宫产的概率高。产程长易发生产后出血。

2. 对胎儿的影响

（1）巨大胎儿：发生率高达25%～40%。胎儿长期处于高血糖状态，刺激胎儿胰岛素β细胞增生，产生大量胰岛素，活化氨基酸转移酶系统，促进蛋白、脂肪合成和抑制脂解作用，使胎儿巨大。

（2）胎儿宫内生长受限：发生率为21%。见于严重糖尿病伴有血管病变时，如肾脏、视网膜血管病变。

（3）早产儿：发生率为10%～25%。早产的原因有羊水过多、妊娠期高血压、胎儿宫内窘迫以及其他严重并发症，常需提前终止妊娠。

（4）胎儿畸形：发生率为6%～8%，高于非糖尿病孕妇。主要原因是孕妇代谢紊乱，尤其是高血糖与胎儿畸形有关。

3. 对新生儿的影响

（1）新生儿呼吸窘迫综合征发生率增加：孕妇高血糖持续经胎盘到达胎儿体内，刺激胎儿胰岛素分泌增加，形成高胰岛素血症。后者具有拮抗糖皮质激素促进肺泡Ⅱ型细胞表面活性物质合成及释放的作用，使胎儿肺表面活性物质产生及分泌减少，胎儿肺成熟延迟。

（2）新生儿低血糖：新生儿脱离母体高血糖环境后，高胰岛素血症仍存在，若不及时补充糖，易发生低血糖，严重时危及新生儿生命。

（3）低钙血症和低镁血症：正常新生儿血钙为2～2.5 mmol/L，出生后72 h血钙＜1.75 mmol/L为低钙血症。出生后24～72 h血钙水平最低。糖尿病母亲的新生儿低钙血症的发生率为10%～15%。部分新生儿同时合并低镁血症。

（4）其他：高胆红素血症、红细胞增多症等的发生率均较正常妊娠新生儿高。

三、临床表现与诊断

妊娠期有"三多"症状（多饮、多食、多尿），或外阴、阴道假丝酵母菌感染反复发作，孕妇体重＞90 kg，本次妊娠并发羊水过多或巨大胎儿，应警惕合并糖尿病的可能。但是大多数患者无明显的临床表现。

1. 糖尿病合并妊娠的诊断

（1）妊娠前已确诊为糖尿病。

（2）妊娠前未进行过血糖筛查，但存在糖尿病高危因素者，如肥胖、一级亲属患 2 型糖尿病、GDM 史、大于胎龄儿分娩史、多囊卵巢综合征、妊娠早期空腹尿糖反复阳性。首次产检时应明确是否存在妊娠前糖尿病，达到以下任何 1 项标准应诊断糖尿病合并妊娠：①空腹血糖（FPG）≥ 7.0 mmol/L（126 mg/L）。②糖化血红蛋白（HbA1c）≥ 6.5%。③伴有典型的高血糖或高血糖危象症状，同时任意血糖 ≥ 11.1 mmol/L（200 mg/L）。

若没有明确高血糖症状，任意血糖 ≥ 11.1 mmol/L，需要次日重测 FPG 或 HbA1c 以确诊。不建议妊娠早期常规进行口服葡萄糖耐量试验（OGTT）检查。

2. 妊娠期糖尿病的诊断

有条件的医疗机构，应对所有妊娠 24 ～ 28 周尚未被诊断为糖尿病的孕妇进行 75 g OGTT 检查。

OGTT 检查注意事项：检查前一日晚餐后禁食至少 8 h 至次日晨，最迟不超过 9 时；OGTT 试验前 3 天正常体力活动、正常饮食（每天进食碳水化合物不少于 150 g），检查期间静坐、禁烟。检查时，5 min 内口服含 75 g 葡萄糖的液体 300 mL，分别抽取服糖前、服糖后 1 h、服糖后 2 h 的静脉血（从开始饮用葡萄糖液起计算时间）。

（1）75 g OGTT 诊断标准：空腹及服葡萄糖后 1 h、2 h 的血糖正常值分别为 5.1 mmol/L、10.0 mmol/L、8.5 mmol/L，任何时间点血糖值达到或超过上述标准即诊断为 GDM。

（2）GDM 的高危因素：孕妇具有 GDM 高危因素，首次 OGTT 正常者，必要时在妊娠晚期重复做次 OGTT。①孕妇因素：年龄 ≥ 35 岁、肥胖、糖耐量异常史、多囊卵巢综合征。②家族史：糖尿病家族史。③妊娠分娩史：不明原因的死胎、死产、流产、巨大胎儿、胎儿畸形和羊水过多史、GDM 史。④本次妊娠因素：妊娠期发生胎儿大于孕周、羊水过多、反复外阴和阴道假丝酵母菌病者。

四、孕期监测

1. 血糖监测

（1）血糖监测方法

每天 4 次（包括空腹及 3 餐后 2 h）末梢血血糖监测；血糖控制不良或不稳定者以及孕期应用胰岛素治疗者，每天 7 次血糖监测（3 餐前、3 餐后 2 h、夜间血糖）。不主张使用连续血糖检测仪作为临床常规监测血糖的手段。

（2）孕期血糖控制目标

① GDM 孕妇：孕妇无明显饥饿感，空腹血糖控制在 3.3 ～ 5.3 mmol/L，餐前 30 min 血糖 ≤ 5.3 mmol/L；餐后 2 h 血糖 ≤ 6.7 mmol/L；夜间血糖 4.4 ～ 6.7 mmol/L，妊娠期 HbA1c 最好 < 5.5%。

②妊娠前糖尿病患者：早孕期间血糖控制勿过于严格，以防止低血糖的发生。妊娠期血糖控制目标：餐前、夜间及空腹血糖为 3.3 ～ 5.4 mmol/L，HbA1c < 6.0%。

（3）HbA1c：反映取血前 2 ～ 3 个月的平均血糖水平，可作为糖尿病长期控制的良好指标。

（4）尿糖、尿酮检查：妊娠期间不建议常规检测尿糖。检测尿酮体有助于及时发现孕妇摄取碳水化合物或热量不足，也是早期糖尿病酮症酸中毒的一个敏感指标，血糖控制不理想时应及时监测。

2. 并发症的监测

（1）妊娠期高血压的监测：每次孕期检查时应监测血压及尿蛋白，一旦发现子痫前期，按子痫前期处理原则进行处理。

（2）羊水过多及其并发症的监测：注意患者的宫高曲线及子宫张力，如宫高增长过快，或子宫张力增大，及时行 B 超检查，了解羊水量。

（3）糖尿病酮症酸中毒症状的监测：妊娠期出现不明原因恶心、呕吐、乏力、头痛甚至昏迷者，注意检查血糖、尿酮体，必要时行血气分析，以明确诊断。

（4）感染的监测：注意有无白带增多、外阴瘙痒、尿急、尿频、尿痛及腰痛等表现，定期行尿常规检测。

（5）甲状腺功能监测：必要时行甲状腺功能检测，了解患者的甲状腺功能。

（6）糖尿病伴有微血管病变的监测：应在妊娠早、中、晚 3 个阶段进行肾功能、眼底检查和血脂测定。

3. 胎儿监测

（1）胎儿发育异常的检查：在妊娠中期应用彩色多普勒超声对胎儿进行产前筛查，尤其要注意检查中枢神经系统和心脏的发育（有条件者推荐做胎儿超声心动图检查）。

（2）胎儿生长速度的监测：妊娠 28 周后应每 4 ~ 6 周做 1 次超声波检查，监测胎儿发育、了解羊水量以及胎儿血流情况等。

（3）胎儿宫内发育状况的评价：需要应用胰岛素或口服降糖药物的糖尿病孕妇，自妊娠 32 周起，应注意计数胎动，每周 1 次 NST；必要时做超声多普勒检查了解脐动脉血流情况。

（4）促胎儿肺成熟：妊娠期血糖控制不满意需要提前终止妊娠者，应在计划终止妊娠前 48 h，促胎儿肺成熟。有条件者行羊膜腔穿刺抽取羊水以了解胎儿肺成熟度，同时羊膜腔内注射地塞米松 10 mg。

五、护理评估

1. 健康史

询问孕妇既往有无糖尿病史及糖尿病家族史，妊娠前有无确诊糖尿病；询问有无异常分娩史，如不明原因多次流产、死胎、死产、早产、畸形或巨大胎儿史；此次妊娠经过情况，有无糖尿病的临床表现及出现时间。

2. 身体状况

（1）症状：评估妊娠期孕妇是否存在不同程度的"三多一少"症状，即多饮、多食、多尿、体重下降；是否有皮肤瘙痒，尤其是外阴和阴道瘙痒；病情较重的孕妇是否有视力模糊。分娩期注意有无低血糖症状，如面色苍白、心悸、大汗、饥饿感明显等；有无酮症酸中毒症状，如恶心、呕吐、视物模糊、呼吸加快、呼吸带有烂苹果味等。产后注意有无低血糖的症状。

（2）体征：孕妇体重可达 90 kg 以上，伴有羊水过多、巨大儿等。

（3）心理 - 社会状况：因缺乏对妊娠合并糖尿病的了解，担心该病会对母儿影响较大，孕妇有焦虑等情绪反应。家庭支持系统是否良好对孕妇的心理有重要影响。

3. 辅助检查

1）实验室检查

（1）血糖测定：2 次或 2 次以上空腹血糖 ≥ 5.8 mmol/L，可确诊为 GDM。

（2）糖筛查试验：妊娠 24 ~ 28 周进行，将 50 g 葡萄糖粉溶于 200 mL 水中，5 min 内服完；其后 1 h 抽静脉血查血糖，≥ 7.8 mmol/L 为异常。

（3）OGTT 检查：空腹及服葡萄糖后 1 h、2 h 的血糖值分别为 5.1 mmol/L、10.0 mmol/L、8.5 mmol/L，任何时间点血糖值达到或超过上述标准即诊断为 GDM。

2）并发症的检查

包括眼底检查、24 h 尿蛋白定量测定、尿酮体及肝肾功能检查等。

3）胎儿监护

可通过产科检查、B 超检查、羊水检查及胎儿电子监护等了解胎儿发育情况及胎儿成熟度，注意有无巨大胎儿、胎儿生长受限、胎儿畸形等。

4. 评估要点

评估孕妇的血糖情况、有无其他妊娠合并症及胎儿监护情况等。

六、常见护理诊断 / 合作性问题

1. 营养失调：低于或高于机体需要量

与糖代谢异常有关。

2. 有感染的危险

与孕妇对感染的抵抗力下降有关。

3. 有胎儿受伤的危险

与糖尿病引起巨大胎儿、胎儿畸形、死胎、死产有关。

4. 知识缺乏

缺乏糖尿病饮食控制的相关知识。

七、护理目标

（1）孕妇血糖维持在正常水平或接近正常水平，无低血糖及酮症酸中毒发生。

（2）孕产妇未发生任何感染。

（3）孕妇及家属能列举自我监测及控制血糖的方法。

（4）孕产妇顺利完成妊娠和分娩全过程，母婴平安。

八、护理措施

1. 妊娠期

（1）加强孕期检查：妊娠 20 周后，遵医嘱 B 超检查胎儿有无畸形，必要时配合医师检查孕妇的血、尿及羊水，监测胎儿发育、胎盘功能、胎儿成熟度。妊娠 30 周后进行胎动计数、胎心监护。

（2）严格控制血糖：纠正营养失调，控制饮食。摄入足够的热量和蛋白质，保证胎儿的发育，维持血糖在正常水平，避免发生酮症酸中毒。补充维生素、钙及铁剂，适当限制食盐的摄入量。以使空腹血糖控制在 5.8 mmol/L 以下，而孕妇又无饥饿感为宜，否则需辅以降糖药物（胰岛素）治疗。

（3）加强母儿监护：妊娠 35 周后应住院严密监护，注意胎心、体重及病情变化，如糖尿病有合并症或并发症宜提早入院。

（4）自我监护：指导孕妇正确自测血糖。如不能达标，及时报告医生。

（5）适度活动：避免孕妇体重增长过快，整个妊娠期体重增加在 10 ～ 12 kg 范围内较为理想。适度的运动可提高胰岛素的敏感性，降低血糖，有利于糖尿病的病情控制和正常分娩。运动方式可选择散步、中速步行等，一般每天至少 1 次，每次 20 ～ 40 min，于餐后 1 h 进行。

2. 分娩期

（1）分娩时机的选择：①不需要胰岛素治疗的 GDM 孕妇，无母儿并发症的情况下，39 周左右收入院，严密监测至预产期，未自然临产者采取措施终止妊娠。②妊娠前糖尿病及需用胰岛素治疗的 GDM 者，如血糖控制良好，妊娠 37 ～ 38 周收入院，在严密监测下，妊娠 38 ～ 39 周终止妊娠；血糖控制不满意者及时收入院。③有母儿合并症者，血糖控制不满意，伴血管病变、合并重度子痫前期、严重感染、胎儿生长受限、胎儿窘迫，及时收入院，在严密监护下，适时终止妊娠，必要时抽羊水，了解胎肺成熟情况，完成促胎肺成熟。

（2）糖尿病不是剖宫产的指征：如有下列情况应适当放宽剖宫产手术指征：①糖尿病伴血管病变及其他产科指征，如怀疑巨大胎儿、胎盘功能不良、胎位异常等产科指征者。②妊娠期血糖控制不好，胎儿偏大或者既往有死胎、死产史者。③糖尿病病程 > 10 年，伴有视网膜病变及肾功能损害者。

（3）阴道分娩：临产后注意休息、镇静、给予适当饮食、严密观察血糖、尿糖及酮体变化，一般应停用皮下注射胰岛素。产程中应密切监测宫缩、胎心变化，产程不宜过长，尽量缩短产程，应控制在

12 h 内，产程超过 16 h 会增加酮症酸中毒、胎儿缺氧和感染危险。

（4）剖宫产：在手术前一天停用晚餐前精蛋白锌胰岛素，手术日停用皮下胰岛素，一般在早晨监测血糖及尿酮体。输液一般按 3 ~ 4 g 葡萄糖加 1 U 胰岛素，并按每小时静脉输入 2 ~ 3 U 胰岛素速度静滴，每 1 ~ 2 h 测血糖 1 次，尽量使术中血糖维持在 6. 67 ~ 10.0 mmol/L。术后每 2 ~ 4 h 测血糖 1 次，直至饮食恢复。

（5）分娩时做好新生儿抢救准备：新生儿出生后留脐血检查血糖，新生儿无论体重大小均按早产儿处理，注意保暖、吸氧，尽早进行早吸吮工作。密切观察新生儿，防止发生低血糖、呼吸窘迫综合征。

（6）预防产后出血：产后及时注射子宫收缩剂。

3. 产褥期

（1）密切观察：①观察产妇有无低血糖表现。②保持皮肤和会阴部清洁，注意保暖，防止感染发生。③密切观察有无感染发生，如发热、恶露异常、子宫压痛等。④如无其他特殊情况，鼓励母亲进行母乳喂养，增加新生儿抵抗力。⑤继续监测血糖变化，根据血糖值调整胰岛素用量。⑥产后定期接受内科和产科复查。

（2）加强新生儿观察和护理：新生儿无论体重大小均按早产儿护理。新生儿娩出后送新生儿室观察，娩出 30 min 后开始每小时滴喂 25% 葡萄糖 10 mL，每次喂糖水前测外周血血糖，直到血糖 > 2.2 mmol/L 后再观察 2 h，无异常情况可送回母亲病房。

4. 提供心理支持

鼓励孕妇说出内心感受，保持乐观情绪。向孕妇及家属介绍有关知识，如妊娠合并糖尿病对母儿的影响取决于糖尿病病情及血糖控制水平，只要病情稳定，血糖水平控制良好，不会对母儿造成较大危害。鼓励孕妇及家属以积极的心态面对压力，帮助纠正其错误的观念和行为。

九、健康教育

1. 提供心理支持

加强产前检查，遵医嘱控制饮食，适度运动和正确用药，尽量将血糖控制在正常或接近正常范围内，以促进母儿健康。

2. 预防感染

保持会阴清洁干燥，勤清洗会阴、勤换内裤，预防产褥感染及泌尿系统感染。

3. 鼓励母乳喂养

接受胰岛素治疗的母亲，哺乳不会对新生儿产生不利影响。定期接受产科及内科复查，对其糖尿病病情进行重新评价。

4. 产后避孕

产后应长期避孕，不宜采用药物避孕，可用避孕套式宫内节育器具。

十、护理评价

（1）GDM 患者的妊娠、分娩过程顺利，未发生严重的母婴并发症。

（2）孕妇能够列举血糖控制方法，具备良好的自我照顾能力。

十一、预防及随访

GDM 患者及其后代均是公认的糖尿病高危人群，因此 GDM 患者应在产后 6 ~ 12 周，进行随访。有条件者至少每 3 年进行一次随访。为 GDM 患者提供健康生活方式、合理饮食及适当运动的指导，鼓励母乳喂养。同时了解产妇产后血糖的恢复情况，建议所有 GDM 患者产后行 75 g OGTT 试验，有条件者可检测血脂及胰岛素水平。

第四节　妊娠合并缺铁性贫血

一、病因与发病机制

贫血是妊娠期最常见的合并症，属高危妊娠的范畴。由于妊娠期血容量增加，而其中血浆的增加比红细胞增加相对更多，因此血液被稀释，产生"生理性贫血"。贫血在妊娠各期对母儿均可造成一定危害，在贫血严重的国家和地区，是孕产妇死亡的主要原因之一。在妊娠期各种类型贫血中，缺铁性贫血（iron deficiency anaemia）最常见，占妊娠期贫血的95%。

铁的需要量增加是孕妇缺铁的主要原因。以每毫升血液含铁0.5 mg计算，妊娠期血容量增加需铁650 ~ 750 mg，故妊娠期需要铁约1 000 mg。孕妇每天需铁至少4 mg。每天饮食中含铁10 ~ 15 mg，吸收利用率为10%（即铁1 ~ 1.5 mg，妊娠后期铁吸收率可达40%），但仍不能满足孕妇的生理需要，若不及时补充铁剂，易耗尽体内储存铁而产生贫血。

二、对妊娠的影响

胎儿一般对铁的摄取是不可逆的，为单向转运。当母体出现严重缺铁时，其骨髓的造血功能极度降低，造成重度贫血，可引起胎儿发育迟缓、早产、死胎，孕妇因心肌缺氧出现贫血性心脏、充血性心力衰竭、感染等。

三、临床表现与实验室检查

1. 贫血的症状

如乏力、头晕、耳鸣、心悸、食欲缺乏等。

2. 体征

皮肤黏膜苍白，易发生口角炎、舌炎、皮肤毛发干燥、脱发、指甲薄等。

3. 实验室检查

（1）血象：外周血涂片为小细胞低色素性贫血。血红蛋白 < 110 g/L，红细胞计数 < 3.5×10^{12}/L，血细胞比容 < 0.30，红细胞平均体积（MCV） < 80 fl，而白细胞及血小板计数均在正常范围。

（2）血清铁浓度：能灵敏反映缺铁情况，正常成年妇女血清铁为 7 ~ 27 μmol/L，若孕妇血清铁 < 6.5 μmol/L，可诊断为缺铁性贫血。

（3）骨髓象：红系造血呈轻度或中度增生活跃，以中、晚幼红细胞增生为主，骨髓铁染色可见细胞内、外铁均减少，尤以细胞外铁减少明显。

四、治疗要点

补充铁剂和去除导致缺铁性贫血的原因。一般性治疗包括增加营养和食用含铁丰富的饮食，对胃肠道功能紊乱和消化不良者给予对症处理。

五、护理评估

1. 健康史

询问有无慢性失血性疾病如月经过多、寄生虫病或消化道疾病史，有无长期偏食、胃肠道功能紊乱导致的营养不良病史。

2. 身心状况评估

轻度贫血者多无明显症状，严重贫血者可有乏力、头晕、心悸、气短、食欲缺乏、腹胀、水肿等表现。检查可见皮肤黏膜苍白、皮肤毛发干燥、脱发、指甲脆薄等，并可伴发口腔炎、舌炎。

3. 心理–社会评估

评估孕妇对妊娠合并贫血的了解程度，对妊娠合并贫血注意事项的了解程度以及对药物的用法、作用和不良反应的了解程度；评估焦虑的程度，贫血对母儿可造成不利影响，孕妇及家属多有焦虑不安等心理。

六、常见护理诊断／合作性问题

1. 有受伤的危险（胎儿）

与母亲贫血、早产有关。

2. 活动无耐力

与贫血导致的疲倦有关。

3. 知识缺乏

缺乏妊娠合并贫血的保健知识及对孕期服用铁剂的重要性的了解。

七、护理目标

（1）妊娠期、分娩期母婴维持最佳身心状态，无并发症发生。

（2）孕产妇住院期间得到满意的生活护理。

八、护理措施

1. 观察病情变化

注意观察生命体征及胎儿宫内生长发育、胎心情况，以防贫血性心脏病、胎儿生长受限、胎儿宫内窘迫等并发症。

2. 告知孕妇胎动监测的方法

教会孕妇计数胎动的方法，并告知若胎动 ≥ 6 次 /2 h 为正常，< 6 次 /2 h 或减少 50% 提示胎儿有缺氧可能，应及时到医院就诊。

3. 加强营养

鼓励摄入富含铁、高蛋白及维生素 C 的食物，以改善贫血，如猪肝、鸡血、豆类等。

4. 合理安排活动与休息

保证充足睡眠，左侧卧位，根据身体状况适当进行体力活动，避免劳累；严重贫血者应充分休息并注意安全，避免因头晕、乏力晕倒而发生意外；指导母乳喂养，但要避免疲劳，对于重度贫血不宜哺乳者应指导其人工喂养婴儿的方法。

5. 指导正确服用铁剂的方法

铁剂应在饭后服用，同时摄入叶酸、维生素 C 或酸性果汁可促进铁剂吸收。注射铁剂的主要优点在于能短期内补铁，但肌肉注射时局部疼痛明显或有恶心、呕吐、头晕、腹泻时，应停止注射。

6. 注意产程观察及处理

加强母儿监护，避免产程延长，待宫口开全后，如产妇出现体力不支，可阴式助产以缩短第二产程，但应尽量避免产伤。

7. 预防产后出血

胎肩娩出后遵医嘱给予产妇缩宫素肌肉注射，或在胎儿娩出后加用卡前列素制剂促进子宫收缩。

8. 预防污感染

预防上呼吸道感染及泌尿系统感染。接产过程中严格执行无菌操作规程，产后做好会阴护理，保持外阴清洁干燥，严密观察有无感染征象。

九、护理评价

（1）孕妇定期产检，学会胎儿自我监护的方法，胎儿宫内生长发育良好。分娩经过顺利，母婴健康。

（2）孕妇能够积极应对缺铁性贫血对身心的影响，掌握自我保健措施。

参考文献

［1］郑勤田，刘慧姝. 妇产科手册［M］. 北京：人民卫生出版社，2015.

［2］严滨，吕怿怡. 妇产科学高级医师进阶［M］. 北京：中国协和医科大学出版社，2016.

［3］毕丽娟. 不孕症［M］. 上海：上海科学技术出版社，2015.

［4］廖秦平. 妇产科学学习指导［M］. 北京：北京大学医学出版社，2015.

［5］沈铿，马丁. 妇产科学［M］. 北京：人民卫生出版社，2015.

［6］郎景和. 中华妇产科杂志临床指南荟萃［M］. 北京：人民卫生出版社，2015.

［7］赵凤菊. 妇科恶性肿瘤临床治疗策略［M］. 兰州：甘肃科学技术出版社，2015.

［8］吴索慧. 新编妇产科住院医师问答［M］. 武汉：华中科技大学出版社，2015.

［9］单鸿丽，刘红. 妇产科疾病防治［M］. 西安：第四军医大学出版社，2015.

［10］王海燕. 妇科疾病超声诊断产图谱［M］. 北京：人民军医出版社，2015.

［11］杨慧霞，狄文. 妇产科学［M］. 北京：人民卫生出版社，2016.

［12］陈小祥. 妇科肿瘤诊疗新进展［M］. 北京：人民军医出版社，2015.

［13］黄群. 围产期护理［M］. 北京：人民卫生出版社，2012.

［14］张绍芬. 绝经内分泌与临床［M］. 第2版. 北京：人民卫生出版社，2014.

［15］罗琼. 妇产科护理技术［M］. 武汉：华中科技大学出版社，2010.

［16］丰有吉，沈铿. 妇产科学［M］. 第2版. 北京：人民卫生出版社，2012.

［17］郑修霞. 妇产科护理学［M］. 第4版. 北京：人民卫生出版社，2013.

［18］谢幸，苟文丽. 妇产科学［M］. 第8版. 北京：人民卫生出版社，2013.

［19］罗碧如. 产科护理手册［M］. 北京：科学出版社，2011.

［20］夏海鸥. 妇产科护理学［M］. 第3版. 北京：人民卫生出版社，2014.

［21］曹伟新，李乐之. 外科护理学［M］. 第4版. 北京：人民卫生出版社，2011.

［22］张红红. 产科重症医学概论［M］. 兰州：甘肃科学技术出版社，2016.

［23］王绍海，郑睿敏，宁魏青. 实用妇科内分泌掌中宝［M］. 北京：化学工业出版社，2015.

［24］周铁丽，郑飞云. 妇产科疾病的检验诊断［M］. 北京：人民卫生出版社，2016.

［25］薛敏. 实用妇科内分泌诊疗手册［M］. 北京：人民卫生出版社，2015.